Dr. Dale E. Bredesen

DIE ALZHEIMER-REVOLUTION

Das erste Programm, um Demenz vorzubeugen und zu heilen

Dr. Dale E. Bredesen

DIE ALZHEIMER REVOLUTION

Das erste Programm, um Demenz vorzubeugen und zu heilen

mvgverlag

Bibliografische Information der Deutschen Nationalbibliothek
Die Deutsche Nationalbibliothek verzeichnet diese Publikation in der Deutschen Nationalbibliografie. Detaillierte bibliografische Daten sind im Internet über https://dnb.de abrufbar.

Für Fragen und Anregungen:
info@m-vg.de

6. Auflage 2026

Türkenstraße 89
80799 München
Tel.: 089 651285-0

Die englische Originalausgabe erschien 2017 bei AVERY, einem Imprint von Penguin Random House, unter dem Titel *The end of Alzheimer's: the first program to prevent and reverse.* This edition published by arrangement with Avery, an imprint of Penguin Publishing Group, a division of Penguin Random House LLC.

Wichtiger Hinweis
Sämtliche Inhalte dieses Buches wurden – auf Basis von Quellen, die der Autor und der Verlag für vertrauenswürdig erachten – nach bestem Wissen und Gewissen recherchiert und sorgfältig geprüft. Trotzdem stellt dieses Buch keinen Ersatz für eine individuelle medizinische Beratung dar. Wenn Sie medizinischen Rat einholen wollen, konsultieren Sie bitte einen qualifizierten Arzt. Der Verlag und der Autor haften für keine nachteiligen Auswirkungen, die in einem direkten oder indirekten Zusammenhang mit den Informationen stehen, die in diesem Buch enthalten sind.

Übersetzung: Martin Rometsch
Redaktion: Dr. Alwin Letzkus
Illustrationen: Joe LeMonnier
Umschlaggestaltung: Marc-Torben Fischer
Satz: Daniel Förster, Belgern
Druck: CPI
Printed in the EU

ISBN Print 978-3-86882-900-6
ISBN E-Book (EPUB, Mobil) 978-3-96121-160-9

Wir produzieren nachhaltig
www.m-vg.de

Weitere Informationen zum Verlag finden Sie unter

www.mvg-verlag.de

Beachten Sie auch unsere weiteren Verlage unter www.m-vg.de

Ich widme dieses Buch meiner Frau, Dr. Aida Lasheen Bredesen – einer vorzüglichen und fürsorglichen Ärztin, die mich in die Welt der funktionellen und integrativen Medizin einführte und mir in diesem wichtigen Fachgebiet mehr beibrachte als alle anderen –, und unseren beiden geliebten Töchtern Tara und Tess.

Inhalt

TEIL I

Die Alzheimer-Lösung

KAPITEL 1

Zerstörerische Demenz

Du kannst nichts ändern, indem du gegen die Realität kämpfst. Um etwas zu ändern, baue ein neues Modell, welches das vorhandene Modell ablöst.

R. BUCKMINSTER FULLER

Es ist unmöglich, dem Trommelfeuer der schlechten Nachrichten rund um die Alzheimerkrankheit zu entkommen: dass sie unheilbar und im Wesentlichen nicht behandelbar ist, dass es keine zuverlässige Methode gibt, um ihr vorzubeugen, und dass die besten Neurowissenschaftler der Welt seit Jahrzehnten vor ihr kapitulieren. Trotz der vielen Milliarden Dollar, die Behörden, Pharmaunternehmen und die Hexenmeister der Biotechnologie ausgeben, um Medikamente gegen Alzheimer zu entwickeln und zu testen, waren 99,6 Prozent aller bisherigen Ideen totale Fehlschläge, die nicht einmal aus der Testphase herauskamen. Und wenn Sie glauben, in den 0,4 Prozent, die auf den Markt kamen, schlummere Hoffnung – schließlich brauchen wir nur ein einziges Alzheimer-Medikament, wenn es denn wirkt, nicht wahr? –, dann irren Sie sich. Die amerikanische Alzheimer-Gesellschaft drückt es in ihrer düsteren Realitätsprüfung so aus: »Ein wirklich neues

Alzheimer-Medikament wurde seit 2003 nicht mehr zugelassen und die derzeit zugelassenen Medikamente können den Verlauf der Krankheit nicht aufhalten oder verlangsamen.« Die vier vorhandenen Alzheimer-Medikamente könnten zwar »helfen, Symptome zu lindern, zum Beispiel Gedächtnisverlust und Verwirrung«, aber nur »für begrenzte Zeit«.

Vielleicht forschen Sie nun in Ihren Erinnerungen, wann Sie zum letzten Mal gelesen haben, dass die FDA (die amerikanische Arzneimittelbehörde) ein neues Alzheimer-Medikament zugelassen hat. Keine Sorge, wenn Ihnen nichts einfällt. Von 244 experimentellen Alzheimer-Medikamenten, die von 2000 bis 2010 getestet wurden, ließ die FDA 2003 nur ein einziges, nämlich Memantin, zu. Und wie ich weiter unten erläutern werde, ist es bestenfalls mäßig wirksam.

Wie gesagt, die Lage ist düster. Kein Wunder, dass die Diagnose »Alzheimer« das Letzte ist, was wir hören wollen. Ein Mann, dessen Frau sich mitten auf ihrer langen Abschiedsreise in die Alzheimerkrankheit befand, schüttelte hilflos den Kopf und sagte: »Wir hören immer wieder, dass Medikamente entwickelt werden, die den Niedergang verlangsamen. Aber warum sollte jemand das tun? Glauben Sie mir, es gibt nichts Schlimmeres, als jeden Tag damit leben zu müssen.«

Die Alzheimerkrankheit ist Teil des Zeitgeistes geworden. In Artikeln, Blogs und Podcasts, im Radio, im Fernsehen, in Dokumentar- und Unterhaltungsfilmen lesen und hören wir eine Geschichte nach der anderen über diese Krankheit. Leider enden alle tragisch. Wir fürchten Alzheimer wie keine andere Krankheit. Dafür gibt es mindestens zwei Gründe.

Erstens ist sie die einzige – lassen Sie mich wiederholen: *die einzige* – der zehn häufigsten Todesursachen, für die es keine wirksame Behandlung gibt. Und wenn ich »wirksam« sage, lege ich die Messlatte sehr tief. Wenn wir ein Medikament oder eine andere Maßnahme hätten, die bei Alzheimerkranken wenigstens eine leichte Besserung bewirken würden, wenn auch keine Heilung, würde ich das von den Dächern schreien. Dasselbe würden alle tun, die einen Angehörigen haben, bei dem das Alzheimerrisiko hoch ist, und natürlich jeder, der bereits erkrankt ist. Aber solche Medikamente gibt es nicht. Wir haben nicht einmal eine Behandlung, die verhindern könnte, dass aus einer subjektiven kognitiven Beeinträchtigung oder einer milden kognitiven Beeinträchtigung (beide gehen oft der Alzheimerkrankheit voraus) eine ausgewachsene Alzheimerdemenz wird.

Angesichts der erstaunlichen Fortschritte in anderen Bereichen der Medizin in den letzten zwanzig Jahren – denken Sie nur an Krebs oder AIDS, an Mukoviszidose oder an Herz-Kreislauf-Erkrankungen – ist es unglaublich, dass es im Jahr 2017, in dem ich dieses Buch schreibe, nicht nur kein Heilmittel für Alzheimer gibt, sondern nicht einmal ein Mittel, mit dem man Alzheimer zuverlässig verhindern oder verlangsamen könnte. Sie wissen ja, wie Kritiker sich über Fernsehsendungen am Nachmittag lustig machen, die engelhafte Kinder und heiligmäßige Mütter und Väter zeigen, die tapfer gegen Krebs kämpfen und mit dem neuesten Wundermittel noch vor dem Abspann völlig gesund werden. Kitschig, klar. Wir Alzheimerforscher wären gern kitschig, wenn ein glückliches Ende dieser Krankheit wenigstens ansatzweise erkennbar wäre.

Der zweite Grund dafür, dass Alzheimer so viel Angst auslöst, ist die Tatsache, dass diese Krankheit nicht »nur« tödlich ist. Viele Krankheiten sind tödlich. Jahre und bisweilen Jahrzehnte, bevor sie dem Sensenmann die Tür öffnet, beraubt sie ihre Opfer ihrer Menschlichkeit und terrorisiert ihre Familien. Ihre Erinnerungen, ihr Denkvermögen, ihre Fähigkeit, ein erfülltes und unabhängiges Leben zu führen – alles ist weg. Es ist ein trostloser und unerbittlicher Sturz in einen geistigen Abgrund, in dem sie ihre Angehörigen, ihre Vergangenheit, die Welt oder sich selbst nicht mehr kennen.

Die Professorin für Linguistik und Hauptfigur des Films *Still Alice – Mein Leben ohne Gestern* (2014) leidet an einer 1995 entdeckten DNS-Mutation, die im mittleren Alter zu Alzheimer führt. Wahrscheinlich haben Sie von den großen Fortschritten der Krebsbiologen gelesen: Sie haben Gene entdeckt, die mit der Tumorbildung zusammenhängen, und auf dieser Grundlage Medikamente entwickelt. Und was ist mit Alzheimer? Die Entdeckung im Jahr 1995 hat nicht dazu geführt, dass auch nur ein einziges Alzheimer-Medikament entwickelt wurde.

Es gibt noch einen Grund dafür, warum diese schreckliche Krankheit einzigartig ist. In den letzten fünfzig Jahren haben die Molekularbiologie und die Neurowissenschaft einen Triumph nach dem anderen erlebt. Biologen haben die enorm komplexen Pfade entwirrt, die zum Krebs führen, und haben herausgefunden, wie man viele von ihnen blockiert. Wir haben die chemischen und elektrischen Vorgänge im Gehirn ergründet, die die Grundlage für das Denken und die Gefühle bilden, und wirksame, wenn auch unvollkommene Medikamente gegen Depression und Schizophrenie, gegen Angst und bipolare Störungen entwickelt. Sicher, wir müssen noch viel lernen und viel bessere Medikamente entwickeln; doch bei fast jeder anderen Krankheit haben wir das deutliche Gefühl, dass die Forschung auf dem richtigen Weg ist, dass sie die Grundlagen versteht und dass sie trotz der unangenehmen Überraschungen, die die Natur ihr immer wieder beschert, die fundamentalen Regeln des Spiels aufgedeckt hat. Für Alzheimer gilt das nicht.

Es ist, als hätte uns die Natur ein Regelwerk überreicht, das mit unsichtbarer Tinte geschrieben wurde, lektoriert von Kobolden, die ganze Kapitel umschreiben, wenn wir ihnen den Rücken zuwenden. Es gibt scheinbar eindeutige, durch Versuche mit Nagetieren im Labor gewonnene Beweise dafür, dass die Ursache der Alzheimerkrankheit eine Ansammlung von klebrigen Plaques im Gehirn ist, die die Synapsen zerstören. Diese Plaques bestehen aus einem Eiweiß namens Amyloid-beta. Die Laborstudien lassen darauf schließen, dass Amyloid-beta sich in mehreren Schritten im Gehirn bildet und dass wir die Alzheimerkrankheit behandeln oder ihr sogar vorbeugen können, wenn wir diese Schritte verhindern oder die Plaques aus Amyloid-beta* beseitigen. Seit den

* Der Einfachheit halber verwende ich im Folgenden das Wort Amyloid.

Achtzigerjahren behandeln die meisten Neurobiologen diese Grundidee, die Amyloid-Hypothese, als Dogma. Sie hat ihren Schöpfern Preise im Wert von mehreren Millionen Dollar, zahllose Lobeshymnen und angesehene akademische Titel eingebracht und hat zudem enormen Einfluss darauf, welche Arbeiten über Alzheimer in den wichtigsten medizinischen Zeitschriften veröffentlicht werden (ein Hinweis: Bevorzugt werden Autoren, die der Amyloid-Hypothese folgen) und welche Studien die amerikanischen Institutes of Health, die Hauptquellen der biomedizinischen Forschung, fördern.

Doch als Pharmaunternehmen Substanzen testeten, die aufgrund der Amyloid-Hypothese entwickelt wurden, waren die Ergebnisse frustrierend bis verwirrend. In klinischen Studien reagierten menschliche Gehirne nicht so auf diese Verbindungen (meist Antikörper, die sich an das Amyloid binden), wie es in den Lehrbüchern stand. Viele dieser Chemikalien leisteten zwar durchaus, was man von ihnen erwartete: Sie beseitigten die Amyloid-Plaques effektiv oder sie blockierten das Enzym, das für die Amyloid-Bildung notwendig ist. Die experimentellen Substanzen taten also genau das, was ihre Erfinder, die sich auf das Amyloid-Lehrbuch stützten, mit ihnen bezweckten; *aber den Patienten ging es nicht besser, sondern, auch wenn es unglaublich klingt, manchmal sogar schlechter.* Die Resultate dieser klinischen Studien (die übrigens oft mehr als 50 Millionen Dollar kosten) enthüllen immer wieder das genaue Gegenteil dessen, was die Reagenzglasforschung, alle Mausmodelle und alle Theorien, die der Amyloid-Hypothese folgen, vorhersagen. Die Attacke auf das Amyloid sollte den Weg zur Heilung der Alzheimerkrankheit ebnen. Aber das war nicht der Fall.

Es ist, als würden unsere Weltraumraketen ausnahmslos jedes Mal auf der Rampe explodieren. Irgendetwas muss hier total falsch laufen.

Ebenso tragisch wie das engstirnige Beharren auf der Amyloid-Hypothese ist die Annahme der Schulmediziner, Alzheimer sei eine *einzige* Krankheit. Als solche wird sie meist mit Donepezil (Aricept) oder Memantin (Axura, Ebixa, Memando) behandelt. Wie gesagt, weiß ich, dass es derzeit keine Therapie für die Alzheimerkrankheit gibt. Lassen Sie mich das erklären.

Aricept ist ein Acetylcholinesterase-Hemmer*: Es hindert das Enzym Acetylcholinesterase daran, Acetylcholin zu zerstören, das im Gehirn gebildet wird und zu den Neurotransmittern gehört. Diese befördern Signale von einem Neuron zum anderen. So können wir denken und fühlen, und so können wir uns erinnern und uns bewegen. Neurotransmitter sind also wichtig für das Gedächtnis und für die gesamte Gehirnfunktion. Der Grundgedanke ist einfach: Bei Alzheimer ist das Acetylcholin reduziert. Wenn wir also das Enzym Acetylcholinesterase hemmen, das Acetylcholin abbaut, bleibt mehr davon in den Synapsen und diese arbeiten vielleicht ein wenig länger, selbst wenn Alzheimer das Gehirn verwüstet.

Dieser Ansatz funktioniert in gewissem Umfang, aber es gibt gewichtige Vorbehalte. Erstens beseitigen wir nicht die Ursache der Alzheimerkrankheit und hemmen nicht ihr Fortschreiten, wenn wir den Abbau von Acetylcholin blockieren. Zweitens reagiert das Gehirn auf die Hemmung der Acetylcholinesterase häufig so, wie es zu erwarten ist: Es produziert mehr Acetylcholinesterase. Das schränkt natürlich die Wirkung des Medikaments ein (und es kann zu einem echten Problem werden, wenn das Mittel plötzlich abgesetzt wird). Drittens haben Acetylcholinesterase-Hemmer wie alle Medikamente Nebenwirkungen, darunter Durchfall, Übelkeit, Erbrechen, Kopf- und Gelenkschmerzen, Benommenheit, Appetitlosigkeit und verlangsamte Herzfrequenz.

Memantin wirkt auf Chemikalien und Moleküle im Gehirn ein, die mit der fundamentalen Alzheimer-Pathophysiologie wenig zu tun haben. Doch wie Aricept kann es vielleicht die Symptome der Krank-

---

* Andere Acetylcholinesterase-Hemmer, die bei Alzheimer verordnet werden, sind unter anderem Rivastigmin (Exelon), Galantamin (Reminyl, Galnora) und Hyperzin A (rezeptfrei erhältlich).

heit lindern (oder gar verzögern), zumindest eine Zeit lang. Es wird meist im Spätstadium der Krankheit angewandt, aber man kann es auch zusammen mit einem Acetylcholinesterase-Hemmer einsetzen. Memantin hemmt mithilfe des Neurotransmitters Glutamat die Übertragung von Gehirnsignalen von einem Neuron zum nächsten. Dadurch wird die sogenannte Excitotoxizität des Glutamats reduziert, die auf der Aktivierung von Neuronen beruht. Leider kann Memantin auch die Neurotransmitter hemmen, die wir für die Gedächtnisbildung unbedingt brauchen, und es kann die kognitive Funktion deshalb anfangs schädigen.

Das Wichtigste ist, dass weder Acetylcholinesterase-Hemmer noch Memantin die eigentlichen Ursachen der Krankheit beseitigen oder den Krankheitsverlauf aufhalten – und sie sind erst recht keine Heilmittel.

Das alles ist schlimm genug, aber es gibt ein noch grundlegenderes Problem. Alzheimer ist keine einzelne Krankheit. Gewiss, die Symptome erwecken diesen Anschein, doch wie ich in Kapitel 6 erläutern werde, haben wir herausgefunden, dass es drei wichtige Subtypen der Alzheimerkrankheit gibt. Unsere Forschungen über die unterschiedlichen biochemischen Profile von Alzheimerpatienten haben gezeigt, dass diese drei leicht zu unterscheidenden Subtypen jeweils auf verschiedenen biochemischen Vorgängen beruhen und dass jeder von ihnen eine andere Behandlung erfordert. Alle drei gleich zu behandeln ist ebenso naiv, wie das gleiche Antibiotikum gegen jede Infektion anzuwenden.

Es ist schlimm genug, dass die größten Geister der Neurowissenschaft und der Medizin seit über dreißig Jahren an der Alzheimerkrankheit scheitern. (Die über siebzig Jahre zwischen der Benennung der Krankheit und der Amyloid-Hypothese zähle ich nicht mit, weil in diesen Jahrzehnten viel weniger über Alzheimer geforscht wurde.) Wer aufmerksam ist, sieht, dass wir die falschen Methoden anwenden. Vor allem die Idee, die *Ursache* der Amyloid-Produktion zu ermitteln, sie zu blockieren und dann die Plaques zu entfernen, wurde nie getestet.

Wenn bei Ihnen ein genetisches Alzheimerrisiko besteht oder wenn Sie bereits erkrankt sind oder wenn einer Ihrer Angehörigen erkrankt ist, ist es daher Ihr gutes Recht, sich über diese Situation zu ärgern.

Es ist kein Wunder, dass wir die Alzheimerkrankheit heute als allmächtig fürchten. Als hoffnungslos. Als immun gegen sämtliche Therapien.

Bis jetzt.

Lassen Sie es mich so klar ausdrücken, wie ich kann: *Wir können die Alzheimerkrankheit verhindern und den mit ihr einhergehenden kognitiven Verfall oft rückgängig machen.* Genau das haben nämlich meine Kollegen und ich in Studien nachgewiesen, die von Experten begutachtet und in führenden medizinischen Zeitschriften veröffentlicht wurden. Unsere Studien beschreiben diese erstaunlichen Befunde bei Patienten zum ersten Mal genau. Ja, ich weiß, dass es der seit Jahrzehnten gehegten gängigen Meinung hohnspricht zu behaupten, man könne den geistigen Abbau rückgängig machen, eben dies sei bei Hunderten von Patienten gelungen und wir alle könnten dem Verlust der geistigen Kräfte vorbeugen, den Experten lange Zeit für unvermeidlich und irreversibel hielten. Das sind kühne Behauptungen, die eine gesunde Skepsis verdienen. Ich erwarte, dass Sie skeptisch bleiben, wenn Sie von den Forschungen in meinem Labor lesen, die wir seit drei Jahrzehnten durchführen. Ihr Höhepunkt waren die ersten Heilungen des kognitiven Abbaus im Frühstadium der Alzheimerkrankheit und deren Vorläufer, das heißt der milden kognitiven Beeinträchtigung und der subjektiven kognitiven Beeinträchtigung. Ich erwarte, dass Sie auch skeptisch bleiben, wenn Sie die Geschichten dieser Patienten lesen, die aus dem Abgrund des kognitiven Abbaus hinauskletterten. Und ich rechne damit, dass Sie skeptisch reagieren, wenn Sie von den personalisierten Therapieprogrammen lesen, die wir entwickelt haben, damit jeder Mensch dem geistigen Niedergang vorbeugen und, wenn bereits Anzeichen dafür vorliegen, diesen Niedergang aufhalten und wieder normal denken, sich erinnern und bei geistiger Gesundheit leben kann.

Sollten die Ergebnisse, die ich beschreibe, jedoch Ihre Skepsis überwinden, dann bitte ich Sie, aufgeschlossen zu sein und über eine Änderung Ihrer Lebensweise nachzudenken – nicht nur, wenn der Rutsch in den kognitiven Abgrund schon begonnen hat, sondern auch dann, wenn Sie noch nicht davon betroffen sind. Natürlich ist dieses Buch für Menschen, deren Gedächtnis und deren geistige Fähigkeiten bereits nachgelassen haben (und ihre Angehörigen und Betreuer) besonders wichtig. Wenn sie das Programm befolgen, das ich beschreiben werde, können Menschen, die kognitiv beeinträchtigt sind oder bereits an Alzheimer leiden, die Krankheit nicht nur zum Stillstand bringen, sondern oft auch rückgängig machen. Für diese Menschen war das Fortschreiten der Krankheit bis zur schweren Demenz bisher unausweichlich, und sie haben von Fachleuten nur schlechte Nachrichten gehört. Das Anti-Alzheimer-Programm, das meine Kollegen und ich entwickelt haben, wirft dieses düstere Dogma auf die Müllhalde der Geschichte.

Es gibt eine zweite, sehr spezifische Gruppe, für die dieses Buch den Unterschied zwischen der düsteren Zukunft, die ihnen vorausgesagt wurde, und einer Zukunft voller Gesundheit und Freude ausmachen kann. Diese Menschen besitzen eine Genvariante (Allel) namens ApoE4. (ApoE ist die Abkürzung für Apolipoprotein E. Ein Apolipoprotein ist ein Eiweiß, das Lipide, also Fette, befördert.) ApoE4 ist der größte bekannte Risikofaktor* für Alzheimer. Wenn Sie ein ApoE4 besitzen (von einem Elternteil geerbt), steigt Ihr Alzheimerrisiko auf 30 Prozent; wenn Sie zwei Kopien besitzen (von beiden Elternteilen geerbt), steigt das Risiko deutlich über 50 Prozent (der Wert liegt zwischen 50 und 90 Prozent, je nachdem, welche Studie Sie lesen). Bei Menschen, die dieses Allel nicht besitzen, liegt das Risiko bei etwa 9 Prozent.

---

* Andere Gene, Präsenilin 1 (PS-1) und Präsenilin 2 (PS-2), erhöhen das Alzheimerrisiko ebenfalls und lösen fast immer vor dem sechzigsten Lebensjahr, manchmal schon in den Dreißigerjahren, Symptome aus. Diese Gene wurden jedoch nur bei wenigen Hundert Großfamilien gefunden, die weniger als 5 Prozent der Fälle ausmachen.

Die große Mehrheit der ApoE4-Träger weiß nichts von dieser tickenden Zeitbombe in ihrer DNS und erfährt meist erst von ihr, wenn Alzheimersymptome sie zu einem Gentest veranlassen. Es ist gewiss verständlich, dass die meisten Menschen ihren ApoE-Status nicht kennen wollen, solange es keine Alzheimertherapie gibt. Als der Nobelpreisträger Dr. James Watson (der Mitentdecker der DNS-Doppelhelix) im Jahr 2007 sein Genom sequenzieren ließ, wollte er nicht darüber informiert werden, ob er ApoE4-Träger war. Warum sollte man niederschmetternde Nachrichten empfangen, wenn man seine Situation ohnehin nicht ändern kann? Da es nun jedoch ein Programm gibt, mit dem man sein Alzheimerrisiko verringern kann, sogar als ApoE4-Träger, könnten wir die Zahl der Demenzkranken drastisch senken, wenn sich mehr Menschen auf ApoE4 testen ließen und ein Präventionsprogramm befolgen würden, lange bevor Symptome auftreten. Ich hoffe sehr, dass dieses Buch vor allem ApoE4-Trägern Hoffnung geben wird: Ihre Lage ist nicht aussichtslos, denn auch sie können der Alzheimerkrankheit vorbeugen oder den geistigen Abbau rückgängig machen.

Dieses Buch kann aber das Leben aller Menschen über vierzig ändern. Der Verlust der geistigen Fähigkeiten ist nämlich unsere größte Furcht, wenn wir älter werden, und mit dem Gehirn geht es schon ab etwa vierzig Jahren bergab. Denn diese Fähigkeiten machen uns zu Menschen: Wir wollen Briefe von Menschen, die uns nahestehen, lesen und verstehen; wir wollen einen Film anschauen und der Handlung folgen; wir wollen die Menschen in unserer Umgebung verstehen; wir brauchen das Gefühl, dass unser Leben einen Sinn hat; wir wollen die Aktivitäten des täglichen Lebens selbst bewältigen und kein bloßer Protoplasmaklumpen sein, den andere füttern, anziehen, umdrehen und waschen; und wir wollen uns an die Ereignisse unseres Lebens und an die Menschen, die uns etwas bedeuten, erinnern. Wenn diese Fähigkeiten schwinden, dann schwindet auch unsere Identität und unser Leben verliert an Bedeutung. Allen Leserinnen und Lesern, die das

Glück haben, nicht einmal eine Spur von kognitivem Verfall bei sich beobachtet zu haben, obwohl sie genau wissen, dass er ihnen in der Zukunft droht, möchte ich diesen Rat geben: Holen Sie tief Luft und machen Sie sich klar, dass der kognitive Niedergang bei den meisten Menschen behandelt werden kann, vor allem in seinem Frühstadium. Einerlei, was andere Ihnen gesagt haben, die Lage ist nicht hoffnungslos oder irreversibel. Im Gegenteil. Zum ersten Mal können Alzheimerkranke Hoffnung schöpfen.

Der Grund dafür ist eine grundlegende Entdeckung: Die Alzheimer-»Krankheit« entsteht nicht, weil das Gehirn etwas tut, was es nicht tun soll, so wie Krebs entsteht, weil Zellen sich ungehemmt vermehren, oder das Herz krank wird, weil Blutgefäße mit Plaques verstopft sind. Alzheimer ist die Folge eines körpereigenen und gesunden Abbauprogramms für das ausgedehnte synaptische Netzwerk des Gehirns. Allerdings läuft dieses Programm Amok, ähnlich wie die magischen Besen, denen Micky Maus im »Zauberlehrling« (einem Teil des Filmklassikers *Fantasia* aus dem Jahr 1940) befehlen will, für ihn Wassereimer zu tragen, und die dann außer Rand und Band geraten. Bei der Alzheimerkrankheit ist ein im Grunde normaler Vorgang im Gehirn aus dem Ruder gelaufen.

Dieses Buch ist kein wissenschaftlicher Wälzer, obwohl ich die wissenschaftlichen Belege anführe, die meine Schlussfolgerungen stützen. Es ist ein praktischer, verständlicher Schritt-für-Schritt-Leitfaden, mit dem Sie den geistigen Abbau im Frühstadium der Alzheimerkrankheit oder ihrer Vorläufer – der milden kognitiven Beeinträchtigung und der subjektiven kognitiven Beeinträchtigung – dauerhaft verhindern können. Mithilfe dieses Buches können die 75 Millionen Amerikaner, die das ApoE4-Gen in sich tragen, dem Schicksal entkommen, das in ihrer DNS geschrieben steht. Das dafür entwickelte Programm war die erste wissenschaftliche Veröffentlichung einer Studie, die im Jahr 2014 über die Reversibilität des kognitiven Abbaus bei neun von zehn Patienten berichtete,* die an Alzheimer oder an einem ihrer Vorläufer erkrankt waren. Die ausgeklügelte, personalisierte Therapie stützte sich auf unsere jahrzehntelange Forschung über die Neurobiologie der Alzheimerkrankheit und erhielt den Namen ReCODE** für *reversal of cognitive decline* (»Umkehrung des kognitiven Abbaus«). Wir konnten damit nicht nur den kognitiven Abbau bei Alzheimer und Prä-Alzheimer rückgängig machen – was zuvor niemand für möglich gehalten hatte –, sondern die Patienten auch dauerhaft heilen. Die erste Patientin, die von ReCODE profitierte, wird heute seit fünf Jahren mit dieser Methode behandelt und ist mit 73 Jahren kognitiv gesund. Sie hat einen Vollzeitjob und reist um die Welt. Unsere umfangreiche folgende Arbeit mit Hunderten von Patienten beweist, dass sie keineswegs die Einzige ist.

Nach der Veröffentlichung unserer Studie im Jahr 2014 erhielten wir viele Tausend E-Mails, Anrufe und Besuche von Ärzten und anderen Heilberuflern, potenziellen Patienten und Angehörigen aus dem ganzen Land sowie aus Großbritannien, Australien, Asien, Europa und Südamerika. Alle wollten mehr über die erfolgreiche Methode erfahren. Die Zeitschrift, in der die Studie veröffentlicht wurde, heißt *Aging* (*Altern*) und die Mitarbeiter berichteten, dass unsere Arbeit unter Zehntausenden von wissenschaftlichen Artikeln, die sie im Laufe der Jahre abgedruckt hatten, nach dem Messverfahren, mit dem sie den Einfluss und das Interesse bestimmten, einen der höchsten Ränge und somit die 99,99ste Perzentile erreicht habe. Dieser erste Artikel enthielt keine detaillierte Beschreibung des Programms (wissenschaftliche Zeitschriften begrenzen die Seitenzahl), aber in diesem Buch hole ich das nach. Ich werde auch berichten, wie ich ReCODE entwickelt habe, und seine wissenschaft-

* Drei weitere wissenschaftliche Artikel bestätigten 2015 und 2016 diese erste Studie.

** Zunächst nannten wir die Methode MEND für *metabolic enhancement for neurodegeneration* (»Stoffwechselförderung bei Neurodegeneration«). Aber MEND ist heute veraltet und wurde durch unser neues und besseres ReCODE ersetzt.

liche Grundlage erläutern. Im Anhang finden Sie Bezugsquellen der Nahrungsmittel, Ergänzungsmittel und anderen Komponenten von ReCODE sowie Links zu Ärzten und anderen Heilberuflern, die über das Programm Bescheid wissen und Ihnen oder einem Ihrer Angehörigen helfen können, es anzuwenden.

Nichts ist wichtiger, als das Leben von Patienten zu verbessern. Das motivierte mich während meiner jahrzehntelangen Suche nach einer Methode, Alzheimer zu verhindern und zu heilen. Wenn genügend Menschen ReCODE anwenden, helfen sie aber nicht nur sich selbst. Da diese Krankheit etwa einen von neun Amerikanern im Alter von 65 oder mehr Jahren (insgesamt 5,2 Millionen Menschen) heimsucht, droht das Altern der Babyboomer einen Alzheimer-Tsunami auszulösen, der Medicare (Gesundheitsdienst für Ältere) und Medicaid (Gesundheitsdienst für Bedürftige) in den Ruin treiben und das Gesundheitssystem überfordern könnte – ganz zu schweigen von dem Tribut, den es von Dutzenden Millionen Familien fordern wird, deren Angehörige von dieser gnadenlosen Krankheit verschlungen werden. Deshalb ist es wichtiger denn je, ihr vorzubeugen und sie zu behandeln. Die Hunderte von Patienten, bei denen ich eine Heilung des kognitiven Abbaus beobachtet habe – obwohl dies dem medizinischen Dogma zufolge unmöglich ist –, haben mich davon überzeugt, dass die Prävention und Therapie der Alzheimerkrankheit keine Fantasie ist.

Wir wissen, wie es geht – jetzt, heute.

Das meine ich, wenn ich sage: Sobald genügend Menschen ReCODE befolgen, breiten sich die Wellen über das ganze Land und über die ganze Welt aus und senken die Gesundheitskosten um viele Milliarden Dollar pro Jahr. Sie verhindern den Bankrott von Medicare, senken die globale Last der Demenz und verlängern unser Leben. Das alles ist machbar.

Hier ist endlich nichts Geringeres als die erste gute Nachricht über Alzheimer. Es ist eine Chronik der Freude über das wiedergewonnene Leben. Einer der Patienten, von denen Sie lesen werden, sagte, er könne jetzt wieder an die Zukunft denken, wenn er mit seinen Enkeln spreche. Eine Patientin versicherte, ihr Gedächtnis sei besser, als es in den vergangenen dreißig Jahren je gewesen sei. Die Frau eines Musikers berichtete, ihr Mann könne wieder Gitarre spielen. Die Tochter einer Patientin erzählte mir, jedes Mal, wenn sie aus dem College nach Hause zurückgekehrt sei, habe sie gemerkt, dass ihre Mutter wieder ein wenig abgebaut habe; nun sei sie wieder Teil der Familie. Was Sie lesen werden, ist der Anfang einer neuen Welt, der Anfang vom Ende der Alzheimerkrankheit.

Das steht Ihnen bevor:

Die Kapitel 2 bis 6 berichten von der wissenschaftlichen Odyssee, die zu ReCODE führte. Sie beschreiben die Entdeckungen, die das wissenschaftliche Fundament des Programms bilden – wie Alzheimer »unter der Maske« wirklich aussieht, woher die Krankheit kommt und warum sie so verbreitet ist. Das sind die Entdeckungen, die das erste wirksame Programm gegen den kognitiven Verfall stützen, die stoffwechselbedingten und anderen Faktoren identifizieren, die Ihr Risiko vergrößern, und den kognitiven Abbau umkehren, wenn er bereits begonnen hat. Zudem fordern diese Entdeckungen das zentrale Alzheimer-Dogma heraus; denn sie zeigen, dass diese verheerende Krankheit die Folge eines normalen, gesunden Prozesses im Gehirn ist, der aus dem Ruder läuft. Das heißt, das Gehirn erleidet eine Verletzung, eine Infektion oder einen anderen Schock (ich werde die vielen Arten noch erklären) und wehrt sich dagegen. Der Abwehrmechanismus schließt die Produktion des mit Alzheimer verbundenen Amyloids ein. Ja, Sie haben richtig gelesen: Das Amyloid, das seit Jahrzehnten verteufelt wird und das alle loswerden wollen, ist Teil dieser *Schutzreaktion*. Kein Wunder, dass der Versuch, es zu beseitigen, für Alzheimerpatienten nicht sehr hilfreich ist.

Im Gegensatz zum derzeitigen Dogma ist die Alzheimerkrankheit also in Wahrheit eine schützende Reaktion auf drei unterschiedliche

Vorgänge: Entzündung, suboptimale Versorgung mit Nährstoffen und anderen Molekülen, die die Synapsen unterstützen, und Vergiftung. In Kapitel 6 erfahren Sie mehr darüber; jetzt möchte ich nur unterstreichen, dass es drei verschiedene Typen der Alzheimerkrankheit gibt (die oft zusammen auftreten) und dass diese Tatsache tiefgreifende Folgen für die Diagnose, Vorbeugung und Behandlung hat. Außerdem bedeutet diese Entdeckung, dass wir die subtileren Formen des kognitiven Abbaus, der milden kognitiven Beeinträchtigung und der subjektiven kognitiven Beeinträchtigung besser behandeln können, bevor sie sich zu einer ausgewachsenen Alzheimerkrankheit entwickeln.

In Kapitel 7 lernen Sie die Tests kennen, mit denen Sie herausfinden, was Ihren kognitiven Abbau verursacht oder was Ihr Risiko dafür vergrößert – und wie Sie heute vielleicht selbst dafür sorgen, dass Sie an Alzheimer erkranken werden. Die Tests sind notwendig, weil die oft zahlreichen Faktoren, die zu dieser Krankheit beitragen, sich sehr wahrscheinlich von den Faktoren unterscheiden, die bei anderen vorliegen. Deshalb erstellen diese Tests für Sie ein persönliches Risikoprofil und enthüllen, um welche Faktoren Sie sich kümmern müssen, um eine optimale Besserung zu bewirken. Sie werden den Grund für jeden Test kennenlernen und erfahren, wie die physiologischen Parameter, die er misst, zur Gehirnfunktion und zur Alzheimerkrankheit beitragen. Kapitel 7 fasst die Tests zusammen, die zu dieser »Kognoskopie« gehören, und erläutert ihre Leitprinzipien.

Die Kapitel 8 und 9 erklären, was Sie mit den Testergebnissen anfangen können und welche Probleme Sie anpacken müssen, um den kognitiven Abbau umzukehren und das Risiko für einen weiteren Abbau zu verringern: Entzündungen, Infektionen, Insulinresistenz, Hormon- und Nährstoffmangel sowie Vergiftungen. Verlorene oder nicht mehr brauchbare Synapsen müssen ersetzt und geschützt werden. Allerdings braucht jeder Mensch seine eigene ReCODE-Version entsprechend der Testergebnisse. Ihre Version unterscheidet sich von den Versionen anderer Menschen, weil sie Ihrer einzigartigen Physiologie optimal angepasst wird. Natürlich ist ReCODE insofern einzigartig und neu, weil es wirkt und den kognitiven Abbau verhindert und umkehrt. Dennoch legt das Programm Wert auf eine individualisierte Therapie.

In den Kapiteln 10 bis 12 erkläre ich Ihnen, wie Sie die besten Ergebnisse erzielen und dann gesund bleiben. Diese Kapitel bieten auch Umgehungen und Krücken an, nicht nur, damit Sie den kognitiven Abbau rückgängig machen können, sondern auch, um Fragen zu beantworten und der Kritik an dieser Methode zu begegnen.

Seit den Anfängen der »modernen« Medizin im 19. Jahrhundert werden Ärzte dafür ausgebildet, Krankheiten zu diagnostizieren – zum Beispiel Bluthochdruck, Herzinsuffizienz oder Arthritis – und nach einem allgemeingültigen Schema zu behandeln, etwa mit einem Blutdrucksenker. Das ändert sich allmählich. Heute gibt es beispielsweise präzise Krebstherapien, bei denen das genetische Profil eines Tumors bestimmt, welches Medikament verwendet wird. Der starke Wunsch nach einer personalisierten Medizin könnte uns einem Kernaspekt der östlichen Medizin näher bringen, zum Beispiel der traditionellen chinesischen Medizin und dem Ayurveda. Obwohl die frühen Anwender dieser Heilweisen nichts über die molekularbiologischen Details bestimmter Krankheiten wussten, waren sie Experten darin, den ganzen Menschen zu behandeln anstatt eine einzelne »Krankheit« wie etwa Bluthochdruck.

Die neue Medizin des 21. Jahrhunderts verbindet das Beste der modernen westlichen mit der traditionellen östlichen Heilkunst. Sie kombiniert das Wissen über molekulare Vorgänge mit dem Verständnis der ganzen Person. Dann fragen wir nicht mehr nur, wo das Problem liegt, sondern auch, warum es entstanden ist. Die Frage nach dem Warum ist entscheidend, auch um der Alzheimerkrankheit vorzubeugen und sie zu behandeln.

Meine Laborkollegen und ich waren der Auffassung, *dass niemand an Alzheimer sterben sollte.* Um das zu erreichen, müssen wir – Ärzte und Patienten – unsere Methoden aus dem 20. Jahrhundert durch Methoden aus dem 21. Jahrhundert ergänzen und uns aktiv um unsere kognitive und allgemeine Gesundheit kümmern.

Bücher über Medizinwissenschaft gelten als leidenschaftslose, objektive Darstellung von »Fakten«, die von Experten geprüft und anerkannt wurden. Da ich nicht ganz leidenschaftslos sein möchte, bitte ich um Nachsicht. Wie die Geschichte immer wieder bewiesen hat, stellten sich die Fakten, die wir als biomedizinische und wissenschaftliche Gemeinschaft akzeptierten, unterstützten und verbreiteten wie ein Evangelium, allzu oft als falsch heraus (Beispiele: Neugeborene empfinden keine Schmerzen; Geschwüre werden durch Stress verursacht; die Hormonersatztherapie bei Frauen nach der Menopause beugt Herzkrankheiten vor – und so weiter). Die Therapie neurodegenerativer Krankheiten ist davon nicht ausgenommen; auch ihre Dogmen wurden zertrümmert und verbrannt. Je nachdem, welchen Experten Sie wann fragen, ist Alzheimer auf freie Radikale oder Schwermetalle oder fehlgefaltete Proteine oder Diabetes des Gehirns oder Tau-Proteine oder eine Art Tensid-Effekt zurückzuführen, und das ist nur ein Teil der Liste. Es gibt einfach keinen Konsens. Mehr noch, keine der heutigen Hypothesen erklärt alle veröffentlichten Daten, wie man sie in mehr als 50 000 wissenschaftlichen Artikeln findet. Es ist daher kein Wunder, dass die Alzheimerkrankheit dabei ist, 45 Millionen der 325 Millionen Amerikaner das Leben zu nehmen.

Ja, ich bin sehr leidenschaftlich, was diese Krankheit, die ihr zugrunde liegenden neurodegenerativen Vorgänge, die vielen allzu einfachen Behandlungsmethoden, die politischen und finanziellen Entscheidungen und die Millionen Toten anbelangt. Als Ärzte fürchten wir, dass Gefühle und Leidenschaft unsere Entscheidungen beeinflussen und uns unserer Objektivität berauben könnten. Diese Sorge ist berechtigt. Doch jeder, der sich mit Alzheimer befasst und mit Kummer und Verzweiflung konfrontiert ist, muss zu dem Schluss kommen, dass *Leidenschaftslosigkeit* viel zu viele unserer täglichen Entscheidungen beeinflusst. Ist unsere Gesellschaft angesichts der Demenztragödie abgestumpft? Haben wir den Versuch aufgegeben, alle Hebel in Bewegung zu setzen? Sind wir zu der Überzeugung gelangt, dass der wissenschaftliche Genius, der Bypässe, Antibiotika, Plasmapherese, künstliche Gliedmaßen, Stammzellen und Organtransplantationen entwickelt hat, gegen Alzheimer machtlos ist? Sind wir als Wissenschaftler und Ärzte so sehr im medizinischen Dogma gefangen, dass wir uns ganz auf ein einziges Medikament, auf eine Alzheimertherapie für alle konzentrieren, einerlei, wie oft sie versagen?

Hoffentlich nicht, denn wenn die Notwendigkeit wirklich die Mutter der Erfindung ist, dann ist die Leidenschaft vielleicht ihr Vater.

KAPITEL 2

Patientin null

»Jeder kennt jemanden, der Krebs überlebt hat, doch niemand kennt jemanden, der Alzheimer überlebt hat.«

Kristin hatte Suizidgedanken. Vor Jahren hatte sie verzweifelt mit angesehen, wie ihre Mutter langsam den Verstand verlor und gezwungen war, in einem Pflegeheim zu leben, weil sie ihre Angehörigen nicht mehr erkannte und sich nicht mehr selbst versorgen konnte. Kristin hatte mit ihrer Mutter gelitten, deren Abstieg in die Alzheimerkrankheit begann, als sie 62 Jahre alt war. Er dauerte 18 Jahre. Am Ende hatte Kristin alleine gelitten, weil ihre Mutter nicht mehr empfindungsfähig war.

Als Kristin 65 war, stellten sich auch bei ihr kognitive Störungen ein. Sie verirrte sich, wenn sie auf der Autobahn fuhr, und wusste nicht mehr, welche Einfahrten und Ausfahrten sie benutzen sollte, nicht einmal auf bekannten Strecken. Sie konnte Informationen, die für ihren Job wichtig waren, nicht mehr verstehen und Berichte nicht rechtzeitig abgeben. Da sie sich keine Zahlen mehr merken konnte, musste sie sogar vier Ziffern notieren, ganz zu schweigen von Telefonnummern. Es fiel ihr schwer, sich zu merken, was sie eben gelesen hatte, und wenn sie auf einer Seite unten angelangt war, musste sie wieder oben anfangen. Zögernd bereitete sie sich auf ihren Ruhestand vor. Sie machte immer mehr Fehler, rief ihre Haustiere oft bei einem falschen Namen und musste in ihrer eigenen Wohnung Lichtschalter suchen, obwohl sie diese jahrelang ein- und ausgeschaltet hatte.

Wie viele andere Menschen versuchte Kristin, diese Symptome zu ignorieren. Aber sie wurden immer schlimmer. Zwei Jahre lang ging es ständig mit ihr bergab; dann konsultierte sie ihren Arzt, der ihr mitteilte, sie werde dement wie ihre Mutter und er könne nichts für sie tun. Er schrieb »Gedächtnisstörungen« in ihre Krankenakte und deshalb bekam sie keine langfristige Pflegeversicherung. Bei einer Netzhaut-Bildgebung wurde Amyloid festgestellt. Sie dachte mit Schrecken an den geistigen Verfall ihrer Mutter und fürchtete, auch sie werde mit fortschreitender Demenz und ohne Pflegeleistungen und medizinische Behandlung leben müssen. Also beschloss sie, sich das Leben zu nehmen.

Sie rief Barbara, ihre beste Freundin, an und erklärte ihr: »Ich habe gesehen, was meine Mutter mitmachte, als sie mir entglitt, und ich möchte auf keinen Fall, dass mir das auch passiert.« Barbara war entsetzt. Sie kannte bereits andere Menschen, die der Demenz zum Opfer gefallen waren; doch dieses Mal hatte sie eine Idee. Sie erzählte Kristin von neuen Studien, über die sie gelesen hatte, und schlug ihr vor, statt sich das Leben zu nehmen in das mehrere Tausend Kilometer entfernte Buck Institute for Research on Aging zu reisen, gleich nördlich von San Francisco. So kam Kristin im Jahr 2012 zu mir.

Wir unterhielten uns stundenlang. Ich konnte ihr nichts garantieren und ihr keinen Patienten nennen, der unser Programm befolgt hatte. Ich besaß damals nur Diagramme, Theorien und Daten von transgenen Mäusen. Im Grunde hatte Barbara ihre Freundin zu früh zu uns geschickt. Schlimmer noch: Die klinische Studie, die ich beantragt hatte, um das Programm zu testen, das ich entwickelt hatte, war eben abgelehnt worden. Das Gutachtergremium hielt es für »zu kompliziert«

und wies darauf hin, dass solche Studien dafür gedacht waren, ein einziges Medikament oder eine einzige Intervention zu testen, nicht ein ganzes Programm (ach, wenn Krankheiten doch so einfach wären!). Daher konnte ich ihr nur die einzelnen Teile des Programms erläutern und ihr raten, die Unterlagen ihrem Arzt zu bringen und ihn zu fragen, ob er mit ihr arbeiten wolle. Das tat sie, und so begann, was heute als ReCODE-Programm bekannt ist.

Drei Monate später rief Kristin mich an einem Samstag an und erklärte, sie könne kaum glauben, wie ihre geistigen Fähigkeiten sich entwickelt hätten. Sie konnte wieder ganztags arbeiten, Auto fahren, ohne sich zu verirren, und sich mühelos Telefonnummern merken. So gut wie jetzt sei es ihr seit Jahren nicht mehr gegangen. Als ich auflegte, dachte ich an die jahrelangen Forschungen, die zahllosen Stunden an der Schreibwand mit Laborkollegen, die Streitgespräche mit mir selbst über jedes Detail der Theorie und des Therapieansatzes. Das alles war nicht vergebens gewesen; es hatte uns die richtige Richtung gewiesen. Natürlich war Kristin nur ein einziger Mensch, eine »Einzelfallstudie«, wie man sagt, und wir brauchten ähnliche Ergebnisse zu Tausenden und letztlich zu Millionen. Ich erinnerte mich an den Arzt, der zu seiner Patientin gesagt hatte: »Sie sind nur eine Anekdote, statistisch nicht signifikant.« Worauf die Patientin erwiderte: »Nun, meine Familie hält mich für signifikant. Außerdem bin ich jetzt wieder gesund, und darum interessiert mich die Statistik nicht.« So ist es. Jeder grundlegende Wandel muss irgendwo beginnen – jedes erfolgreiche Programm muss mit Patient null anfangen –, und Kristin war die Patientin null.

Sie vertraute sich einem Angehörigen an: »Hast du gewusst, dass ich Alzheimer hatte?« Er antwortete: »Natürlich, es war nicht zu übersehen. Ich wusste nur nicht, wie ich dich darauf ansprechen sollte – ich wollte dich nicht entmutigen.« Kristin, nun 73, befolgt ReCODE inzwischen seit fünf Jahren. Sie arbeitet immer noch ganztags, reist durch die Welt und ist immer noch frei von Symptomen. Außerdem hat sie das Programm aus verschiedenen Gründen – eine kurze Viruskrankheit, fehlende Tabletten, eine Reise – vier Mal unterbrochen, wenn auch nur kurz, und jedes Mal begannen ihre geistigen Fähigkeiten nachzulassen. Doch sobald sie ReCODE wieder aufnahm, normalisierten sie sich.

Als meine Kollegen und ich 1989 mit den Forschungen begannen, die zu ReCODE führten, hatte sich das Alzheimer-Dogma durchgesetzt. Es geht davon aus, dass die Krankheit von klebrigen Plaques aus Amyloid verursacht wird, einem Eiweißmolekül, das die Zwischenräume zwischen den Neuronen ausfüllt. Da diese Zwischenräume, die Synapsen, den Neuronen die Kommunikation ermöglichen, hat der Schaden, den die klebrigen Amyloid-Plaques hervorrufen, verheerende Folgen: Die Synapsen stellen ihre Arbeit ein. Diese Plaques waren eine der Abnormitäten, die der Neuropathologe Dr. Aloysius Alzheimer (1864–1915) im sezierten Gehirn des ersten Patienten fand, bei dem er vorsenile Demenz diagnostiziert hatte, wie er 1906 schrieb. (Die andere Abnormität war eine Überfülle von langen, fadenförmigen Knäueln aus sogenannten Tau-Proteinen; aber die Bedeutung dieser neurofibrillären Bündel wurde lange verkannt, weil man sich auf die Amyloid-Plaques konzentrierte.) Die Dominanz der Amyloid-Hypothese führte zu einer Herdenmentalität. Viele experimentelle Substanzen, die entwickelt wurden, um Alzheimer zu behandeln, hatten die gleiche Wirkung: Sie schnappten sich die Amyloid-Plaques (manchmal schon das Amyloid, bevor es zu Plaques verklebte) und versuchten, sie zu entfernen.

Wissenschaftler in medizinischen Zentren, Universitäten sowie Biotechnologie- und Pharmaunternehmen haben Hunderte von Verbindungen entdeckt, die Amyloid beseitigen. Dutzende von ihnen machten bei Labortieren einen so vielversprechenden Eindruck, dass große Pharmaunternehmen wie Eli Lilly und Biogen Milliarden von Dollar ausgaben, um sie bei Patienten in klinischen Studien zu testen. Ich muss mich nicht absichern und brauche auch nicht zu schätzen, wenn ich Ihnen sage, wie viele der über 200 experimentellen Medikamente sich als unbedenklich und wirksam erwiesen haben. *Wirksam* bedeutet, dass sie den Verlauf der Krankheit aufgehalten oder, besser noch, sie geheilt haben, sodass die FDA sie zugelassen hat. Diese Zahl ist null. Deshalb erklärte die Alzheimer-Gesellschaft, kein Medikament könne »die Alzheimerkrankheit heilen oder ihr Fortschreiten aufhalten«.

Natürlich wecken alle diese Misserfolge Zweifel am zentralen Alzheimer-Dogma: an der Amyloid-Hypothese, die davon ausgeht, dass Amyloid bei der Alzheimerkrankheit eine entscheidende Rolle spielt. Das ist etwa so, wie wenn ich behaupten würde, Zellklumpen spielten eine wichtige Rolle beim Krebs. Die Amyloid-Hypothese sagt nichts darüber aus, warum das Amyloid vorhanden ist, welche Aufgabe es normalerweise hat und wie man die Krankheit verhindert. Wichtiger noch, diese Hypothese sagt Ihnen nicht, was die Alzheimerkrankheit wirklich ist.

Deshalb überrascht es nicht, dass die ersten Ergebnisse bei Kristin und ein paar anderen Patienten, die ReCODE befolgten, zwar bei Ärzten, Patienten und Angehörigen von Patienten eine Flut von Bitten um genauere Informationen auslösten, aber auch auf enorme Skepsis stießen. Sie widersprachen dem alten Dogma, dass nichts, schon gar nicht etwas wie das umfangreiche ReCODE-Programm, die Alzheimerkrankheit verhindern, verlangsamen oder heilen kann – jedenfalls nicht, solange es kein Wundermittel gibt. Doch die Zahl der Patienten, die erfolgreich mit ReCODE behandelt wurden, ist inzwischen auf über 200 gestiegen und immer mehr Mediziner nutzen das Programm mit Erfolg bei ihren eigenen Patienten. Seit 2016 habe ich rund 450 Ärzte, Neuropsychologen, Krankenschwestern, Gesundheitsberater und Ernährungstherapeuten aus sieben Ländern und aus ganz Amerika in dieser Methode ausgebildet.

Noch ermutigender ist, dass immer mehr Neurowissenschaftler und Ärzte zu verstehen beginnen, dass die Alzheimerkrankheit nicht das ist, wofür wir sie hielten. Sie wird nicht von klebrigen Amyloid-Plaques (oder von neurofibrillären Bündeln) verursacht, sondern ist die Folge einer *Schutzreaktion* im Gehirn.

Es lohnt sich, das zu wiederholen: Alzheimer entsteht nicht, weil das Gehirn sich weigert, seine Aufgaben weiter zu erfüllen. Diese Krankheit unterscheidet sich also vom Krebs, bei dem eine ererbte oder im Laufe des Lebens erworbene Genmutation eine Zelle und alle ihre Nachkommen in wucherndes Gewebe verwandelt, das ein Organ vernichtet. Sie unterscheidet sich auch von rheumatoider Arthritis und anderen Autoimmunkrankheiten, bei denen das Immunsystem die eigenen Zellen des Körpers angreift. Bei diesen und vielen anderen Krankheiten ist etwas gefährlich aus dem Ruder gelaufen: Ein physiologisches System funktioniert nicht so, wie es soll.

Alzheimer ist anders. Wie ich in Kapitel 4 genauer erläutern werde, besagt eine der Schlüsselentdeckungen, die aus meinem Labor kommen, dass Alzheimer entsteht, wenn das Gehirn auf bestimmte Bedrohungen *so reagiert, wie es soll.* Warum hat die Evolution uns ein Gehirn gegeben, das so arbeitet? Weil diese Reaktion auf äußere Bedrohungen in den meisten Fällen erfolgreich ist: Das Gehirn wehrt die Bedrohung ab und arbeitet dann ungestört weiter. Probleme treten erst auf, wenn diese Bedrohungen chronisch, zahlreich, hartnäckig und heftig werden. In diesen Situationen greift das Gehirn ebenfalls zu chronischen, zahlreichen, hartnäckigen und heftigen Verteidigungsstrategien – in einem so hohen Maße, dass eine Grenze überschritten wird und die Abwehr dem Körper schadet. Die Alzheimerkrankheit entwickelt sich, wenn das Gehirn versucht, sich vor drei metabolischen und toxischen Bedrohungen zu schützen:

- Entzündung (durch Infektionen, falsche Ernährung und andere Ursachen),
- Mangel an wichtigen Nährstoffen, Hormonen und anderen Molekülen, die das Gehirn braucht,
- Giftige Substanzen wie Schwermetalle oder Biotoxine (Gifte, die Mikroben, zum Beispiel Schimmelpilze, bilden).

In Kapitel 6 werde ich im Detail erklären, wie wir herausgefunden haben, dass diese drei Arten von Bedrohungen – zu denen Dutzende von Faktoren beitragen – diese Schutzreaktionen im Gehirn auslösen, was diese drei Bedrohungen anrichten und warum die Amyloid-Reaktion, die sie hervorrufen, den Synapsen so sehr schadet. Hier möchte ich nur erwähnen, dass die optimale Methode, Alzheimer zu verhindern und zu behandeln, klar wird, sobald wir begreifen, dass diese Krankheit entsteht, wenn das Gehirn sich verzweifelt gegen eine Entzündung wehrt, Nährstoffmängel bewältigen muss oder gegen Giftstoffe kämpft: Wir müssen herausfinden, auf welche der vielen möglichen Faktoren innerhalb dieser drei Bedrohungen das Gehirn eines bestimmten Patienten reagiert, um sich zu verteidigen; dann müssen wir diese Faktoren beseitigen und dem Gehirn helfen, die restlichen Angreifer abzuwehren.

Das bedeutet, dass wir diejenigen Faktoren beseitigen müssen – am besten alle in jeder der drei Kategorien –, die das Gehirn veranlassen, sich mit schützendem Amyloid zu verteidigen. Nur dann können wir den kognitiven Abbau bei einer subjektiven kognitiven Beeinträchtigung, bei einer milden kognitiven Beeinträchtigung oder bei einer Alzheimerkrankheit (und möglichst auch bei anderen Demenzformen, wie zum Beispiel bei Lewy-Körper-Demenz) umkehren. Wenn wir die drei Arten von Bedrohungen beseitigt haben, entfernen wir als nächsten Schritt das Amyloid selbst. Sobald wir die Auslöser für die Amyloid-Produktion und das bereits vorhandene Amyloid beseitigt haben, müssen wir die Synapsen ersetzen, welche die Krankheit zerstört hat.

Wenn Sie nun glauben, es gebe kein Standardprogramm, um eine subjektive oder leichte kognitive Beeinträchtigung oder eine Alzheimerkrankheit zu behandeln, dann haben Sie recht. Da wir jedoch alle anfällig für jeden Auslöser sind und nicht wissen, welcher oder welche von ihnen möglicherweise unser Gehirn bedrohen, ist es wichtig, das Risiko für alle von ihnen zu verringern: für Entzündungen, Nährstoffmängel und neurotoxische Substanzen. Wenn Sie bereits an Demenz leiden, müssen Sie unbedingt herausfinden, welche der leicht unterscheidbaren Subtypen – Entzündung, Nährstoffmangel oder Vergiftung – bei Ihnen die Ursache sind. Für jeden Subtyp gibt es nämlich eine spezifische, optimale Behandlung; ja, das Profil jedes Menschen verlangt sogar eine personalisierte, optimale Behandlung.

Deshalb schließt die effektive Vorbeugung gegen den kognitiven Abbau und dessen Umkehr das neue Feld der Programmatik ein. Das bedeutet, dass wir bei jedem Patienten die vielen beitragenden Faktoren bestimmen müssen, um optimale Therapien bei komplexen chronischen Krankheiten wie Alzheimer entwickeln zu können. Dann müssen wir das beste Programm entwerfen, um diese Faktoren zu beseitigen. Der Grund dafür, dass wir die Programmatik brauchen, um gegen Alzheimer zu kämpfen, ist einfach: Weil viele Faktoren zum kognitiven Abbau beitragen, ist eine Behandlung »mit einer Tablette« bestenfalls ein bisschen hilfreich, meist aber unwirksam. Ich möchte betonen, dass die Gesundheit Ihres Gehirns im Wesentlichen von diesen drei Arten von Störungen beeinflusst wird, aber auch von Ihrer Fähigkeit, ihnen vorzubeugen oder sie zu beseitigen, wenn sie das Gehirn bereits geschädigt haben. Zum Glück gibt es ziemlich einfache Methoden, jede der drei Störungen zu identifizieren, zu messen und zu behandeln, um die Gehirnfunktion zu optimieren.

Unser Körper ist ein komplexes System. Anstatt das Gehirn als ein vom Rest des Körpers getrenntes Organ zu betrachten, müssen wir verstehen, dass unsere Zellen und physiologischen Systeme als Einheit arbeiten. Was einem System nützt oder schadet, das nützt oder schadet oft auch anderen, scheinbar selbstständigen Systemen. Wenn wir Ungleichgewichte in unserer fundamentalen Biochemie verhindern oder, wenn nötig, beseitigen, können wir Fehlfunktionen korrigieren, bevor sich eine Krankheit entwickelt. Es ist ein großer Unterschied, ob wir ein Symptom unterdrücken, das nach Ausbruch einer Krankheit auftritt – das tun die meisten konventionellen Methoden –, oder ob wir die eigentliche Ursache einer Krankheit auf der zellulären Ebene behandeln. Mit anderen Worten, wir wollen an die Ursache des kognitiven Abbaus gelangen und Ungleichgewichte beseitigen, bevor sie irreversibel werden.

Denken Sie aber daran, dass eine Behandlung des gesamten Systems notwendigerweise komplexer ist als die Behandlung eines Symptoms oder einzelnen Problems. Viele potenzielle Faktoren oder Abnormitäten tragen zum kognitiven Abbau und sogar zum Risiko für diesen bei. Anfangs haben wir 36 davon identifiziert und inzwischen einige neue entdeckt; aber die bisherigen Ergebnisse deuten darauf hin, dass es nicht mehr viele unentdeckte gibt, bestimmt nicht Tausende oder auch nur Hunderte. Eine wirksame Vorbeugung und eine rechtzeitige Behandlung setzen woraus, dass wir den Status jedes Faktors kennen. Sie müssen beispielsweise wissen, ob Sie bestimmten Schimmelgiften ausgesetzt waren, Mykotoxine genannt, oder ob sich in Ihrem Blut zu viele Entzündungsmoleküle befinden. Das ReCODE-Programm zeigt Ihnen, wie Sie diese Faktoren einschätzen und auf dieser Basis einen individuellen Behandlungsplan erstellen können.

Terminologie

Demenz: Ein globaler kognitiver Abbau, bei dem viele mentale Fähigkeiten verloren gehen. Gedächtnisschwäche ist oft eines der frühen Symptome. Andere sind meist Lese-, Schreib- und Sprechstörungen sowie Schwierigkeiten beim Verfolgen eines Gesprächs und beim logischen Denken, Rechnen, Ordnen und Planen. Es gibt viele Arte von Demenz, zum Beispiel vaskuläre Demenz, Frontotemporaldemenz und Lewy-Körper-Demenz; aber die Alzheimerkrankheit ist die häufigste. ReCODE hilft nachweislich bei der Alzheimerkrankheit und ihren Vorläufern (siehe unten); aber wir wissen noch nicht, ob es auch bei anderen Demenzformen hilft, etwa bei der Lewy-Körper-Demenz.

Vaskuläre Demenz: Ein Demenztyp, der von verringerter Durchblutung des Gehirns nach mehreren kleinen Schlaganfällen verursacht wird. In den letzten Jahren hat sich gezeigt, dass die Alzheimer- und die vaskuläre Demenz sich ein wenig überlappen.

Frontotemporaldemenz: Sie kommt viel seltener vor als Alzheimer. Häufige Symptome sind Verhaltensänderungen sowie Gedächtnis- und Sprechstörungen.

Lewy-Körper-Demenz: Sie ist eine recht häufige Form der Demenz (auf fünf Alzheimerpatienten kommt etwa einer mit dieser Demenz). Symptome sind unter anderem visuelle Halluzinationen, Wahnvorstellungen, stärkeres Schlafbedürfnis und Schlenkern der Gliedmaßen im Schlaf (REM-Verhaltensstörung genannt).

Alzheimerkrankheit: Diese Demenzform ist gekennzeichnet durch Amyloid-Plaques und neurofibrilläre Bündel. Wie bereits erklärt, gibt es immer mehr Indizien dafür, dass beide nicht die Ursache der Krankheit sind, wie man lange geglaubt hat. Dennoch wird Alzheimer meist anhand der Plaques und der Bündel diagnostiziert. Beide sind im lebenden Gehirn nicht unmittelbar zu sehen, aber Neurobildgebung wie PET (Positronen-Emissions-Tomografie) und Analysen der Hirn-Rückenmarksflüssigkeit können sie aufspüren. Alzheimer wird meist auf der Basis der Symptome diagnostiziert: Gedächtnisstörungen und kognitiver Abbau, der so schwerwiegend ist (und sich verschlimmert), dass der Patient sich ohne Hilfe nicht mehr waschen und anziehen und nicht mehr essen kann und immer weniger in der Lage ist, für sich zu sorgen. Bei der heutigen Standardtherapie ist Alzheimer immer tödlich.

Subjektive kognitive Beeinträchtigung (SKB): Eine sich verschlechternde kognitive Funktion, die der Patient zwar bemerkt, die aber bei den üblichen neuropsychologischen Tests noch im Normbereich liegt. Ein sehr intelligenter Mensch merkt vielleicht, dass sein Gedächtnis nachlässt, um dann zu erfahren, es befinde sich noch »im Normbereich«. In Wahrheit haben sich die Fähigkeiten des Betroffenen verschlechtert. Selbst in diesem frühen Stadium sind PET-Scans und die Hirn-Rückenmarksflüssigkeit oft abnorm und die MRT (Magnetresonanzbildgebung) kann ein leichtes Schrumpfen einiger Gehirnregionen anzeigen. Es dauert oft ein Jahrzehnt, bevor sich diese Demenz zu einer MKB entwickelt.

Milde kognitive Beeinträchtigung (MKB): Sie folgt meist der SKB. Neuropsychologische Tests zeigen, dass das Erinnern, Ordnen, Sprechen, Rechnen, Planen oder andere kognitive Fähigkeiten abnorm sind; trotzdem ist der Betroffene noch zu den Aktivitäten des täglichen Lebens in der Lage: Er kann essen und sich waschen und anziehen. Die MKB entwickelt sich nicht immer zu einer Alzheimerkrankheit weiter, doch bei vielen Patienten, vor allem wenn Gedächtnisstörungen vorliegen, folgt Alzheimer nach ein paar Jahren.

KAPITEL 3

Was für ein Gefühl ist es, aus der Demenz zurückzukehren?

Es gäbe keine Kriege mehr, wenn die Toten zurückkehren könnten.

STANLEY BALDWIN

Wir alle lernen als Kinder, dass wir uns mies fühlen, wenn wir krank sind. Dann gehen wir nicht in die Schule, sondern zum Arzt. Das lausige Gefühl und die Krankheit gehen Hand in Hand, nicht wahr? Das ist das Problem mit der Alzheimerkrankheit. Es dauert sehr lange, bis wir uns mies fühlen, und wenn die Symptome so stark sind, dass wir zum Arzt gehen, ist die Krankheit ziemlich weit fortgeschritten und eine Therapie ist schwierig, wenn nicht unmöglich. Bei Alzheimer dauert der tiefer liegende Krankheitsprozess meist fünfzehn bis zwanzig Jahre, bevor eine Diagnose gestellt wird.

Schlimmer noch: Wenn schließlich doch Symptome wie Gedächtnisstörungen auftreten, suchen wir gern nach Ausreden, um uns einzureden, dass es nichts Ernstes ist. Eine Antwort liegt uns »auf der Zunge« oder wir hatten »einen kurzen Aussetzer«. Wir behaupten: »Gleich fällt es mir ein« oder wir machen nur »eine intellektuelle Pause«. Gewiss, viele Menschen mit solchen momentanen Aussetzern leiden nicht an Alzheimer im Frühstadium und sollten sich keine unnötigen Sorgen machen. Aber manche sind krank.

Wenn Sie aus der Alzheimerkrankheit *zurückkehren* könnten, was würden Sie dann über den Abstieg in die Krankheit berichten? Oder, positiv ausgedrückt, wie würde es sich anfühlen, wenn Sie Ihre Fähigkeiten zurückgewännen? Da der Zustand vieler Menschen sich dank des ReCODE-Programms normalisiert hat, können wir diese und andere Fragen endlich beantworten. Das soll nicht heißen, dass jeder Mensch die gleichen Frühsymptome hat oder dass die Heilung jedes Patienten dem gleichen Muster folgt. Aber jede Erfahrung kann uns etwas lehren.

Eleanor war erst vierzig Jahre alt, als sie allmählich in das schwarze Loch der Alzheimerkrankheit gezogen wurde. Ihr Vater befand sich im Frühstadium der Krankheit, als Eleanor nach und nach bei sich die gleichen Symptome beobachtete, die sich vor Jahren bei ihm entwickelt hatten:

1. *Gesichtsblindheit.* Die Schwierigkeit, Gesichter zu erkennen und sich an sie zu erinnern (Prosopagnosie), war die erste Veränderung, die Eleanor auffiel, und sie schien sich plötzlich und deutlich einzustellen, als Eleanor vierzig wurde. »Ich brachte das nicht mit früher Demenz in Verbindung«, berichtete sie, »sondern mit Erschöpfung oder einer Art Lernstörung (obwohl ich mich nicht daran erinnerte, dass ich dieses Problem gehabt hätte, als ich jünger war). Mein Vater hatte das auch.«
2. *Nachlassende mentale Klarheit (vor allem später am Tag).* »Allmählich spürte ich eine zunehmende mentale Müdigkeit, besonders nach drei oder vier Uhr nachmittags. Ich glaubte fälschlicher-

weise, ich sei einfach sehr müde. Ich war schnell erschöpft, wenn ich meinen Kindern bei den Hausaufgaben half. Es war ein ähnliches Gefühl wie im College, wenn ich intensiv gelernt und lange Prüfungen überstanden hatte, außer dass es jetzt um drei Uhr passierte, ohne dass ich mich geistig angestrengt hätte. Auch das Lesen, vor allem später am Tag, wurde immer schwieriger und es fiel mir oft schwer, mich daran zu erinnern, was ich eben gelesen hatte. Und manchmal fühlte ich mich bei Besprechungen ein wenig benommen. Ich beteiligte mich kaum an den Gesprächen, vor allem bei Besprechungen am Abend. Außerdem fiel mir auf, dass ich bei Gruppengesprächen oft verstummte, besonders wenn es um komplizierte oder kontroverse Themen ging. Das war untypisch für mich. Oft hatte ich das Gefühl, dass ich nichts beizusteuern hätte (mir fehlten einfach die Ideen) oder dass mein Beitrag deplatziert sei, weil ich der Diskussion nicht vollständig folgen konnte. Wenn ich während eines Gesprächs oder Treffens doch etwas sagte, formulierte ich meinen Beitrag zuerst im Kopf (was sich wie Arbeit anfühlte) und wiederholte ihn immer wieder, bis ich zu sprechen begann, nur um sicher zu sein, dass ich das Richtige sagte oder dass ich nicht vergaß, was ich sagen wollte. Das war früher nie so gewesen.«

3. ***Nachlassendes Interesse am Lesen, die Unfähigkeit, sich an komplexen Gesprächen zu beteiligen oder ihnen zu folgen, und die Unfähigkeit, Filmen mit komplizierter Handlung zu folgen.*** Gespräche »ermüdeten mich«, berichtete Eleanor. »Ich wusste nicht, warum. Es fiel mir schwer, ihnen zu folgen, wenn sie nicht mein Fachgebiet betrafen, und ich wollte einfach die Augen zumachen.«
4. ***Nachlassende Fähigkeit, sich an Gelesenes oder Gehörtes zu erinnern.*** »Es war anstrengend, sich an etwas erinnern zu müssen – ob ich in den Supermarkt gehen musste oder welches Sushi meine Kinder haben wollten.« Im Jahr vor ihrem Einstieg in das ReCODE-

Programm kam ihr der Stoff, den sie für einen Kurs lesen musste, »sehr anspruchsvoll vor und ich konnte ihn mir nicht merken. Außerdem fiel es mir schwer, mich an andere Dinge zu erinnern, die ich gelesen hatte, etwa an Romane oder Zeitschriften. Lesen machte mir keine Freude mehr. Früher war ich verrückt danach gewesen.«

5. ***Abnehmender Wortschatz.*** Eleanor suchte verzweifelt nach dem richtigen Wort und begann, ein einfacheres Vokabular zu verwenden. »Ich sagte vielleicht noch *aggressiv*, aber nicht mehr *provokant*. Ich sagte, jemand denke immer wieder an etwas Bestimmtes, anstatt zu sagen, er sei *obsessiv*. Ich sagte, jemand sei sehr *gesellig*, aber nicht, sie sei *sozial* gesinnt. Und beim Sprechen suchte ich ständig nach Worten und musste Pausen einlegen, um das richtige Wort zu finden. Zum Beispiel sagte ich, jemand gehe Schritt für Schritt vor, weil mir das Wort *systematisch* nicht einfiel. Das war mir überaus peinlich und ich musste mich richtig anstrengen. Aber den anderen fiel es noch nicht auf. Etwa fünf oder sechs Monaten nach Beginn der Behandlung bemerkte ich, dass ich in Gesprächen ganz natürlich Worte benutzte, die ich seit vielen Jahren nicht gebraucht hatte. Das überraschte mich, weil ich sogar vergessen hatte, dass sie existierten.«
6. ***Verwechseln von Worten.*** »Es war nicht ungewöhnlich, dass ich manchmal die Namen meiner Kinder verwechselte. Aber kurz vor meinem Termin in der Klinik begann ich, sogar Worte zu verwenden, die völlig falsch waren. Als ich zum Beispiel meine Kinder in die Schule brachte, rief ich dem Mann an der Schranke *Konferenzgespräch* anstatt *Fahrgemeinschaft* zu, um meinen Rabatt zu bekommen. Ein andermal rief ich meinen Hund beim Namen *Chili* (das ich gerade zubereitete) anstatt *Juno* (so hieß sie).«
7. ***Abnehmende Verarbeitungsgeschwindigkeit.*** Sie dachte langsamer, fühlte sich vor allem bei Arbeitsbesprechungen »benommen« und

schrieb langsamer, als müssten die Signale von ihrem Gehirn zu ihren Fingern Melasse durchqueren.

8. ***Zunehmende Angst vor dem Autofahren und Sorge, sich zu verirren.*** Autofahrer müssen vieles sehen und verarbeiten: die Positionen und Bewegungen anderer Fahrzeuge ebenso wie die Bedeutung von Verkehrszeichen und die Bewegungen der Fußgänger. Das alles war für Eleanor eine so große Belastung, dass sie das Gefühl hatte, gar nicht mehr fahren zu können.
9. ***Schwierigkeiten, sich an Aufgaben und Verabredungen zu erinnern; oft das Gefühl, mit den anliegenden Aufgaben überfordert zu sein.*** Eleanor begann, Verabredungen zu verpassen und »fürchtete allmählich immer mehr, dass ich nicht mehr alles in meinem Leben im Griff hatte«, sagte sie. »Ich benutzte den Google-Kalender und hatte überall Gedächtnisstützen. Trotzdem vergaß ich vieles. Als ich jünger war, vertraute ich meinem Gedächtnis völlig. Ich versäumte nie einen Termin und merkte mir Telefonnummern, wenn ich sie einmal gewählt hatte.«
10. ***Schlafstörungen.*** »Ich wachte leicht auf und es fiel mir schwer, wieder einzuschlafen. Manchmal dauerte es Stunden. Und ich wachte jede Nacht viele Male auf.«
11. ***Keine Leistungssteigerung mehr durch Koffein.***
12. ***Fremdsprachen fallen schwer.*** Bei Eleanor waren es Chinesisch und Russisch, die sie zuvor fließend gesprochen hatte.

Es dauert meist viele Jahre, sogar ein oder zwei Jahrzehnte, bis Symptome wie diese so schwer werden, dass sie die Diagnose »Alzheimer« rechtfertigen. Das zeigt Eleanors Fall.

Neun Jahre nach dem Beginn dieser Symptome, als Eleanor 49 Jahre alt war, wurde festgestellt, dass sie Trägerin des Alzheimerrisikofaktors ApoE4 war. Sie machte einen neuropsychologischen Test, der Abnormitäten enthüllte, die zu ihren Symptomen passten. Mit anderen Worten:

Sie hatte nicht nur »Aussetzer« gehabt. Ihr Gehirn begann, sie im Stich zu lassen. Was aber fühlte Eleanor in dieser dunklen Phase noch außer den diskreten Symptomen, die sie beschrieb? Da sie ihre Fähigkeit, zu denken, sich zu erinnern und zu funktionieren, zurückgewann, befindet sie sich in einer außergewöhnlichen Position. Sie gleicht einer Forscherin, die sich in ein furchteinflößendes Land wagt, aus dem nur wenige lebend zurückgekehrt sind. Aber sie schaffte es zurückzukehren, und konnte dem Rest der Welt berichten, wie es gewesen war. Mir beschrieb sie diese dunkle Phase so:

> Ich möchte erklären, wie es sich anfühlte, im »Nebel« des frühen kognitiven Abbaus zu stecken. Ich finde, ich kann das aus einem besonderen Blickwinkel beschreiben, weil ich ihm entkommen bin. Stellen Sie sich als Analogie vor, Sie tragen Kopfhörer und versuchen, mit jemandem zu sprechen, der neben Ihnen steht. Die Worte hören sich dumpf an und Sie spüren eine Distanz zu anderen. Vor meiner Heilung ging es mir ähnlich: Mein Gehirn schien in Watte gehüllt zu sein, die verhinderte, dass ich auf andere wirklich eingehen und das normale Hin und Her bei einem Gespräch bewältigen konnte. Manchmal musste ich mich enorm anstrengen, um eine Antwort zu formulieren, zum Beispiel bei geschäftlichen Besprechungen, und sie dann auszusprechen, ohne zu vergessen, was ich sagen wollte. Es war, als wäre diese »Watte« eine Barriere, die ich mit meinen Gedanken durchbrechen musste. Gespräche, besonders über komplexe Themen, waren längst nicht mehr so einfach wie in meinen jüngeren Jahren.

Eleanor begann Anfang 2015 mit dem ReCODE-Programm. Innerhalb von sechs Monaten bemerkte sie eine klare Verbesserung ihrer kognitiven Fähigkeiten. Nach neun Monaten machte sie einen neuropsychologischen Test, der die Besserung bestätigte: Ihr Gefühl, wieder normal zu sein, war keine Einbildung und kein Wunschdenken; es war real, es ließ sich objektiv messen. Im Oktober 2015, einen Monat vor diesen Tests, beschrieb Eleanor ihren Eindruck, wieder normal zu sein, wie folgt:

> Mir ist, als wäre ich aufgewacht. Im August habe ich ein paar Fortschritte bemerkt, und im September war mir klar, dass sich ein »Nebel« gelichtet hatte und dass ich deutliche Veränderungen meiner kognitiven Funktionen feststellen konnte. Ich fühle mich, als wäre ich wieder lebendig, und ich schreibe Ihnen, um Ihnen zu danken und Ihnen zu schildern, was ich erlebt und gelernt habe. Vielleicht hilft Ihnen das bei Ihren Forschungen.
>
> Jetzt verstehe ich, was mit meinem Vater und mit mir geschah. Ich hatte vieles auf »Müdigkeit« oder »das Alter« zurückgeführt, aber jetzt weiß ich, dass ich mich irrte.

1. ***Gesichtsblindheit.*** Jetzt fällt es mir deutlich leichter, Menschen zu erkennen und mich an sie zu erinnern. Das merkte ich im September, als ich am Elternsprechtag in der Schule meiner Kinder teilnahm. An diesem Tag war ich meist sehr nervös, weil ich nicht mehr wusste, wen ich bereits getroffen hatte, und wer die Leute waren, die kein Namensschild trugen. In diesem Jahr erkannte ich eine Menge Leute, ich erinnerte mich an ihre Namen und an die Namen ihrer Kinder, und ich wusste auch Kleinigkeiten über sie. Ich hatte sogar das Selbstvertrauen, ihre Namen auszusprechen, weil ich WUSSTE, dass ich sie kannte!
2. ***»Vier-Uhr-Müdigkeit«.*** Die ist weg! Jetzt weiß ich, dass mein Vater gegen Ende seiner Vierzigerjahre genau diesen Wandel durchgemacht hat. Er verkürzte seine Arbeitstage im Krankenhaus und schaltete jeden Tag nach drei Uhr zu Hause vor dem Fernseher ab.

Wir dachten, er sei nur müde von der Arbeit. Jetzt weiß ich, dass es frühe Demenz war. Das wird einem klar, wenn man selbst dement wird.

3. und 4. ***Leseverständnis und Erinnerungsvermögen.*** Besser geworden! Wenn ich jetzt etwas lese oder jemand mir etwas erzählt, erinnere ich mich an vieles davon. Das ist für mich eine große Veränderung. Jetzt kann ich mich an Gesprächen beteiligen und ihnen sogar folgen, auch wenn es nicht um mein Fachgebiet geht.
5. und 6. ***Wortschatz und Wortsuche.*** Ich glaube, ich benutze jetzt mehr Worte, um etwas zu beschreiben. Mir war nicht klar gewesen, dass mein Vokabular kleiner und meine Sätze weniger ausgeklügelt geworden waren. Jetzt fange ich wieder an, »große« Worte zu verwenden. Ich suche immer noch nach Worten, aber viel seltener, und jetzt finde ich sie sogar!
7. ***Klarheit und Denkgeschwindigkeit.*** Ich bin viel klarer im Kopf, wenn ich meinen Kindern bei Aufsätzen und Hausaufgaben helfe. Neulich habe ich ein Stück geschrieben, was ich seit Jahren nicht mehr getan hatte – schnell und konzentriert, ähnlich wie früher, als ich jünger war. Auch auf der Tastatur bin ich wieder schnell.
8. ***Fahren.*** Meine Angst vor dem Autofahren legt sich allmählich.
9. ***Verabredungen und Besorgungslisten.*** Ich erinnere mich jetzt besser an Verabredungen und die ständige stressige Furcht, etwas zu verpassen, legt sich so langsam. Es ist nicht perfekt, aber deutlich besser. Ich muss mich viel weniger anstrengen, um mich an etwas zu erinnern. Ich bitte meine Kinder nicht mehr, für mich aufzuschreiben, was ich für sie tun soll.
10. ***Schlaf.*** Ich merkte, dass ich besser schlief, als ich zu Beginn des Programms anfing, abends Melatonin und Magnesium einzunehmen. Meine erste Schlafphase war tiefer und dauerte drei bis vier Stunden, länger als zuvor, und in manchen Nächten waren meine Wachphasen seltener und nicht so lang wie sonst. Ich fühle mich nicht mehr »dau-

ernd müde«, und wenn ich gut geschlafen habe, geht es mir großartig!

11. ***Koffein.*** Wenn ich Kaffee trinke, fühle ich mich so wach wie lange nicht mehr.
12. ***Fremdsprachen.*** Überraschend begannen Chinesisch und Russisch, die ich seit Jahren nicht mehr benutzt hatte, zurückzukehren. Schließlich fing ich an, jedes Wort aufzuschreiben, das zurückkam.

Was mich an alledem am meisten überrascht, ist unter anderem, dass ich voriges Jahr niemandem hätte sagen können, welche Probleme ich hatte. Ich blickte nicht richtig durch und funktionierte nur äußerlich. Ich dachte einfach, ich sei manchmal »benommen«, aber ich konnte keine bestimmten Probleme erkennen. Die Veränderungen kommen so langsam, dass man sie nicht bemerkt, und die mentale Müdigkeit ist derart groß, dass man glaubt, man sei nur erschöpft oder ausgebrannt. Jetzt, wo es mir langsam besser geht, sehe ich meine Defizite so, wie sie waren. Das kommt mir wie ein »Aufwachen« vor, und ich hoffe, es ist dauerhaft. Ich weiß nicht, wie ich Ihnen danken soll. Ihr Programm hat mein Leben wirklich verändert.

Niemand würde sich freiwillig in die Situation bringen, in der Eleanor sich befand; trotzdem tun wir es an jedem Tag, an dem wir die übliche Kost essen und das übliche Leben führen. Das nächste Kapitel erklärt, was daran falsch ist.

KAPITEL 4

Wie Sie an Alzheimer erkranken – ein Leitfaden

Patient: Herr Doktor, es tut weh, wenn ich das hier mache.
Arzt: Dann machen Sie es eben nicht.

Warum sollten Sie selbst dafür sorgen, dass Sie an Alzheimer erkranken? Natürlich würden Sie das nicht tun; aber wenn Sie die vielen Faktoren betrachten, die zur Entwicklung und zum Fortschreiten der Alzheimerkrankheit beitragen, dann verstehen Sie besser, was Sie tun können, um sie zu verhindern oder zu heilen, sobald Symptome auftreten. Ich gebe Ihnen zudem eine Checkliste an die Hand, die enthüllt, wie viele Faktoren in Ihrem Leben bereits vorhanden sind.

Wenn Sie so sind wie ich, arbeiten Sie oft bis spät in die Nacht und vertilgen dann einen Imbiss, am liebsten zuckerhaltig, der Ihren Insulinspiegel kurz vor dem Schlafengehen in die Höhe schnellen lässt. Vielleicht gehen Sie erst nach Mitternacht zu Bett und schlafen wegen Apnoe schlecht (das ist oft die Folge von Übergewicht). Trotzdem stehen Sie früh auf. Das heißt, Sie schlafen nur ein paar Stunden. Kaum haben Ihre Füße den Badezimmerboden betreten, spüren Sie schon Stress, weil Sie über den bevorstehenden Tag nachdenken. Sie nehmen ein »normales« Frühstück zu sich: ein süßes Brötchen oder einen Donut, ein Glas Orangensaft, einen tüchtigen Schuss Magermilch im Kaffee. Die Milch fördert Entzündungen, der Zucker bringt Sie der Insulinresistenz einen Schritt näher und das Gluten bohrt Löcher in Ihren Magen-Darm-Trakt. Sie schlucken einen Säureblocker, um Reflux zu verhindern, obwohl Mangel an Magensäure die Resorption wichtiger Nährstoffe wie Zink, Magnesium und Vitamin B_{12} hemmt. Dann nehmen Sie Ihr Statin ein, das Ihren Cholesterinspiegel auf unter 150 senkt und dadurch das Risiko einer Gehirnschrumpfung erhöht. Und das alles tun Sie weniger als zwölf Stunden nach Ihrem nächtlichen Imbiss, sodass Ihr Körper keine Chance hat, eine Autophagie zu starten und das sich ansammelnde Amyloid sowie den Eiweißmüll zu beseitigen.

Wenn Sie aus dem Haus eilen, bleibt Ihr Stressniveau hoch und die Nebennieren schütten Kortison aus, das die Neuronen Ihres Hippocampus schädigt. Sie springen ins Auto und achten darauf, sich vor der Arbeit wenig zu bewegen und nicht in die Sonne zu gehen – eine sehr gute Methode, um den Vitamin-D-Spiegel unter das Optimum zu senken. Da Sie wegen Schlafmangels gestresst und gereizt sind, sind Ihre sozialen Kontakte flüchtig und unangenehm, sodass Sie lieber für sich bleiben und wenig Freude am Leben haben. Wenn der Blutzucker in der Mitte des Vormittags absackt, plündern Sie eine Schachtel Schokoladenkekse, die ein aufmerksamer Kollege für alle mitgebracht hat. Und mittags haben Sie nur Zeit für ein Sandwich aus der Cafeteria: Weißbrot, schwammiges, salziges Fleisch mit Hormonen und Antibiotika und Stressfaktoren – lecker! Oder bevorzugen Sie Thunfisch mit Quecksilberfüllung? Auch der Salat sieht nicht gut aus, darum spülen Sie ihn mit Diätlimonade hinunter, um Ihre Darmflora zu schädigen. Anschließend verspeisen Sie noch ein Stück Kuchen, um sich mit Transfetten zu versorgen und die Zufuhr von gesunden Omega-3-Fetten zu minimieren.

An diesem Punkt haben Sie Ihr Möglichstes getan, um Ihren Körper auf Alzheimer vorzubereiten. Aber wenn Sie die Reise beschleunigen wollen, sollten Sie noch eine Zigarette rauchen und dadurch die Sauerstoffversorgung Ihrer Gewebe – auch des Gehirns – verringern und Hunderte von giftigen Chemikalien ins Blut zu leiten. Zähneputzen oder Zahnseide sind nicht notwendig – wen kümmert es, dass schlechte Mundhygiene systemische Entzündung fördert und die Barrieren zerstört, die normalerweise Bakterien wie *P. gingivalis* daran hindert, ins Gehirn zu gelangen?

Die Trägheit nach dem Essen treibt Sie zum Automaten mit den Süßigkeiten. Sie haben ja heute so hart gearbeitet, dass Sie eine Belohnung verdient haben. Dazu trinken Sie einen köstlichen Cappuccino aus dem Kühlschrank. Diese Gänge zum Zucker und zum Fett bleiben heute (und an jedem anderen Tag) Ihr einziger »Sport«; aber wer hat schon Zeit aufzustehen und sich häufig zu bewegen? Zum Schluss steigen Sie wieder ins Auto und schreien den Idioten an, der vor Ihnen auf die Bremsen tritt. Dadurch bleibt Ihr Blutdruck oben und die Blut-Hirn-Schranke so durchlässig wie das Sieb, das Sie für das Abendessen brauchen: glutenhaltige Nudeln. Vorher halten Sie aber an einem Drive-in und kaufen eine große Portion Pommes, eine hervorragende Quelle von Endprodukten fortgeschrittener Glykierung (AGEs), Transfetten, Stärke, oxidiertem, wiedererhitztem Öl mit wenig Vitamin E und neurotoxischem Acrylamid. Sie können sich jede Fritte mit kleinen Boxhandschuhen und wütend knurrend vorstellen: »Lass mich in diesen Hippocampus rein!« Vergessen Sie aber nicht den Burger mit dem Fleisch von Rindern, die mit Mais anstatt mit Gras gefüttert wurden und eine Menge entzündungsfördernde Fette und wenig entzündungshemmende Omega-3-Fette enthalten. Das glutenbelastete Brötchen tauchen Sie in Ketchup mit viel Zucker, um Ihre Darmschleimhaut und Ihre Blut-Hirn-Schranke zu durchlöchern.

Endlich sind Sie zu Hause. Ignorieren Sie den schimmligen Geruch. Lassen Sie sich vor Ihrem Lieblingsbildschirm in einen Sessel fallen und ziehen Sie sich Ihren Lieblingsfilm rein, der Sie weder mental noch körperlich anregt. (Die Spielkonsole mit Tennis und Fußball überlassen Sie Ihren Kindern.) Anschließend krönen Sie den perfekten Alzheimer auslösenden Tag mit einer oder drei entspannenden Margaritas, um den Amaretto-Käsekuchen hinunterzuspülen. Dann täuschen Sie pflichtbewusst vor, noch arbeiten zu müssen, bevor Sie bei eingeschaltetem Licht und flackerndem Bildschirm einschlafen. Morgen geht die Endlosschleife weiter.

Wie Sie zweifellos gemerkt haben, gleicht dieser Alzheimertag erschreckend dem Leben sehr vieler Menschen. Aber keine Panik: So wie es viele Jahre dauert, bis sich aus einer milden kognitiven Beeinträchtigung eine ausgewachsene Alzheimerkrankheit entwickelt wie bei Eleanor, so dauert es auch viele Jahre, bis unsere typische Ernährungs- und Lebensweise in unserem Gehirn Amok läuft.

Das ist die gute Nachricht.

Die schlechte Nachricht lautet: Je mehr Sie sich in der Lebensweise, die ich beschrieben habe, wiedererkennen, desto wahrscheinlicher ist es, dass Sie Ihren geistigen Fähigkeiten bereits geschadet haben und dass bei Ihnen bereits einer oder mehrere der drei Risikofaktoren für das Gehirn (Entzündungen, Mangel an gehirnschützenden Nährstoffen oder giftige Substanzen) vorhanden sind, auf die das Gehirn mit Abwehrmaßnahmen reagiert, die wir heute als Alzheimer kennen, unter anderem indem es die klebrigen Amyloid-Plaques produziert, die Synapsen zerstören.

Deshalb greift ReCODE diese heimtückische Triade an. Wenn Sie diese Risiken beseitigen können, indem Sie Ihre Lebensweise ändern, dann zwingen Sie Ihr Gehirn nicht, das Amyloid zu bilden, das wir mit der Alzheimerkrankheit in Verbindung bringen. Stellen Sie sich vor, dass diese Plaques Terroristen daran hindern, in ein Flugzeug zu steigen.

Wenn dies gelingt, brauchen die Fluggäste nicht gegen die Verbrecher zu kämpfen. Sie müssen Neuroterroristen weit, weit von Ihrem Gehirn fernhalten.

Sie können selbst sehr viel tun, um das zu erreichen. Bei manchen Teilen des Programms, zum Beispiel bei der Identifikation der drei Neuroterroristen, gegen die Ihr Gehirn sich (Ihnen unbewusst) bereits wehrt, ist es sinnvoll, mit einem Arzt und oft auch mit einem Gesundheitscoach zusammenzuarbeiten, um die Labortests zu bekommen, Ihr Programm zu optimieren und die Ergebnisse zu bewerten.

Wie oben erwähnt, ist der kognitive Abbau im Wesentlichen das Werk von drei fundamentalen Bedrohungen unseres Gehirns: Entzündung, Mangel an Nährstoffen, Hormonen und anderen Substanzen, die das Gehirn braucht, und Belastung mit Giften. Was wir Alzheimer nennen, ist eine Schutzmaßnahme gegen diese drei Bedrohungen. Zwei Bedrohungen, die Entzündung und der Mangel an wichtigen Substanzen, hängen eng mit dem Stoffwechsel zusammen. Der Stoffwechsel ist seinerseits eine Funktion unserer Ernährung, unserer körperlichen Aktivität, unserer Gene, unserer Stressbelastung und unseres Umgangs mit dem Stress. Da Ernährung, Bewegung und Stress auch die Gesundheit des Herzens und der Gefäße sowie anderer Aspekte unseres Wohlbefindens beeinflussen, hängt die Gesundheit des Gehirns eng mit dem allgemeinen Gesundheitszustand zusammen. Kein Wunder, dass so viele Erkrankungen, die das Alzheimerrisiko erhöhen – vom Prädiabetes und der Fettleibigkeit bis zum Vitamin-D-Mangel und einer sitzenden Lebensweise –, damit zu tun haben, was und wie viel wir essen und wie wir uns bewegen.

Die gute Nachricht ist, dass es zwar Dutzende von Faktoren gibt, die Entzündungen, Nährstoffmangel und Empfindlichkeit gegen Gifte auslösen und dadurch zum kognitiven Abbau beitragen, dass wir jedoch gegen alle etwas tun können – je früher, desto besser. Dies sind die grundlegenden Maßnahmen gegen jede Bedrohung für das Gehirn:

1. Verhindern und lindern Sie Entzündungen.

Eine Entzündung ist die Reaktion des Körpers auf Angriffe durch Keime wie Borrelien (Lyme-Krankheit) oder auf andere Belastungen, zum Beispiel durch zuckergeschädigte Proteine oder Transfette.

Wir sind ständig potenziellen Invasoren ausgesetzt, von Viren und Bakterien bis zu Pilzen und Parasiten. Wenn wir diese Krankheitserreger bekämpfen, dann besteht eine Taktik darin, das Immunsystem zu aktivieren. Wenn das Immunsystem den Körper mit weißen Blutkörperchen überschwemmt, die Erreger verschlingen und fressen, dann ist dies ein Teil des Entzündungsprozesses. Wir brauchen Entzündungen, um akute Bedrohungen abzuwehren (die Rötung rund um eine Schnittwunde ist eine Entzündung und die weißen Blutkörperchen verhindern mögliche Infektionen); doch wenn die Bedrohung chronisch ist und die Entzündungsreaktion ständig aktiviert wird, haben wir ein Problem.

Teilweise reagiert der Körper auf Invasoren durch die Produktion von Amyloid, eben der Substanz, aus der die Gehirnplaques bestehen, die typisch für Alzheimer sind.[1] Und wenn Sie in das Gehirn eines Menschen schauen, der an Alzheimer gestorben ist, finden Sie Krankheitserreger: Bakterien aus dem Mund, Schimmelpilze aus der Nase, Viren wie *Herpes* von den Lippen, *Borrelien* (die Erreger der Lyme-Krankheit) von einem Zeckenbiss. Immer mehr wissenschaftliche Erkenntnisse deuten darauf hin, dass ein Gehirn, in das Krankheitserreger eingedrungen sind, Amyloid produziert, einen starken Kämpfer gegen Erreger, der jedoch irgendwann Amok läuft und die Synapsen und Gehirnzellen tötet, die er schützen sollte.

Um den kognitiven Abbau zu verhindern und rückgängig zu machen, müssen Sie also potenzielle Infektionen abwehren, Ihr Immunsystem stärken, damit es Krankheitserreger vernichten kann, und chronische Entzündungen reduzieren, deren Ursache ein jahrelanger Kampf gegen diese Organismen ist.

Eine Entzündung kann auch ohne Infektion entstehen. Sie wird beispielsweise auch ausgelöst, wenn wir Transfette essen, jene Fette, die früher in Backwaren und im Fastfood allgegenwärtig waren (heute aber zunehmend verpönt sind), oder wenn wir Zucker essen. Der Körper reagiert auch dann mit einer Entzündung, wenn der Darm geschädigt ist, oft durch Gluten, Milchprodukte oder Getreide, und ein Leaky-Gut-Syndrom (eine krankhaft durchlässige Darmwand) entsteht. (Im Kasten unten finden Sie eine Liste von Nahrungsmitteln mit hohem Glutengehalt, die Sie, wenn möglich, alle meiden sollten.) Bei dieser Krankheit bilden sich im Magen-Darm-Trakt winzige Löcher, die es Essenspartikeln oder Bakterien ermöglichen, ins Blut zu gelangen. Auch das löst eine Entzündung aus, denn das Immunsystem entdeckt diese Partikel, hält sie für feindliche Eindringlinge und greift sie an.

Nahrungsmittel, die Gluten enthalten

(Quelle: Webseite von Dr. David Perlmutter, www.drperlmutter.com/eat/foods-that-contain-gluten/)

- Weizen
- Weizenkeime
- Roggen
- Gerste
- Bulgur
- Couscous
- Weizengries
- Weizenschrotmehl
- Matzen aus Kamut
- Grießmehl
- Dinkel
- Triticale

Die folgenden Nahrungsmittel enthalten oft Gluten

- Malz, Malzwürze
- Suppen
- Abgepackte Bouillon und Brühe
- Aufschnitt
- Pommes frites (werden vor dem Einfrieren oft mit Mehl bestreut)
- Schmelzkäse
- Mayonnaise
- Ketchup
- Malzessig
- Sojasoße und Teriyakisoße
- Salatdressing
- Krebsfleisch, Speck und so weiter aus Sojabohnen
- Ei-Ersatz
- Taboulé
- Wurst
- Milchfreier Kaffeeweißer
- Gebratenes Gemüse im Tempurateig
- Bratensoße
- Marinaden
- Gebackene Bohnen in der Dose
- Frühstücksflocken
- Abgepackte Schokomilch
- Panierte Produkte
- Fruchtfüllungen und Puddings
- Hotdog
- Eiscreme
- Root Beer

- Energieriegel
- Studentenfutter
- Sirup
- Seitan
- Weizengras
- Fertiggetränke
- Aromatisierter Kaffee und Tee
- Blauschimmelkäse
- Wodka
- Bowle
- Frikadellen, Hackfleisch
- Hostien
- Gemüseburger
- Geröstete Nüsse
- Bier
- Hafer
- Haferkleie

Zu einer chronischen Entzündung kann es kommen, wenn wir ständig gefährlichen Mikroben ausgesetzt sind (zum Beispiel Mundbakterien, die ins Blut gelangen, weil das Zahnfleisch geschädigt ist) oder wenn wir immer wieder entzündungsförderndes Essen, beispielsweise Zucker, konsumieren. Deshalb ist ReCODE bemüht, chronische Entzündungen zu heilen, also vorhandene Infektionen zu beseitigen und entzündungsfördernde Speisen zu streichen.

Wenn die Entzündung von einer Zuckervergiftung verursacht wird, geht sie meist mit Insulinresistenz einher, an der die meisten Amerikaner und mehr als eine Milliarde Menschen auf der Welt leiden. Wir Menschen können nur eine kleine Menge Zucker verkraften (etwa 15 Gramm am Tag, weniger als die Hälfte der Menge in 0,35 Liter Limonade). Zucker ist wie Feuer eine sehr gefährliche Energiequelle. Wenn Sie zu Hause einen Kamin haben, hängen die benötigte Holzmenge und die Größe des Feuers von der Größe des Hauses ab. Sie brauchen weniger Holz und Feuer, wenn das Haus klein ist, und mehr Holz und Feuer, wenn es groß ist. Stellen Sie sich nun vor, Sie verkleinern Ihr Haus um 90 Prozent. Genau das geschieht, wenn wir uns weniger bewegen und meist sitzen: Wir brauchen weniger Energie. Dann ist der Kamin zehn Mal zu groß, und wenn Sie weiter Holz nachlegen und das Feuer schüren, wird das Haus schnell unerträglich heiß; das Feuer weitet sich aus und droht das Haus zu verbrennen. Einem solchen Stress sind heute die meisten Menschen ausgesetzt. Unser Körper betrachtet Zucker als Gift und aktiviert daher rasch mehrere Mechanismen, um den Zuckerspiegel im Blut und im Gewebe zu senken. Die zusätzliche Energie speichern wir als Fett, das Adipokine bildet, die das Gehirn schädigen.

Trotzdem bleibt noch viel Zucker in Form von Glukose im Blut. Die Glukosemoleküle verbinden sich mit Proteinen und hindern diese daran, ihre Aufgaben zu erfüllen, so wirksam wie ein Tintenfisch, der sich an einen Stabhochspringer heftet. Unsere Zellen reagieren auf die Glukoseschwemme, indem sie die Insulinproduktion steigern. Das Insulin senkt zwar den Zuckerspiegel, aber es zwingt auch Glukose in die Zellen hinein. Wenn dieser Vorgang chronisch wird, reduziert der Körper die Reaktion und wir werden gegen die Wirkung des Insulins resistent.

Insulin hängt eng mit der Alzheimerkrankheit zusammen. Wenn Insulinmoleküle ihre Aufgabe erfüllen und den Zuckerspiegel senken, muss der Körper das Insulin abbauen, damit der Zuckerspiegel nicht zu stark fällt. Das geschieht mit Insulysin, einem Insulin abbauenden Enzym. Was genau baut dieses Enzym sonst noch ab? Amyloid, das Eiweißbruchstück in den klebrigen, die Synapsen zerstörenden Plaques bei Alzheimerkranken. Aber das Enzym kann nicht beide Aufgaben gleichzeitig erledigen. Wenn es Insulin abbaut, kann es kein Amyloid abbauen, so wie ein Feuerwehrmann nicht einen Brand im Norden der Stadt bekämpfen kann, während er im Süden einen Flächenbrand mit Wasser besprengt. Da ein chronisch hoher Insulinspiegel das Insulysin daran hindert, Amyloid abzubauen, erhöht er das Alzheimerrisiko.

Deshalb verringert ein wichtiger Teil von ReCODE die Insulinresistenz, stellt die Insulinsensitivität wieder her und senkt den Blutzuckerspiegel. Dadurch wird der Stoffwechsel wieder optimiert.

2. Optimieren Sie Hormone, neurotrophe Faktoren und Nährstoffe.

Wenn wir eine Entzündung beseitigen, indem wir chronische Infekte und die Insulinresistenz reduzieren, kann sich kein Amyloid ansammeln. Dadurch beugen wir Hirnschäden vor. Wichtig ist aber auch, das Gehirn anzuregen. Je stärker die Synapsen sind, desto schwerer fällt es den Amyloid-Plaques, sie zu zerstören.

Das zeigte eine Studie, die Ende 2016 auf der Jahreskonferenz der amerikanischen Gesellschaft für Neurowissenschaft vorgestellt wurde. Wissenschaftler analysierten die Gehirne von Menschen, die in ihren Neunzigerjahren gestorben waren und bis zu ihrem Tod ein ausgezeichnetes Gedächtnis bewahrt hatten. Einige dieser Gehirne waren mit Amyloid-Plaques gespickt. Anscheinend waren die Gehirne dieser Menschen immun gegen die zerstörerische Wirkung des Amyloids auf die Synapsen und das Gedächtnis. Wie ist das möglich? Die Anschlussstudien dauern noch an, aber es gibt zwei Haupthypothesen. Die eine geht davon aus, dass gut ausgebildete und intellektuell geforderte Menschen genügend restliche Synapsen besitzen, um den Verlust einiger von ihnen verschmerzen zu können. Aber es ist auch denkbar, dass bestimmte biochemische Mechanismen entweder das Amyloid bekämpfen – vielleicht, indem sie es entgiften, sodass es keine Synapsen mehr zerstören kann – oder die Synapsen so stärken, dass sie dem Angriff des Amyloids widerstehen.

Ich bin sehr dafür, dass Sie alles tun, um kognitive Reserven aufzubauen. Aber ich bin auch dafür, diese biochemischen Mechanismen zu aktivieren, um die Synapsen so widerstandsfähig wir möglich gegen Verwüstungen durch Amyloid zu machen. Um optimal arbeiten zu können, braucht das Gehirn Faktoren, die Neuronen und Synapsen unterstützen, unter anderem bestimmte Hormone, neurotrophe Faktoren und Nährstoffe. ReCODE sorgt dafür. Zu den Verbindungen, die Synapsen stärken, gehört der Wachstumsfaktor BDNF (*Brain-derived neurotrophic factor* – »aus dem Gehirn stammender neurotropher Faktor«), dessen Produktion wir durch Bewegung und mit Hormonen wie Östradiol und Testosteron steigern können. Der Hormonspiegel lässt sich mit Medikamenten oder Ergänzungsmitteln optimieren. Nährstoffe wie Vitamin D und Folat tragen ebenfalls dazu bei. Wenn dem Gehirn Verbindungen wie BDNF fehlen, die Synapsen und Neuronen schützen, produziert es Amyloid. Man kann beobachten, wie die Liste der Faktoren, die den kognitiven Abbau und die Amyloid-Produktion, also auch Alzheimer, fördern, länger wird, angefangen von den Prozessen, die zu Entzündungen und Insulinresistenz führen, über den Mangel an Vitamin D, BDNF und verwandten neurotrophen Faktoren bis hin zum Verlust wichtiger Nährstoffe und Faktoren. Wir müssen sie alle messen und behandeln, wenn wir unsere Chance, den kognitiven Abbau rückgängig zu machen, vergrößern wollen.

3. Beseitigen Sie Toxine.

Wenn eine Schlange Sie beißt und Ihnen Gift injiziert, brauchen Sie ein Gegengift, das sich mit dem Gift verbindet und es inaktiviert. Amyloid spielt genau diese Rolle, wenn das Gehirn von giftigen Schwermetallen wie Kupfer und Quecksilber oder von Biotoxinen wie Mykotoxin (Schimmelgift) infiltriert wird. Das Amyloid verbindet sich mit diesen Toxinen und verhindert dadurch, dass sie Neuronen schädigen. Und weil es sehr wichtig ist, die Bildung von Amyloid-Plaques zu verhindern, bietet ReCODE eine wirksame Methode an, um die Bildung von giftigem Amyloid zu verringern. Das beginnt mit der Identifikation der Toxine, der Beseitigung ihrer Quelle und der Entgiftung, zum Beispiel mit entgiftenden Nahrungsmitteln wie Kreuzblütlern und sauberem Wasser. Auch die Sauna hilft, bestimmte Toxine auszuscheiden, sowie die erhöhte Zufuhr wichtiger Moleküle wie Glutathion. Dann hat das Gehirn keinen Grund mehr, Amyloid zu produzieren.

Nachdem Sie alles getan haben, um die drei Bedrohungen des Gehirns – Entzündung, Nährstoffmängel und Gifte – zu beseitigen, müssen Sie zerstörte Synapsen ersetzen und die noch vorhandenen und die neuen schützen. Studien mehrerer Forschergruppen haben Verbindungen entdeckt, die die Synapsenbildung fördern. Darauf gehe ich später genauer ein.

Vielleicht ist Ihnen aufgefallen, dass das Programm, das ich soeben zusammengefasst habe, sich erheblich von einem Rezept für Medikamente unterscheidet. Komplexe chronische Krankheiten wie Alzheimer haben viele Ursachen, die wir alle beseitigen müssen. Das erfordert ein personalisiertes Programm, nicht eine Tablette. ReCODE ist nicht nur umfassender als die Einnahme von Tabletten, es ist auch wirksamer. Es ist keine silberne Kugel, die auf eine einzelne Abnormität zielt, sondern silberner Schrot, der die vielen Ursachen des kognitiven Abbaus trifft.

TEIL II

Alzheimer in neuem Licht

KAPITEL 5

Am Ende der Weisheit – Vom Krankenbett auf die Sitzbank und zurück

Es ist ein Rätsel, in ein Mysterium im Inneren eines Geheimnisses gehüllt. Aber vielleicht gibt es einen Schlüssel.

WINSTON CHURCHILL, 1939 IN EINER REDE ÜBER RUSSLAND

Für mich ist nichts faszinierender als die Funktionen des menschlichen Gehirns. Wir haben Gehirnzellen beobachtet, die sich in einer Kulturschale im Labor auflösten, und wir haben voller Freude beobachtet, wie verzweifelte und hoffnungslose Menschen aufblühten, wieder arbeiten gingen und in die offenen Arme ihrer Familien zurückkehrten. Das ist eine Odyssee, die an Sherlock Holmes erinnert und immer weiter geht. Aber nicht jeder findet den Tod einer winzigen Zelle überzeugend. Deshalb werden Ihre Augenlider vielleicht etwas schwer, wenn Sie dieses Kapitel lesen. Beschreibungen wissenschaftlicher Befunde können durchaus einschläfernd sein. Meine Frau, eine vorzügliche Allgemeinärztin, die nicht sonderlich an Grundlagenforschung interessiert ist, hat gelegentlich Einschlafprobleme. Dann erzähle ich ihr manchmal von Forschungsergebnissen, die ich äußerst aufregend finde. Innerhalb einer Minute sinkt sie dann meist in tiefen Schlaf und ich rede nur noch mit mir selbst …

In diesem Kapitel erläutere ich die wissenschaftlichen Grundlagen der Alzheimerkrankheit – das Modell, das meine Kollegen und ich im Laufe von drei Jahrzehnten entwickelt haben. Wir haben die biologische Basis der Neurodegeneration erforscht und die biologische Begründung für ReCODE geliefert. Teile dieser Entdeckungen sind in unseren über 200 wissenschaftlichen Artikeln enthalten. Wie meine Frau wollen Sie dieses und das nächste Kapitel vielleicht überspringen und sich sofort mit der klinischen Beurteilung und Behandlung (Kapitel 7 bis 11) beschäftigen. Doch wer weiß – wenn Sie weiterlesen, finden Sie die Wissenschaft vielleicht sogar interessant.

Gegen Ende meines ersten Studienjahres am California Institute of Technology stieß ich auf ein fesselndes Buch mit dem Titel *The Machinery of the Brain*. Der Autor war der Arzt und Ingenieur Dean Wooldridge.* Erst wenige Monate zuvor hatte ich mit meinen Freunden vom Greenback Surf Club in Hawaii gesurft. Nun aber hatte ich die tosenden Wellen bei Kewalo Basin und bei den Flies Incinerators (die bei Haien beliebt sind) verlassen und arbeitete im Caltech, dem Epizentrum der Wissenschaft, wo einige der brillantesten Köpfe der Welt die Rätsel der schwarzen Löcher und der dunklen Materie, der Molekulargenetik und der Split-Brain-Psychophysiologie ergründen. Bisher haben sie 35 Nobelpreise bekommen und Caltech bildet die Kulisse für die erfolgreiche Fernsehserie *The Big Bang Theory*. Wooldridge und Caltech öffneten mir die Augen – für Insekten mit programmiertem Verhalten, aber ohne Vernunft, für die Physiologie der Elektroschocktherapie und für das sonderbare Phänomen der beiden selbstständig denkenden Hirnhälften, die

* Wooldridge ist vor allem bekannt durch das W in dem führenden Luftfahrt- und Elektronikunternehmen TRW.

scheinbar zwei Personen in einem Schädel sind. Es war faszinierend und ich wurde süchtig nach dem Gehirn – ein Leben lang.

In den siebziger Jahren hatte der Biologe Seymour Benzer, einer meiner Lieblingsprofessoren, *Drosophila* (die winzige Fruchtfliege, die in der Küche überreife Bananen umschwirrt) verwendet, um die Gene zu identifizieren, die das Verhalten steuern. Es war erstaunlich! Er fand sogar ein *Drosophila*-Gen, das für das Lernen und das Gedächtnis notwendig war (das erste entdeckte Gen dieser Art). Mutierte Fliegen, denen dieses Gen fehlt, wurden *dunce* (»Hohlköpfe«) getauft. Das ist nur ein Beispiel für die Gewohnheit der Molekularbiologen, den Genen und Mutanten, die sie entdecken, denkwürdige Namen zu verpassen. Benzer entdeckte ein weiteres Gen, das Fruchtfliegen den ganzen Tag schlafen und die ganze Nacht lang aktiv sein lässt; ein anderes (*savoir-faire* genannt), das männlichen Fliegen großartige Leistungen bei der Paarung ermöglicht; eines, das ihnen die Fähigkeit nimmt, Damen zu umwerben; eines, das schwule Fruchtfliegen hervorbringt; und eines, das eine Degeneration des Gehirns bewirkt wie bei Alzheimerpatienten. Da Benzer jeweils das einzelne betroffene Gen identifizierte, konnte er auch das Protein identifizieren, aus dem diese Gene bestehen,* und nach jahrelanger harter Arbeit die molekularen Vorgänge beschreiben, die das Lernen und Erinnern, die Tagesrhythmen (gesteuert von der inneren Uhr), das sexuelle Verhalten und viele andere Funktionen des Fliegengehirns steuern.

Damals, Anfang der siebziger Jahre, arbeitete ich in einem Chemielabor und hörte von molekularen Triplettzuständen, Quantenmechanik und Energietransfer. Obwohl diese Themen abstrus klingen mögen, führen sie zu folgender Frage: Können wir die grundlegendste Natur der Gehirnkrankheiten, zum Beispiel der Alzheimerkrankheit, der Parkinsonkrankheit und der Amyotrophen Lateralsklerose (ALS) begreifen – so

---

* Gene bestehen aus vier chemischen Verbindungen, die man A, T, C und G nennt und die in unterschiedlichen Kombinationen die Eiweißbausteine codieren. Dank seiner Entdeckung konnte Benzer also das Protein bestimmen, aus dem jedes Gen besteht.

wie Benzer mit seiner Analyse der Funktion des *Drosophila*-Gehirns die genetische Basis des Verhaltens bestimmte – und dann mithilfe dieser chemischen Grundprinzipien die erste wirksame Therapie entwickeln?

Damals wurde mir klar, dass ich das Forschungslabor verlassen und Medizin studieren musste, um mehr über die Krankheiten des menschlichen Gehirns zu lernen. Ich musste viel genauer wissen, was diese neurodegenerativen Krankheiten – Alzheimer, Parkinson, ALS und viele andere – den Patienten antun, welche neuropathologischen Veränderungen sich im Gehirn abspielen und welchen Verlauf die Krankheiten nehmen. Nur dann konnte ich die grundlegenden Vorgänge verstehen, die diese fürchterlichen Krankheiten herbeiführen. Wenn ich etwas zur Entdeckung wirksamer Therapien beitragen wollte, musste ich mehr über diese Krankheiten erfahren.

Es war die Ära von Dr. Marcus Welby, und die medizinischen Fakultäten konzentrierten sich auf die Grundversorgung. Das Land hatte sich in die Idee vom Hausarzt verliebt; darum galten Leute, die als Arzt nicht nur Patienten behandeln, sondern auch die biomedizinische Forschung verfolgen wollten, als Bewerber zweiter Wahl. Einer meiner Prüfer, ein Fakultätsmitglied einer ansonsten fortschrittlichen Universität, meinte, ich würde mein Leben vergeuden, wenn ich nicht Wissenschaftler, sondern Arzt als Berufsziel wählte. Als ich einwandte, es sei doch ein Vorteil für einen Arzt, über die Grundlagenforschung informiert zu sein und obendrein die Gefühle seiner Patienten zu verstehen, warf er die Hände in die Luft und sagte: »Na schön, ich hatte nur den Eindruck, Sie wollten die Welt ein wenig verbessern.« Als naiver Einundzwanzigjähriger war ich ziemlich erschüttert zu erfahren, ein Arzt könne die Welt nicht besser machen. Neun Jahr später, nachdem ich mein Medizinstudium an der Duke University, eine Facharztausbildung in Innerer Medizin an der Duke und eine Facharztausbildung in Neurologie an der University of California in San Francisco beendet hatte, wurde mir ironischerweise vorgeworfen, ich sei ein Arzt, der Grundlagenforschung betreiben wolle.

Einer der Gründe dafür, dass ich mich an der UCSF zum Neurologen ausbilden ließ, war ein junger Professor namens Stanley Prusiner. Stan studierte eine Gruppe von seltenen Krankheiten, die man übertragbare spongiforme Enzephalopathien* nannte. Wie der Name sagt, können sie von einem Gehirn zum anderen übertragen werden. Auch der Rinderwahn gehört zu ihnen. Im Jahr 1997 erhielt Stan den Nobelpreis für Medizin für seine Entdeckung der Prionen. Diesen Begriff prägte er, um »Erreger« zu bezeichnen, die kleiner als Viren sind, nur aus Eiweiß ohne jedes Genmaterial bestehen und dennoch diese Krankheiten auslösen.

Nach meiner Promotion erhielt ich ein Stipendium und forschte am Prusiner Laboratory über neurodegenerative Krankheiten. 1989 gründete ich mein eigenes Labor an der University of California in Los Angeles (UCLA). Ich wollte zwei miteinander zusammenhängende Fragen beantworten, die mich von Anfang an motiviert hatten. Erstens: Warum degenerieren Gehirnzellen bei Krankheiten wie Alzheimer? Zweitens: Wird die fundamentale Neurodegeneration von entwicklungsbedingten physiologischen Signalen oder von völlig nichtphysiologischen Prozessen vermittelt? Mit anderen Worten: Ist Alzheimer einfach ein Unfall wie ein Tropfen Säure, der mir auf die Hand fällt, oder kosmische Strahlung, die mich trifft, oder ist diese Krankheit etwas viel Interessanteres, viel Grundlegenderes? Spiegelt sie eine Veränderung in der Gehirnfunktion wider? Der große Physiker Richard Feynman sagte: »Die Natur verwendet nur die längsten Fäden, um ihre Muster zu weben; darum enthüllt jedes kleine Stück ihres Gewebes die Ordnung des ganzen Wandteppichs.« Das ist eine gute Nachricht für Quantenphysiker. Aber enthüllen die Fäden der Alzheimerkrankheit fundamentale Wahrheiten über das Gehirn? Und enthüllen sie auch Methoden, den degenerativen Prozess rückgängig zu machen?

---

* Der Name spiegelt die Tatsache wider, dass sie von einem Gehirn zum anderen übertragbar sind und das Gehirn derart durchlöchern, dass es einem Schwamm gleicht.

Warum ist es so wichtig, zwischen diesen beiden Möglichkeiten zu unterscheiden – ob der neurodegenerative Prozess auf Zufall beruht oder programmiert ist (also die Folge einer normalen, aber irgendwie ausgearteten Gehirnphysiologie)? Nun, die Therapie wäre in beiden Fällen völlig unterschiedlich. Wenn die Neurodegeneration einem Säureunfall im Gehirn gleicht, müssten wir die Säure neutralisieren und dann versuchen, die Gehirnregionen, die Neuronen verloren haben, mit Stammzellen aufzufüllen. Sollte die Neurodegeneration hingegen auf die Aktivierung eines Programms zurückzuführen sein, das Teil der Gehirnprozesse ist und auch für normale, gesunde Zwecke genutzt wird, ist eine andere Herangehensweise notwendig: Wir müssten dieses intrinsische Programm in jedem Detail verstehen, um herauszufinden, warum es aus der Spur geraten ist; dann müssten wir es umkehren, damit das Gehirn wieder gesund wird.

Zellsuizid ist schmerzlos und geht mit vielen Veränderungen einher

Als ich 1989 mein Labor einrichtete, gab es keinen eindeutigen Weg, zwischen diesen beiden Möglichkeiten zu unterscheiden; denn wir hatten kein einfaches Modell der neurodegenerativen Krankheiten in einer Petrischale. Wir können zwar einem Patienten Krebszellen entnehmen und in einer Laborschale wachsen lassen, um ihr Verhalten und ihre Anfälligkeit zu untersuchen; aber wir können nicht das Gehirn eines lebenden Menschen aufschneiden und ihm ein paar Neuronen entnehmen. Außerdem gab es damals keine Möglichkeit, die Auswirkungen der Alzheimerkrankheit in einer Petrischale zu messen. Um genau zu bestimmen, was Synapsen und Neuronen bei neurodegenerativen Krankheiten wie Alzheimer zerstört, müssen wir also einen Weg finden, Neuronen in einer Schale zu kultivieren, um die Vorgänge nachzuvollziehen, die sich in ihnen abspielen und zu den Verwüstungen der Alzheimerkrankheit führen. Eine solche Neuronenkultur wäre genetisch manipulierbar; das heißt, wir könnten die Gene in den Neuronen verändern und untersuchen, wie sich dadurch ihr Verhalten und der Krankheitsverlauf in der Schale verändert. Dieses In-vitro-Modell* müsste die Krankheit ziemlich genau imitieren. Natürlich können Neuronen in vitro nicht in ihrem eigenen Heim leiden oder verloren gehen oder jemanden anstarren, den sie seit Jahrzehnten kennen. Aber theoretisch könnten sie die gleiche Degeneration durchmachen wie Neuronen im Gehirn eines Menschen, der in die Alzheimerkrankheit abgleitet – so wie Krebsforscher in der Lage sind, bösartige Zellen in vitro zu kultivieren, um ihr Verhalten und vor allem ihre Reaktion auf mögliche Krebsmedikamente zu erforschen. Wir hatten einfach kein derartiges In-vitro-Modell der Neurodegeneration. Zudem bezweifelten die meisten Neurologen Anfang der Neunzigerjahre, dass ein solches Modell aussagekräftig wäre. Sie meinten, jeder Prozess, der innerhalb weniger Stunden oder Tage in einer Petrischale ablaufe, habe wahrscheinlich nichts mit den Prozessen zu tun, die sich über Jahre hinweg bei Patienten mit neurodegenerativen Krankheiten abspielten. Zum Glück irrten sie sich. Wir entwickelten ein simples Modell und machten Entdeckungen, die es uns letztlich ermöglichten, das erste Programm zu erarbeiten, das den kognitiven Abbau umkehrte.

Im Jahr 1994 begannen meine Kollegen und ich Gehirnzellen von Nagetieren und Menschen in Petrischalen zu kultivieren. (Die menschlichen Zellen stammten aus Neuroblastomen oder Gliomen, die sich theoretisch ewig vermehren und daher für Forscher enorm nützliche Quellen für Zelllinien sind. Seit Kurzem werden sie meist durch Stammzellen ersetzt, die jedoch 1994 nicht zur Verfügung standen.) Mithilfe eines Prozesses namens Transfektion führten wir Gene, die mit Alzhei-

---

* *In vitro* bedeutet »im Glas«. Das Experiment findet also in einer Petrischale oder in einem Reagenzglas statt. Das Gegenteil ist *in vivo*: in einem lebenden Organismus, zum Beispiel bei einer Laborratte.

mer und anderen neurodegenerativen Krankheiten zusammenhängen, in die Zellen ein und beobachteten sie dann. Anfangs sahen die Zellen unbeeindruckt aus und unterschieden sich kaum von Zellen, die nicht mit krankmachenden Genen infiziert worden waren. Doch zu unserer Überraschung begingen sie nach kurzer Zeit Selbstmord! Wenn wir die Kontrollkulturen störten, indem wir ihnen einige Nährstoffe vorenthielten oder eine leicht giftige Substanz in die Schale gaben, hielten sie durch. Aber wenn wir den Zellen das Leben schwermachten, die Gene für die eine oder andere neurodegenerative Krankheit enthielten, starben alle, anscheinend ohne einen Kampf auch nur vorzutäuschen! Es war, als ergebe sich ein ganzes Bataillon, weil der Feind ein paar Salven abgefeuert hat. Erstaunlicherweise spielte es keine Rolle, ob die Gene mit der ALS-, mit der Huntington- oder mit der Alzheimerkrankheit zusammenhingen.

Als wir jedoch genauer hinsahen, merkten wir, dass die Zellen mit Alzheimer-Genen oder mit den Genen für andere Krankheiten nicht auf die altmodische Art gestorben waren. Nein, sie hatten das sogenannte Selbstmordprogramm aktiviert, eine Reihe von biochemischen Schritten, die die Zelle von innen heraus zerstören. Es war das Jonestown-Massaker der Zellbiologie. Um die Analogie auszuweiten: Unser Bataillon hatte sich nicht nur ergeben, als es angegriffen wurde, sondern auch seine Waffen gegen sich selbst gerichtet. Als das zum ersten Mal geschah, war ich schockiert und aufgeregt. Zum allerersten Mal beobachteten wir die Folgen einer neurodegenerativen Krankheit nicht jahrelang im menschlichen Gehirn, sondern in winzigen Zellen in einer Schale – innerhalb von wenigen Tagen. Das eröffnete allerlei Möglichkeiten, um herauszufinden, welche Medikamente den Prozess vielleicht verhindern oder umkehren konnten.

Zellulärer Suizid ist ein normaler Vorgang, wenn er sich zur rechten Zeit und am rechten Ort ereignet. Während Sie bis zwei zählen, begehen beispielsweise eine Million Ihrer weißen Blutkörperchen Selbstmord! Und sie werden von einer Million neuer weißer Blutkörperchen ersetzt. Dieser programmierte Zelltod ist für viele Körperfunktionen notwendig;

ohne ihn könnten wir nicht leben. Ohne zellulären Selbstmord hätten wir Schwimmhäute zwischen den Fingern (weil sie nicht abgebaut würden), ein Gehirn, das aus dem Schädel hinauswächst (weil bösartige Zellen überlebten, anstatt Suizid zu begehen, was viele tatsächlich tun) und viele andere Probleme. Der zelluläre Selbstmord ist also lebenswichtig.

Andererseits führt der Suizid zu vieler Zellen am falschen Ort und zur falschen Zeit zu Geburtsfehlern und Organschäden – und, wie dieses Experiment im Jahr 1994 zeigte, zu neurodegenerativen Krankheiten wie Alzheimer. Die Entdeckung, dass Gene, die mit Alzheimer zusammenhängen, bei Gehirnzellen Suizid auslösen, gab uns genau das an die Hand, was wir gesucht hatten: ein einfaches Modell, um die Alzheimerkrankheit in einer Petrischale zu studieren. Nun konnten wir überlegen, welche grundlegenden Vorgänge den Prozess antreiben, und mögliche Therapien testen. Natürlich würden wir jeden Befund zuerst bei Labortieren mit menschlichen Alzheimer-Genen (sogenannten transgenen Mäusemodellen der Alzheimerkrankheit) und schließlich bei Patienten bestätigen müssen. Doch während es etwa sechs Monate dauert, ein einziges Teilchen des Alzheimer-Puzzles bei Labortieren zu entdecken, konnten wir solche Entdeckungen in unserer Zellkultur innerhalb weniger Tage machen. Dieser Zeitrahmen verschaffte uns eine wundervolle Gelegenheit, die unzähligen, möglicherweise mit Alzheimer zusammenhängenden Mechanismen auf eine kleine Zahl einzuengen, Tausende von chemischen Verbindungen zu testen und jene zu identifizieren, die diese krankheitserregenden Mechanismen blockieren.

Unser erster Heureka-Moment

Sie haben einen erstaunlich leistungsfähigen Computer im Schädel. Er enthält ungefähr 100 Milliarden Neuronen, von denen jedes über fast 10 000 Verbindungen verfügt. Das sind insgesamt fast 1 000 000 000 000 000 (eine

Billiarde) Verbindungen oder Synapsen in Ihrem Gehirn. Jedes Gefühl, jeder Gedanke, jede Erinnerung, jede Entscheidung, jede perfekte Arabeske, jede Erfindung, jeder Schwindel, jede Zärtlichkeit, jeder Terrorakt, jede Sünde und jede gütige Tat haben ihren Ursprung in diesen Verbindungen, über die unsere Gehirnzellen miteinander kommunizieren. Jeder Gedanke, den ein Mensch jemals gedacht hat – Pontius Pilatus' Entscheidung, Jesus kreuzigen zu lassen, Julius Cäsars Erkenntnis, dass selbst Brutus ihn verraten hatte, die Entscheidung, die Sie gestern im Supermarkt und bei der letzten Wahl in der Kabine getroffen haben –, ist das Resultat von Signalen, die durch ein Neuron wandern, die Synapse zum nächsten Neuron überqueren und so weiter, bis Sie sprechen oder sich bewegen oder die Aktivitäten in Ihrem Gehirn auf andere Weise in der realen Welt ausdrücken.

Jedes Neuron in Ihrem Gehirn muss irgendwie Informationen von außen aufnehmen. Dafür besitzt es Rezeptoren, Eiweißmoleküle, die tief im Inneren der Zelle gebildet und dann an ihre Oberfläche transportiert werden, so wie eine Überwachungskamera, die von der Fabrik in Ihr Haus transportiert und dort installiert wird. Rezeptoren nehmen wahr, was in der Suppe außerhalb jeder Zelle (und in ihrem Inneren), in einem Kessel voller Informationen, vorgeht. Manche Rezeptoren spüren Schilddrüsenhormone auf, andere Vitamin D und wieder andere Östradiol, den Nervenwachstumsfaktor oder Dopamin, den Neurotransmitter, der ausgeschüttet wird, wenn Sie eine Belohnung erwarten. Rezeptoren identifizieren Moleküle außerhalb der Zelle (oder, je nach Rezeptortyp, innerhalb der Zelle), packen sie, so wie auf der Laderampe einer Bäckerei die vom Lieferwagen transportierten Mehl- und Zuckersäcke herangezogen werden, und weisen die Zelle an, angemessen zu reagieren. So lösen sie eine Reihe von biochemischen Reaktionen innerhalb der Zelle aus.* Jeder

* Die Reaktion auf Informationen außerhalb einer Zelle durch biochemische Vorgänge im Inneren einer Zelle wird Signaltransduktion genannt.

Rezeptor macht das Milliarden Male am Tag. Würde er es nicht tun, wären wir leblose Klumpen. Als wir auf einen Rezeptor im basalen Vorderhirn stießen, in einer Gehirnregion, die von Alzheimer am meisten betroffen ist, und nicht wussten, was er dort zu tun hatte, wurden wir neugierig.

Wir hatten vermutet, er sei irgendwie an der Zelldegeneration beteiligt. Diese Hypothese versuchten wir durch seine Aminosäuren-Sequenz (Aminosäuren sind die chemischen Bausteine der Proteine, ähnlich wie die einzelnen Perlen an einem Halsband) zu begründen. Doch das war paradox, weil das Wenige, was wir über seine Funktion wussten, besagte, dass er an Liganden namens Neurotrophine gebunden war (und eng mit ihnen interagierte), die die Gesundheit einer Zelle fördern, nicht ihren Tod. Shahrooz Rabizadeh, ein brillanter junger UCLA-Student, der in meinem Labor arbeitete, brachte die DNS für dieses Gen (es wird p75NTR genannt und ist der normale Neurotrophin-Rezeptor) in die Nervenzelle ein und fügte dann den Neurotrophin-Liganden hinzu. Daraufhin produzierten die Zellen den Rezeptor. Anschließend bestimmte Shahrooz die Menge der Nervenzellen, die abstarben. Im Dezember 1992 brachte er die Daten in mein Büro und berichtete, das Experiment sei fehlgeschlagen – die Ligand-Rezeptor-Verbindung habe das Ausmaß des Zellensterbens anscheinend nicht vergrößert, sondern verringert.

Nun sind die interessantesten und aufschlussreichsten Experimente – die Momente, in denen eine unsichtbare Chemikalie oder eine belanglose Zelle die Erde erschüttern kann – oft nicht diejenigen, die wie erwartet verlaufen, und auch nicht jene, die total schiefgehen, sondern diejenigen, deren Ergebnisse das Gegenteil dessen sind, was man erwartet hat. In der Hegelschen Dialektik, bei der einer These eine Antithese gegenübergestellt wird, woraus sich am Ende die Synthese ergibt, liefert ein solch unerwartetes und der These widersprechendes Resultat ebenjene Antithese, die man für die Synthese einer neuen Erkenntnis braucht. So verhielt es sich auch mit Shahrooz' Ergebnissen. Wenn der Neurotrophin-Ligand sich an seinen Rezeptor band, wies er den Rezeptor nicht an, die Zelle zu töten. Unsere Hypothese war also falsch. Doch es kam zu einer überraschenden Wendung: Der Rezeptor selbst, *ohne* den Liganden – also in dem Zustand, in dem Rezeptoren eigentlich untätig sein sollten –, veranlasste die Zelle, Selbstmord zu begehen! Die Zellen, denen es gut gehen sollte – also Zellen mit einem »inaktiven« Rezeptor ohne Ligand – begingen reihenweise Selbstmord. Und noch vor dem Zelltod gingen die synaptischen Verbindungen verloren.

Aber Moment mal! Der *Ligand*, der sich an p75NTR band, *inaktivierte* den Suizidmechanismus vollständig. Im Wesentlichen überredete er die Zelle, nicht zu springen. Wir hatten also einen völlig neuen Rezeptortyp entdeckt, einen, der aktiv war und die Zelle zum Suizid veranlasste, wenn er eigentlich inaktiv sein sollte – das heißt, wenn er auf die Ligandbindung wartete –, und sich dann anders besann und den Zelltod verhinderte, sobald der Ligand sich an ihn gebunden hatte. Das gleicht der Erfindung eines neuen Schlosses, das sofort nach der Entfernung des Schlüssels (Ligand) das Haus abbrennt. Das bedeutete, dass eine Zelle, die diesen Rezeptor produzierte, vom Liganden abhängig wurde. Der Schlüssel musste im Schloss bleiben, oder … Die Folgen der Produktion dieses Rezeptortyps bedeuteten für das Neuron buchstäblich Leben oder Tod. Sobald ein Neuron diesen Rezeptor produziert, wird es vom Neurotrophin abhängig, um zu überleben: Der Neurotrophin-Schlüssel muss im Rezeptor stecken bleiben, andernfalls stirbt das Neuron. Deshalb tauften wir diese Rezeptoren »Abhängigkeitsrezeptoren« und veröffentlichten das Ergebnis in der führenden Zeitschrift *Science*.[1]

Wir befanden uns in der Urlaubssaison und ich fuhr viele Stunden mit dem Auto hin und her, benommen von meiner Grübelei über diese neuen Rezeptoren, die allem widersprachen, was ich über Rezeptoraktivierung

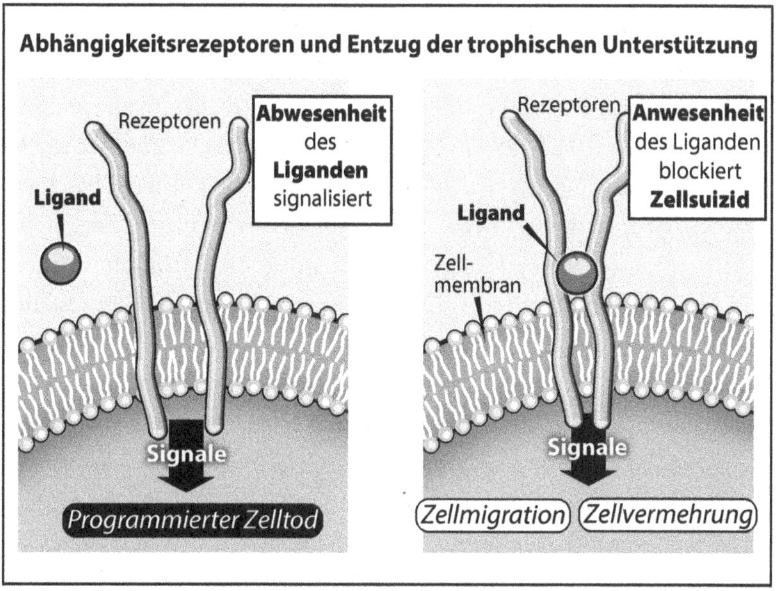

Abbildung 1. Abhängigkeitsrezeptoren lösen den Zelltod aus, wenn ihre Partnerliganden sich nicht an sie binden. Das ändert sich, sobald der Ligand sich an den Abhängigkeitsrezeptor bindet.

gelernt hatte. Das Verhalten dieser Rezeptoren ließ darauf schließen, dass sie möglicherweise an der Entwicklung des Embryos, an der Entwicklung und Ausbreitung von Tumoren und an neurodegenerativen Krankheiten beteiligt sind. Genau das stellte sich schließlich heraus und dadurch gewannen wir neue Einsichten in die Alzheimerkrankheit. War es denkbar, dass Gehirnzellen, die bei der Alzheimerkrankheit verloren gehen, durch Abhängigkeitsrezeptoren, die ihre Liganden verloren haben, dazu veranlasst wurden, abzusterben?

Die Stärke einer neuen Theorie liegt in der Genauigkeit ihrer Vorhersagen, in ihrer Schönheit, in ihrer Einfachheit; ihre Bedeutung ist abhängig von der Tiefe und Breite ihrer Anwendbarkeit. Was die Theorie der Abhängigkeitsrezeptoren (auch abhängige Rezeptoren genannt) anbelangt, so sagt sie präzise die molekularen Veränderungen bei der Ausbreitung von Krebszellen voraus und bietet eine neue Methode an, die schwersten Krebsfolgen – zum Beispiel ihre Ausbreitung im ganzen Körper – zu behandeln. Und wie Sie sehen werden, gibt sie uns den ersten Hinweis auf eine wirksame Alzheimertherapie. Dank ihrer Einfachheit können wir eine komplizierte Reihe von Beobachtungen deuten, bei denen es um die Entwicklung, die Tumorinvasion, Metastasen, Altern und Neurodegeneration geht. Deshalb ist ihre Anwendbarkeit erstaunlich breit und weitreichend.

Einundzwanzig dieser Abhängigkeitsrezeptoren wurden inzwischen identifiziert, sieben internationale Konferenzen wurden abgehalten, mehr als hundert Artikel wurden veröffentlicht und es stellte sich heraus, dass sie die Abhängigkeit von Molekülen aller Art steuern, von trophischen Faktoren bis zu Hormonen und Ankermolekülen, die Zellen an Ort und Stelle festhalten. Aber sie tun viel mehr, als die Ausbreitung von Krebs zu steuern. Sie steuern auch teilweise die Entwicklung des Embryos, die Zuordnung von Informationen an ihren Zielort im Nervensystem und das Schrumpfen von Zellen, die keine ausreichende Unterstützung erhalten. Aber wir wollten wissen, ob diese Rezeptoren etwas mit der Alzheimerkrankheit zu tun hatten. Wenn ja, wie passen alle diese Teile – aus den über 50 000 wissenschaftlichen Veröffentlichungen über Alzheimer – zusammen?*

Ich musste einfach an ein Buch denken, das ich in meinem ersten Jahr im College gelesen hatte. Im Jahr 1928 hatte Paul Dirac, der 1933 den Physiknobelpreis erhielt, die Frage aufgeworfen, ob es eine Art Gegenteil eines Elektrons gebe. Das Teilchen, das er vorhersagte – das Antielektron oder Positron –, wurde 1932, nur wenige Jahre später, entdeckt und bewies die Existenz von Antimaterie. Die Abhängig-

* Abhängigkeitsrezeptoren spielen auch eine Rolle bei der Tumor-Metastase. Dabei brechen Zellen vom Primärtumor ab und wandern in entfernte Bereiche des Körpers.

keitsrezeptoren, die wir an Neuronen entdeckt hatten, schickten ihren Zellen den Befehl »Stirb!«, wann immer sie ihre Neurotrophin-Moleküle verloren. Die Neurotrophine waren also Moleküle, die Leben spendeten und den Tod verhinderten. Ich fragte mich, ob es eine Art Antitrophin gab. Theoretisch wäre das ein Molekül, das Neurotrophine daran hindert, sich an Abhängigkeitsrezeptoren zu binden, vielleicht weil das Antitrophin das selbst tut. (In unserer Bäckerei-Analogie kommt der Lieferwagen nicht an die Laderampe heran, weil dort der Kohlewagen für den Ofen der Bäckerei parkt.) Wenn ein Antitrophin Neurotrophine aussperrte, würden die Rezeptoren das Todessignal an die Neuronen senden, als ob kein Neurotrophin in der Nähe wäre. Zu unserer Überraschung entdeckten wir, dass genau das bei Alzheimer geschieht.

Was die Alzheimerkrankheit wirklich ist

Wie Dr. Aloysius Alzheimer selbst beobachtete, befinden sich im Gehirn eines Patienten mit der Krankheit, die heute seinen Namen trägt, Plaques und neurofibrilläre Bündel. Die Plaques, die den stacheligen Fruchtkapseln des Amberbaumes ähneln, bestehen hauptsächlich aus dem Peptid Amyloid-beta (siehe Kapitel 1). Die normale Funktion von Amyloid-beta verblüfft die Neurologen immer noch; aber es ist für Neuronen irgendwie giftig, besonders in Form von Molekülen, die man Oligomere nennt und die aus mehreren ähnlichen Einheiten bestehen. Amyloid-beta erfüllt genau die Kriterien, die wir von einem Antitrophin verlangen würden: Es bindet sich an mehrere Rezeptoren auf Neuronen und blockiert die trophische Signalübertragung, die notwendig ist, um zu verhindern, dass die Abhängigkeitsrezeptoren den Neuronen den Sterbebefehl senden.

Normale und kranke Neuronen

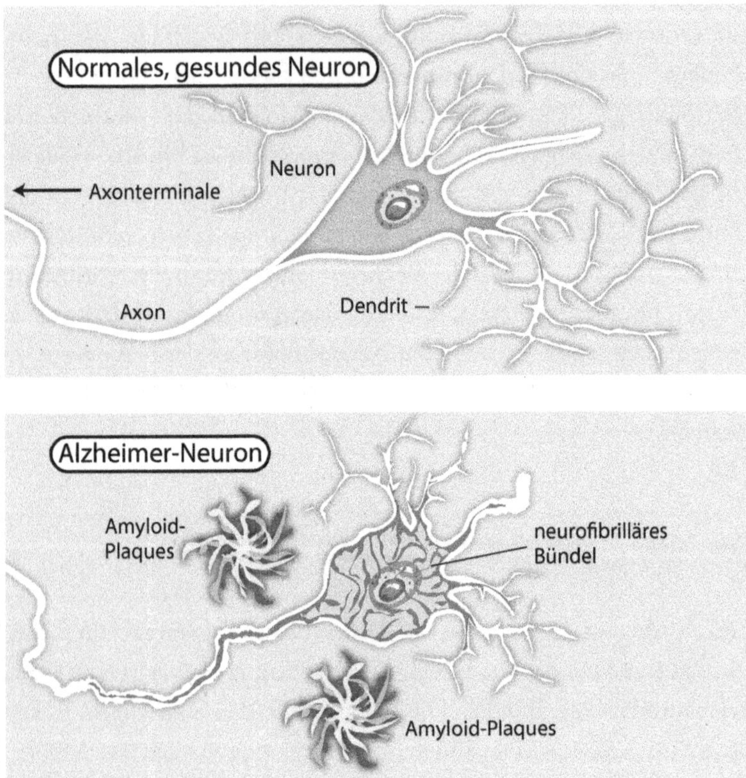

Abbildung 2. Das Gehirn eines Alzheimerpatienten enthält Amyloid-Plaques und neurofibrilläre Bündel.

Manchmal ist diese trophische Blockade gesund. Wie oben erwähnt, sollen Zellen unter bestimmten Umständen Selbstmord begehen, zum Beispiel wenn sie beschädigt oder aus anderen Gründen unfähig sind, ihre Aufgaben zu erfüllen, und daher für neue Zellen Platz machen müssen. Aber zu viel trophische Blockade ermöglicht es zu vielen Abhängigkeitsrezeptoren, ihren Neuronen den Todesbefehl zu erteilen.

Allmählich konnten wir uns ein Bild davon machen, was die Alzheimerkrankheit wirklich ist. Ein Molekül namens Amyloid-beta mit der Wirkung eines Antitrophins sammelt sich im Gehirn an und veranlasst Abhängigkeitsrezeptoren, Verbindungen (die Synapsen, die für das Gedächtnis notwendig sind und bei Alzheimer verlorengehen) zu vernichten und letztlich die Neuronen zu töten. Aber was verursacht diesen Überschuss an Amyloid-beta?

Um das zu verstehen, müssen wir untersuchen, woher das Amyloid-beta, also das Molekül, aus dem es besteht, kommt. Dieses Molekül wird passenderweise Amyloid-Vorläuferprotein (englisch *amyloid precursor protein*, APP) genannt. APP entpuppte sich als Abhängigkeitsrezeptor, was wir im Jahr 2000 entdeckten. Wie die oben beschriebenen Abhängigkeitsrezeptoren ragt es aus den Neuronen* heraus, vor allem in der Nähe von Synapsen. APP ist ein wohlbeleibter Rezeptor: Es besteht aus 695 dieser perlenförmigen Aminosäuren. (Amyloid-beta ist nur ein kleines Teilstück des APP und besteht aus 40 oder 42 Aminosäuren.) Wenn wir genau wissen, wie APP als Abhängigkeitsrezeptor funktioniert, verstehen wir die eigentlichen Ursachen der Alzheimerkrankheit besser.

Nachdem die Neuronen APP produziert haben, wird es von molekularen Scheren, Proteasen genannt, zerteilt. Die Scheren schneiden entweder an drei Stellen der 695 APP-Aminosäuren oder an einer bestimmten Stelle. Die einzelnen Schnittstellen bilden natürlich verschiedene Fragmente, so wie Sie unterschiedliche Nudelstücke produzieren, je nachdem, ob Sie die Nudeln, die aus der Nudelmaschine kommen, *hier* und *hier* oder *da* und *da* abschneiden.

Durch das Zerschneiden des APP an drei bestimmten Stellen** entstehen vier Peptide: sAPPβ (lösliches APP-beta), Jcasp, C31 und Amyloid-beta. Alle vier spielen eine Rolle in dem Prozess, der Alzheimer zugrunde

* In geringerem Umfang auch aus anderen Zellen.

** Sie heißen β-Stelle, γ-Stelle und Caspase-Stelle.

liegt: Verlust von Gehirnsynapsen, eine Art Schrumpfung des Neuronenteils, der mit anderen Neuronen verbunden ist, und Aktivierung des Selbstmordprogramms der Neuronen. Andererseits kann APP auch an einer einzelnen Stelle geschnitten werden. In diesem Fall entstehen nur

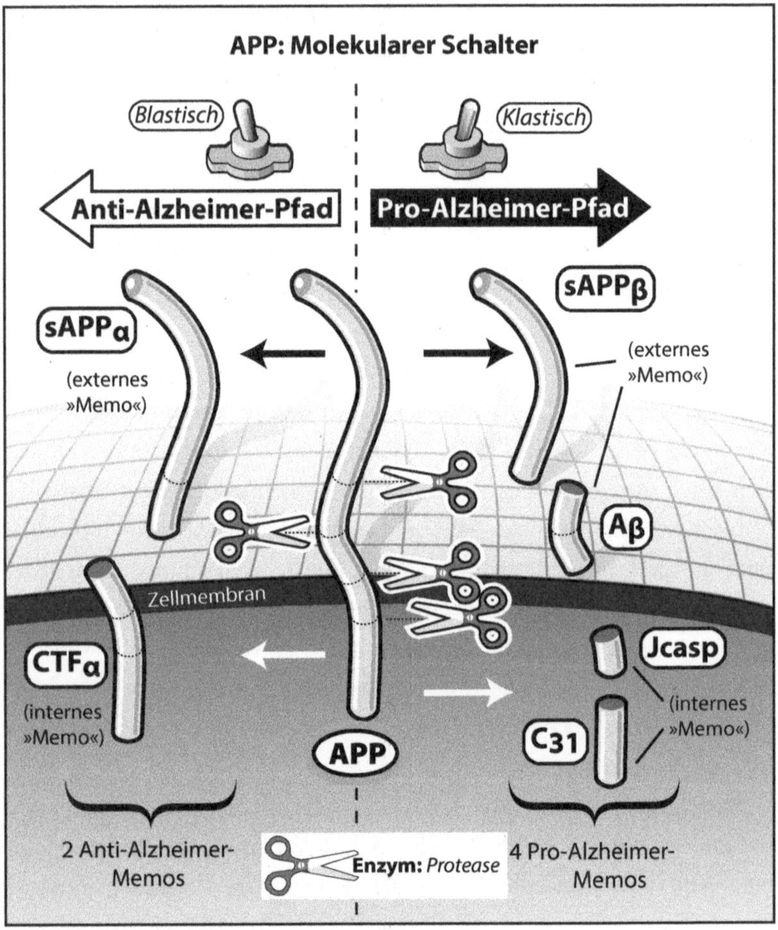

Abbildung 3. APP kann an einer Stelle geschnitten werden, wodurch zwei Anti-Alzheimer-Framente entstehen, oder an drei verschiedenen Stellen, wodurch vier Pro-Alzheimer-Fragmente entstehen.

zwei Peptide: sAPPα und αCTF. Dieses Paar hat eine völlig gegenteilige Wirkung wie das obige Quartett. Die Peptide behalten die synaptischen Verbindungen bei, fördern das Wachstum der Neuronen-«Finger«, die nach außen greifen, und blockieren das Selbstmordprogramm des Neurons. Kurz gesagt, sie sind Anti-Alzheimer-Peptide. Ich wette, Sie haben die Pointe erfasst: Um Ihr Alzheimerrisiko zu senken, müssen Sie die Produktion des Alzheimer verursachenden Quartetts minimieren und die Produktion des Alzheimer hemmenden Duos maximieren. Natürlich können Sie das nicht einfach *wollen*. Aber Sie können es mithilfe des ReCODE-Pogramms bewirken.

Lassen Sie mich das wiederholen; denn hier geht es um die Basis des ReCODE-Programms. Je nachdem, wie APP geschnitten wird, fördern die dadurch entstehenden Bruchstücke die zellulären Prozesse, die mit der Gedächtnisbildung und -erhaltung zusammenhängen, zum Beispiel die Erhaltung der Synapsen, oder sie zerstören die Synapsen. Wie Sie vielleicht vermutet haben, befindet sich jeder Alzheimerkranke an der falschen Seite dieses kritischen Gleichgewichts, das heißt, bei ihm wird APP so geschnitten, dass das kognitionstötende Quartett entsteht. Ebenso wichtig ist, dass jeder Mensch, bei dem ein Alzheimerrisiko besteht, sich ebenfalls auf der falschen Seite befindet. Auch bei ihm wird APP zu oft so geschnitten, dass das böse Quartett entsteht und nicht das kognitionsfördernde Duo. Das Quartett war nur noch nicht lange genug vorhanden, um genügend Schaden anzurichten und eine spürbare Gedächtnisschwäche und einen kognitiven Abbau zu verursachen. Aber Sie können sicher sein, dass dies geschehen wird, wenn Sie diesen Vorgang nicht beenden.

Aber Sie können nicht nur im Gehirn auf der falschen Seite eines wichtigen physiologischen Gleichgewichts sein. Dieser Fehler ist unter anderem auch die Basis der Osteoporose, dem Verlust von Knochenmasse, der bei älteren Menschen (besonders bei Frauen) so schlimme Folgen hat. Bei Osteoporose besteht ein Ungleichgewicht zwischen Knochenbildung (dafür sorgen Zellen namens Osteoblasten) und Knochenresorption (be-

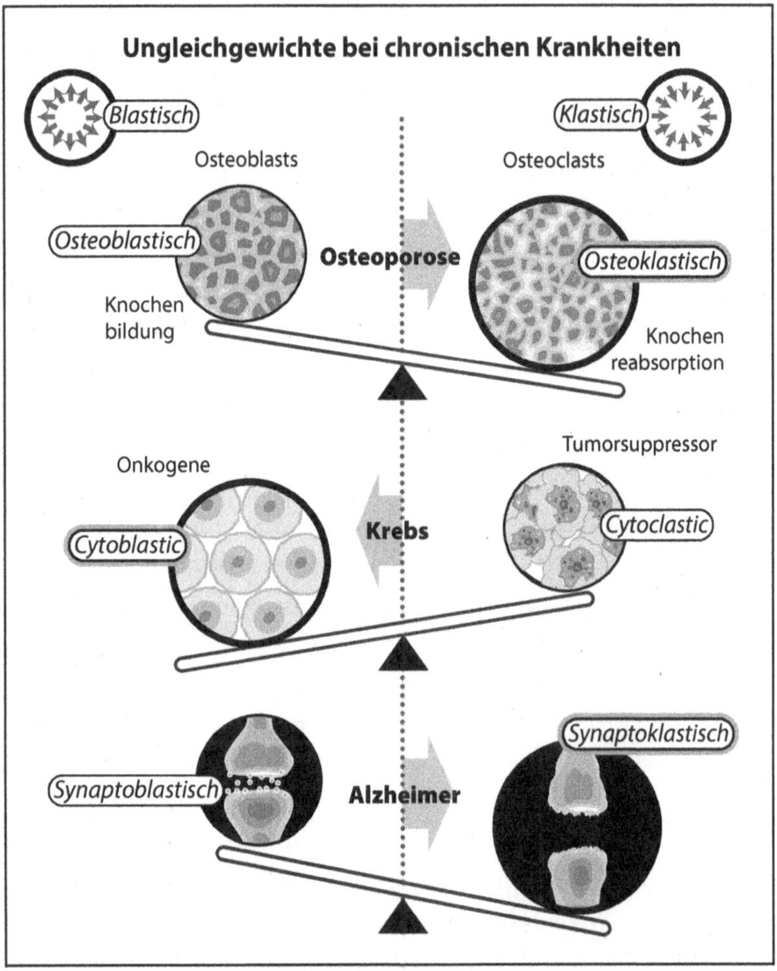

Abbildung 4. Ungleichgewichte zwischen der blastischen (Produktion) und der klastischen (Resorption) Signalübertragung sind die Ursache von chronischen Krankheiten wie Osteoporose, Krebs und Alzheimer.

wirkt durch Zellen namens Osteoklasten). Es ist, als kämen zwei Gruppen von Handwerkern zu Ihnen, von denen eine das Haus baut, während die andere es demoliert. Sie können sich vorstellen, was geschieht, wenn die zweite Gruppe jeden Tag aufkreuzt und mit ihren Presslufthämmern gründliche Arbeit verrichtet, während die erste nur gelegentlich kommt. Von Ihrem Haus würde immer weniger übrig bleiben. Genau das geschieht bei der Osteoporose: Die Arbeit der Osteoblasten wird von den Osteoklasten zunichte gemacht. Sie verlieren also Knochenmasse und können lebensgefährliche Knochenbrüche erleiden.

Wir fanden heraus, dass sich bei der Alzheimerkrankheit im Wesentlichen das Gleiche abspielt. Aber hier überwiegt nicht der Knochenabbau die Knochenbildung, sondern die Zerstörung der Synapsen (durch das bösartige Quartett) überwiegt die Erhaltung und Bildung der Synapsen (durch das kognitionsfördernde Duo). Mit anderen Worten: Die synaptoklastischen Signale übertönen die synaptoblastischen Signale. Wir wussten, was wir als Nächstes herausfinden mussten: Wovon hängt es ab, ob in einem Gehirn das destruktive Quartett oder das konstruktive Duo überwiegt?

Wahnsinnige Rinder und Vampire

Wie sich gezeigt hat, richtet sich die Art und Weise, wie APP geschnitten wird – an drei Stellen, sodass das Alzheimer verursachende Quartett entsteht, oder an einer Stelle, sodass das Neuronen schützende Duo entsteht –, unter anderem danach, welches Molekül an ihm andockt. Wenn APP sich ein Molekül namens Netrin-1 schnappt (der Name ist abgeleitet vom Sanskritwort *netr*, »einer, der führt«), wird APP an einer einzigen Stelle geschnitten, wobei die Anti-Alzheimer-Fragmente sAPPα und αCTF entstehen, die, wie oben beschrieben, das Wachstum von Axonen und die allgemeine Gesundheit der Synapsen und Neuronen fördern und zudem den Selbstmord der Zellen verhindern.[2]

Greift APP jedoch nach Amyloid-beta, wird es an drei Stellen geschnitten, wobei das Alzheimer verursachende Molekül-Quartett entsteht. Zu diesem Quartett gehört auch Amyloid-beta, und wenn Amyloid-beta, das bei der Spaltung von APP entsteht, sich an APP bindet, veranlasst es das APP, mehr Amyloid-beta zu produzieren!

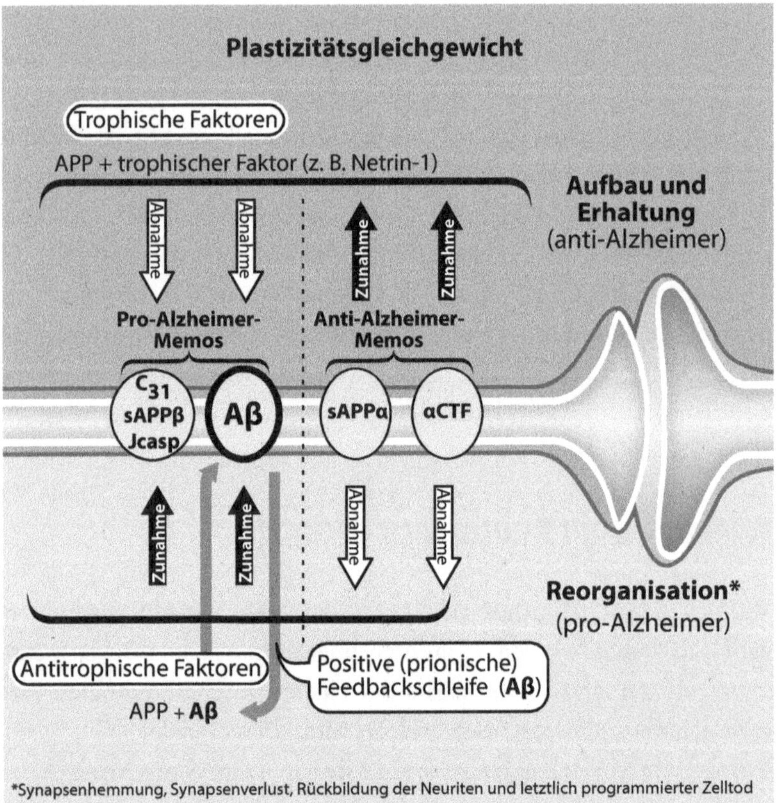

Abbildung 5. APP (Amyloidvorläufer-Protein) kann das Wachstum von Neuriten und die Erhaltung der Synapsen fördern und dadurch die Bildung und Erhaltung von Erinnerungen unterstützen – oder die Rückbildung der Neuriten und somit den Verlust von Erinnerungen. Wenn sich Nitrin-1 an APP bindet, wachsen die Neuriten; wenn sich das Aβ-Peptid an APP bindet, bilden sie sich zurück.

Vielleicht fragen Sie sich nun, woher das Amyloid-beta überhaupt kommt. Das hört sich an wie die Huhn-oder-Ei-Frage: Amyloid-beta ist notwendig, damit APP so geschnitten wird, dass Amyloid-beta entsteht. Denken Sie aber daran, dass APP ein Abhängigkeitsrezeptor ist. Deshalb wird APP veranlasst, Amyloid-beta zu produzieren, wenn wir die trophische Unterstützung, zum Beispiel durch Netrin-1, blockieren.

Die Entdeckung, dass Amyloid-beta das APP veranlasst, mehr Amyloid-beta zu produzieren, bedeutet, dass Amyloid-beta prionisch ist. So wie die Prionen beim Rinderwahnsinn kann Amyloid-beta sich selbst vermehren, ohne dafür Genmaterial zu benötigen (daraus bilden Zellen normalerweise alle anderen Proteine). Wie ein winziger Vampir beißt Amyloid-beta den APP-Rezeptor und erzeugt dadurch einen weiteren winzigen Vampir.

Zusammen sorgen APP und Amyloid-beta für eine Prionenschleife, einen heimtückischen Kreislauf, der immer mehr Amyloid-beta produziert, das Synapsen und Neuronen zerstört. Deshalb ist ReCODE bemüht, das APP-Gleichgewicht wiederherzustellen und dadurch Schnitte zu verringern, die Amyloid-beta erzeugen (synaptoklastisches Schneiden), und die Schnitte zu vermehren, welche die zwei synaptoblastischen Peptide erzeugen: sAPPα und αCTF.

Fassen wir kurz zusammen. Neuronen haben Rezeptoren namens APP. Wenn APP an einem Molekül namens Netrin-1 ankoppelt, das in der interzellulären Umgebung vorbeitreibt, schickt es ein Signal in das Neuron. Dieses Signal bewirkt, dass das Neuron gesund bleibt und seine Aufgaben erfüllt. Wenn APP nicht an Netrin-1 bindet und auch keine andere trophische Unterstützung bekommt, sendet es ein ganz anderes Signal aus, das dem Neuron befiehlt, Selbstmord zu begehen. Das Ankoppeln an vorbeitreibende Moleküle hat aber noch eine weitere Wirkung, und zwar am APP selbst: Wenn der APP-Rezeptor an ein Amyloid-beta-Molekül andockt, setzt er eine Kaskade von biochemischen Reaktionen in Gang, die dazu führen, dass das APP so geschnitten wird,

APP: Integrierender Abhängigkeitsrezeptor

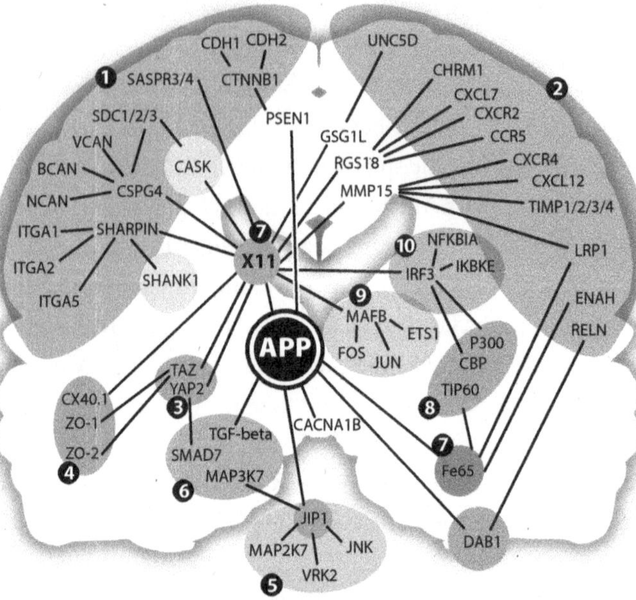

1. Erkennen und Kopplung der extrazellulären Umgebung an das Zellskelett sowie intrazelluläre Signalübertragung – langsame Remodellierung/Wiederverwertung
2. Vermehrung und Wanderung: Wegfindung. Umformung der extrazellulären Matrix (ECM) autokrine/parakrine Signalübertragung – schnelle Remodellierung/Wiederverwertung
3. Hippocampus-Pfad: Signalübertragung durch Anhaften am Zellkern und Steuerung der epithelial-mesenchymalen Transition (EMT)
4. Spezialisierte Synapsen
5. Durch Stress aktivierte Signalübertragung
6. TGF-beta-(Wachstumshormon-)Signalübertragung
7. Zellträger
8. Histon-Acetylierung und Regulierung der Transkription
9. Protoonkogen-Signalübertragung
10. Entzündung und Immunreaktion: NF-κB-Signalübertragung (κB = Transkriptionsfaktor)

Abbildung 6. APP-Konnektom. Wie Sie sehen, gibt es viele eingehende Signale, die am Gleichgewicht beteiligt sind, das zu Alzheimer beiträgt.

dass mehr Amyloid-beta entsteht. Dann sind bald mehr Amyloid-beta-Moleküle vorhanden als Netrin-1-Moleküle. Deshalb ist der APP-Rezeptor immer weniger imstande, Netrin-1-Moleküle einzufangen; stattdessen bindet er an Amyloid-beta-Moleküle. Dann sendet APP nicht mehr das Signal »Bleib lebendig und gesund!« an sein Neuron. Die Folge ist, dass das Neuron und die Synapsen, die es gebildet hat, den programmierten Zelltod erleiden.

Jede wirksame Alzheimer-Therapie sollte daher eine Methode einschließen, mit der man die synaptoblastischen Signale fördern und die synaptoklastischen Signale hemmen kann.

Mit unseren nächsten Experimenten suchten wir nach allen Faktoren, die das bewirken können, nicht nur Netrin-1 und Amyloid-beta. Denn es stellte sich heraus, dass APP auf Dutzende von Molekülen reagiert, das heißt, von ihnen direkt oder indirekt beeinflusst wird. Und alle werden mit Alzheimer in Verbindung gebracht: Östrogen, Testosteron, Schilddrüsenhormone, Insulin, die entzündungsfördernden Moleküle NFB-κB, das »Langlebigkeitsmolekül« Sirtuin SirTA (das berühmt wurde, weil es vom Resveratrol im Rotwein aktiviert wird) und Vitamin D. Diese und viele andere Moleküle wirken auf den APP-Rezeptor ein und entscheiden, ob er in Alzheimer verursachende oder hemmende Teile geschnitten wird. Das Gleiche gilt für den Schlaf, Stress und viele andere Parameter.

Obwohl diese Faktoren scheinbar nicht zusammenhängen, tragen sie deshalb zu Alzheimer bei, weil sie den Hebel am entscheidenden Punkt des Alzheimer-Pfades ansetzen. Wie Archimedes, der nur einen Standplatz und einen ausreichend langen Hebel brauchte, können diese Moleküle und andere Faktoren die Erde bewegen, also den Drehpunkt, an dem APP entweder auf einen Pfad geschubst wird, der Synapsen und Neuronen zerstört, oder auf einen Pfad, der sie unterstützt.

Hört sich das alles kompliziert an? Nun, es ist kompliziert. Aber können wir von Vorgängen im komplexesten System im bekannten Universum, dem menschlichen Gehirn, etwas anderes erwarten? Trotzdem unterscheiden sie sich nicht allzu sehr von den Vorgängen in der Bäckerei, mit der ich sie immer wieder vergleiche.

Die Bäckerei überwacht ihre Umsätze sorgfältig – sie verkauft Kekse und andere Produkte und bekommt Zinsen von Bankguthaben und Gebühren für die Vermietung von Räumen für Partys. Sie achtet darauf, dass die Einnahmen ausreichen, um die Arbeit, die Geräte, die Miete und andere Kosten zu decken. Reichen die Einnahmen, um den Ofen an sieben Tagen in der Woche zu heizen, oder nur an sechs? Reichen sie für zwei oder drei Arbeiter? Sind genügend Ersparnisse vorhanden, um den alten Ofen umzubauen, eine neue Theke aufzustellen und die tropfende alte Decke zu erneuern? Soll der alte Bäcker in den Ruhestand gehen, weil er manchmal die Ofentemperatur falsch einstellt?

Auch Ihr Gehirn analysiert ständig, welche Signale eingehen und hinausgesandt werden, welche Strukturen und Ressourcen es besitzt, was ersetzt werden muss und was in den Ruhestand gehen sollte. Das Gehirn verfügt über fast eine Billiarde Synapsen, die mit Energie versorgt werden müssen. Wenn es Zeit ist, eine neue Erinnerung zu formen oder eine neue Fertigkeit zu erlernen, muss es einige dieser Synapsen umformen oder neue bilden. Das erfordert Energie, Rohmaterial, Gehirnaktivität und andere Eingaben. Jeder Input hat seinen eigenen Abhängigkeitsrezeptor, der einem Buchhalter gleicht und auf einen einzigen Input spezialisiert ist. Der Testosteron-Rezeptor führt Buch darüber, wie oft er aktiviert wird, ebenso der Vitamin-D-Rezeptor und andere spezialisierte Rezeptoren. Jeder spezialisierte Buchhalter informiert seinen Status an das APP, den Finanzchef. Wir entdeckten, dass APP tatsächlich ein übergeordneter Abhängigkeitsrezeptor ist, der nicht nur auf einen Input reagiert, sondern viele Inputs integriert. APP zählt sie zusammen, um zu bestimmen, ob das Einkommen reicht, um die weit verstreuten Synapsen des Gehirns zu ernähren. Wenn die Inputs genügen und wenn Platz zur Verfügung steht, um Synapsen ständig neu zu modellieren und sogar neue Synapsen zu bilden, schickt APP, der Finanzchef, zwei Memos hinaus: sAPPα und αCTF, das Duo, das Synapsen und Neuronen unterstützt. Dann bemühen sich alle Systeme des Gehirns, Synapsen zu erhalten und neue zu bilden. Doch wenn unser Finanzchef APP von den Abhängigkeitsrezeptoren erfährt, dass sie zu wenig Input erhalten, schickt es andere Memos: das zerstörerische Quartett aus sAPPβ, Jcasp, C31 und Amyloid-beta. Diese Moleküle starten dann eine Kampagne für den Abbau von Synapsen in einer oder mehreren Gehirnregionen.

Wenn wir jung sind, befinden sich diese beiden Prozesse – Synapsenaufbau/-pflege und Synapsenabbau – in einem dynamischen Gleichgewicht. Wenn wir lernen, werden Synapsen gebildet und gestärkt. Wenn wir es uns leisten können, etwas zu vergessen (welches Auto ist eben an uns vorbeigefahren?), werden die Synapsen, die einst – oft nur sehr kurz, wie in diesem Beispiel – diese Erinnerungen verkörperten, zerlegt und zu Synapsen recycelt, die wichtigere Erinnerungen kodieren. Die Synapsen bildenden und die Synapsen zerstörenden Aktivitäten sind ausgewogen: Wir behalten Informationen, die wir brauchen, und werfen den Rest weg.

Wenn wir älter werden, sinkt die Zahl der Inputs, die notwendig sind, um Synapsen zu bilden und zu schützen: Hormone, Nährstoffe und andere. Dann wird das Memo-Quartett abgeschickt, und das Gehirn kann sein riesiges Netzwerk aus Synapsen nicht mehr versorgen. Es ist also Zeit für einen strategischen, gut koordinierten Abbau.

Das mag sich beängstigend anhören – denn wer freut sich schon über den Verlust von Neuronen und Synapsen? –, doch dieser Abbau ist grundsätzlich nicht krankhaft. Wie mein Kollege Dr. Alexei Kurakin und ich geschrieben haben, ist Alzheimer in vielen Fällen sogar ein Abbauprogramm für das ausgedehnte und wahrhaft erstaunliche synaptische Netzwerk des Gehirns. Das ist, kurz gesagt, gut für das Gehirn – im weitesten Sinne. Denn was unternimmt ein von Alzheimer befallenes Gehirn? Es schränkt sich ein, behält nur noch die Funktionen, die es benötigt, um am Leben zu bleiben, und vergeudet keine Energie und keine Ressourcen für die Bildung von Erinnerungen, die es nicht braucht. Wenn das Gehirn vor der Wahl steht, sich an das Sprechen (oder die Atmung oder Temperaturregelung) zu erinnern oder sich zu merken, was in der letzten Wiederholung von *Friends* geschah, dann entscheidet es sich für das Erstere. Und unsere geliebten, oft wiederholten Programme – berufliche Fähigkeiten, Lieblingshobbys – werden oft auf Kosten neuer Erinnerungen geschont.

> Nalas Probleme am Arbeitsplatz begannen, als sie 55 war. Ein PET-Scan zeigte, dass ihr Gehirn mit Amyloid gespickt war, und ein Gentest enthüllte, dass sie ein ApoE4-Gen besaß (die Kopie des Chromosoms, das sie von ihrem anderen Elternteil geerbt hatte, war ApoE3). Sowohl das Amyloid als auch der ApoE-Status stützten die Diagnose »Alzheimer«. Ein MRT-Scan wies nach, dass mehrere Gehirnregionen geschrumpft waren. Wir testeten ihre kognitiven Fähigkeiten mit einem Test namens Montreal Cognitive Assessment (MoCA) und sie erreichte nur 6 von 30 Punkten, an manchen Tagen sogar null Punkte. Nale erinnerte sich an nichts mehr und konnte sich nicht anziehen, nicht duschen, sich nicht die Zähne putzen, nicht allein ins Bad gehen. Sie konnte die Aktivitäten des täglichen Lebens nicht mehr bewältigen. Aber sie spielte immer noch hervorragend Klavier.

Das ist der Zustand, den wir Alzheimerkrankheit nennen. Für Betroffene ist es natürlich nur ein kleiner Trost zu wissen, dass das Gehirn sich »entschieden« hat, lebenswichtige Funktionen aufrechtzuerhalten und auf die Fähigkeiten zu verzichten, die uns menschlich machen: Denken, Begreifen und Vorstellung. Aber genau das geschieht. Wenn Ihr Finanzchef APP von den Abhängigkeitsrezeptoren die Information erhält, dass nicht genügend Hormone, Vitamine und Nährstoffe zur Verfügung stehen, um die vorhandenen Synapsen beizubehalten und neue zu bilden (für neue Erinnerungen), dann verschickt APP seine Memos und lässt Synapsen abbauen. Wie in Unternehmen, die bei Stellenstreichungen dem Prinzip »Der Letzte geht zuerst« folgen, werden neue Erinnerungen zuerst getilgt, dann ältere und zum Schluss die ältesten. Deshalb können sich Alzheimerpatienten häufig an ihre Kindheit vor 80 Jahren besser erinnern als an das Frühstück vor einer Stunde. Synapsen, die lebenswichtige Funktionen steuern, etwa die Atmung, werden meist verschont. Und schließlich, ganz zuletzt, hat der Tod ein Erbarmen.

Die Erkenntnis, dass Dutzende von Molekülen APP und daher auch das Alzheimerrisiko beeinflussen, legte nicht nur den Grundstein für ReCODE, sondern erklärte auch, warum einzelne Medikamente – zugelassene und experimentelle – immer wieder daran scheitern, den kognitiven Abbau zu hemmen oder gar umzukehren. Der Grund dafür ist, dass Pharmaunternehmen Dachdeckern gleichen, die zu einem Haus gerufen werden, das von baseballgroßen Hagelkörnern verwüstet wurde. Der Sturm schlug Dutzende von Löchern ins Dach, das die Eigentümer reparieren lassen wollen. Aber die Dachdecker waren auf ein einziges Loch fixiert. Vielleicht haben sie dieses Loch mit Teer sorgfältig abgedichtet, sodass es nicht mehr durchregnet. Leider kümmerten sie sich jedoch nicht um die anderen 36 Löcher und deshalb füllt sich das Haus mit so viel Regenwasser, dass die Eigentümer sich nach den technischen Daten einer Arche erkundigen.

Ich spreche von 36 Löchern, weil mein Labor 36 Faktoren identifiziert hat, die Einfluss darauf haben, ob APP die Alzheimerkrankheit auslöst oder verhindert. Diese Faktoren erklären das gesamte Alzheimerrisiko, zumindest so weit, wie Studien es in großen Populationen gemessen haben. Es mag zwar sein, dass man ein paar weitere Faktoren findet; aber wahrscheinlich sind es nicht viel mehr, bestimmt nicht Hunderte.

Wichtig ist, dass die Prionenschleife eine praktische Bedeutung hat: Sie macht diese 36 Faktoren verständlich und zeigt uns, wie wir mit ihnen umgehen sollten. Es gibt eine Schwelle, die erreicht werden muss, damit die Waage in Richtung des Anti-Alzheimer-Pfades kippt. Das be-

Ein Dach mit 36 Löchern

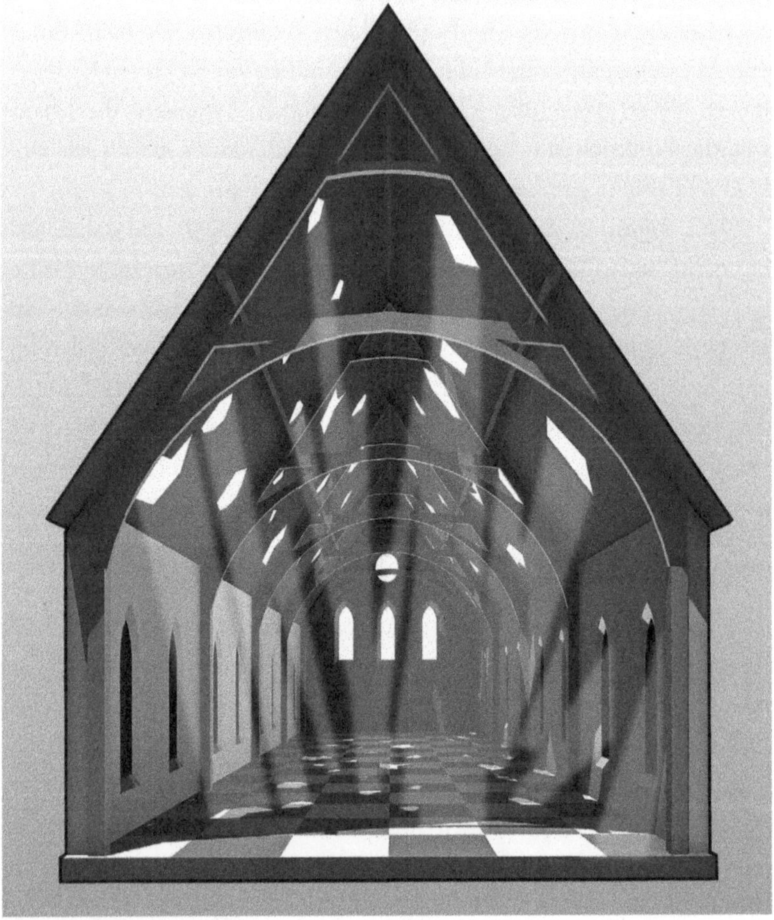

Abbildung 7. 36 Löcher im Dach. Es gibt mindestens 36 Mechanismen, die zu Alzheimer beitragen. Darum nützt es wenig, nur ein Loch zu flicken. Die Laborbefunde enthüllen bei jedem Menschen die Größe jedes Lochs.

deutet, dass wir nicht alle 36 Löcher schließen müssen. Wenn eine ausreichende Zahl von ihnen repariert ist, lassen die übrigen nicht mehr viel Regenwasser ins Haus. Verlassen wir nun unsere Dach-Analogie und kehren wir zu Alzheimer zurück. Ein paar Faktoren, die APP auf den Alzheimer verursachenden Pfad stoßen, genügen nicht, um genügend Neuronen auf den falschen Weg zu bringen. Leider haben wir noch keine einfache Methode, um zu messen, mit wie vielen negativen Faktoren ein Mensch ungefährdet leben kann. Zudem hat jedes Loch bei jedem Menschen eine andere Größe, je nach seinen Genen und nach seiner Biochemie. Darum ist es am besten, so viele Faktoren wie möglich zu hemmen, bis sich eine Besserung einstellt. Genau das geschieht bei der Therapie von Herz- und Gefäßkrankheiten. Wenn wir hinreichend viele wichtige pathophysiologische Faktoren behandeln – zum Beispiel den Triglyceridspiegel senken und ein gesundes Gewicht anstreben –, können wir die Krankheit heilen und die Arterien von den Plaques befreien. Das hat Dr. Dean Ornish nachgewiesen. Selbst wenn wir nicht alle Löcher reparieren – vielleicht ernähren wir uns noch nicht ganz richtig oder leiden an leichtem Stress –, können wir oft die arteriellen Plaques beseitigen, sofern wir die anderen Teile des Programms optimal befolgen.

Die Entdeckung, dass mindestens 36 Faktoren Einfluss darauf haben, ob das Gehirn Synapsen abbaut und an Alzheimer erkrankt oder ob es seine Synapsen schützt, den kognitiven Abbau rückgängig macht und das Gehirn gesund erhält, führt zu einer offensichtlichen Schlussfolgerung: Kein einzelnes Medikament ist in der Lage, das Gehirn gesund zu erhalten, erst recht nicht, wenn es sich bereits auf dem Weg in die Alzheimerkrankheit befindet. Warum? Ein solches Medikament müsste Folgendes bewirken:

- den APPβ-Schnitt verringern,
- den γ-Schnitt verringern,
- den α-Schnitt steigern,

- den Caspase-6-Schnitt verringern,
- den Caspase-3-Schnitt verringern,
- die Amyloid-Oligomerisierung verhindern,
- die Neprilysinmenge steigern,
- die Menge des IDE (Insulin abbauendes Enzym) steigern,
- die mikrogliale Aβ-Ausscheidung steigern,
- die Autophagie steigern,
- die BDNF-Menge steigern,
- die NGF-Menge (Nervenwachstumsfaktor) steigern,
- die Netrin-1-Menge steigern,
- die ADNP-Menge (aktivitätsabhängiges neuroprotektives Protein) steigern,
- die Menge des VIP (vasoaktives intestinales Peptid) steigern,
- den Homocysteinspiegel senken,
- die PP2A-Aktivität (Proteinphosphatase 2A) steigern,
- die Phospho-Tau-Menge verringern,
- den Phagozytose-Index erhöhen,
- die Insulinsensitivität steigern,
- die Leptinsensitivität fördern,
- den axoplasmatischen Transport verbessern,
- die Funktion der Mitochondrien und ihre Biogenese fördern,
- oxidative Schäden verringern und ROS (reaktive Sauerstoffspezies) optimieren,
- die cholinerge Neurotransmission fördern,
- die synaptoblastische Signalübertragung steigern,
- die synaptoklastische Signalübertragung verringern,
- LTP (Langzeitpotenzierung) verbessern,
- Östradiol optimieren,
- Progesteron optimieren,
- das Verhältnis E2:P (Östradiol zu Progesteron) optimieren,
- freies T3 optimieren,

- freies T4 optimieren,
- TSH (die Schilddrüse stimulierendes Hormon) optimieren,
- Pregnenolon optimieren,
- Testosteron optimieren,
- Kortison optimieren,
- DHEA (Dehydroepiandrosteron) optimieren,
- die Insulinsekretion und -signalübertragung optimieren,
- den PPAR-γ (Peroxisom-Proliferator-aktivierter Rezeptor Gamma) aktivieren,
- Entzündungen lindern,
- die Resolvinmenge steigern,
- die Entgiftung fördern,
- die Gefäßneubildung steigern,
- die cAMP-Menge (zyklisches Adenosin-Monophosphat) steigern,
- den Glutathionspiegel erhöhen,
- die Versorgung mit Synapsenkomponenten gewährleisten,
- alle Metalle optimieren,
- die GABA-Menge (Gamma-Aminobuttersäure) steigern,
- die Vitamin-D-Signalübertragung steigern,
- das SirT1-Gen aktivieren,
- NF-κB verringern (nukleärer Transkriptionsfaktor Kappa B),
- die Telomerlänge steigern,
- Gliose (Vernarbung im Gehirn durch Gliazellen) verringern,
- Reparaturen im Gehirn durch Stammzellen fördern.

Selbst diese Liste ist möglicherwiese nicht erschöpfend. Wie Sie sehen, ist das von einem einzigen Medikament ziemlich viel verlangt. Die Kombination von Medikamenten (experimentell oder von der FDA zugelassen) mit einem umfassenden Programm ist von einem mechanistischen Standpunkt aus zweckmäßig, und vielleicht hätten dann einige Medikamente in klinischen Studien eine positive Wirkung, die sie sonst nicht haben. Ein typisches Medikament erfüllt nur eine oder ein paar der oben genannten Aufgaben. Das heißt, wenn Dutzende von anderen Alzheimer verursachenden Prozessen weiterlaufen, müssen einzelne Arzneimittel versagen. Unsere Entdeckungen über die zahlreichen Faktoren, die das Plastizitätsgleichgewicht beeinflussen, belegen schlüssig, dass dieser Weg nicht der richtige ist. Wenn wir allerdings ein Programm wie ReCODE mit einem wirksamen Medikament kombinieren, könnte es in Studien Erfolg haben, in denen es ansonsten versagen würde.

Drogensucht

Zum Teufel mit der FDA. Wenn ich ins Krankenhaus eingeliefert werde, bin ich schon tot.

MATTHEW MCDONAUGHEY IN DALLAS BUYERS CLUB

Im Jahr 2000 deuteten unsere Forschungen allmählich an, dass es bei der Bildung und Speicherung von Erinnerungen ein kritisches Gleichgewicht gibt. Wir nannten es Plastizitätsgleichgewicht, weil es anscheinend wichtige Prozesse vermittelt, die an der Gedächtnisbildung beteiligt sind. Eine Seite der Waage unterstützt die Erinnerungsbildung und -speicherung, während die andere Seite durch die Neuorganisation von Synapsen das Vergessen fördert.

Unsere Forschungen zeigten, dass jeder Alzheimerpatient sich auf der falschen Seite dieses Plastizitätsgleichgewichts befindet: Sein Gehirn baut Synapsen schneller ab, als es neue bildet, und zerstört dabei auch Synapsen, die für das Gedächtnis unentbehrlich sind. Wir wiesen außerdem nach, dass eine Verschiebung dieses Plastizitätsgleichgewichts zur »guten« Seite hin – das taten wir durch Gentechnik bei einer Maus, die an »Mausheimer« litt – das Gedächtnis einer Maus deutlich verbessert. Das zeigt sich, wenn sie sich daran erinnern muss, wo sich unter dem

Wasserspiegel in einem Becken Plattformen befinden, wohin sie also schwimmen muss, um aus dem Wasser klettern zu können.[3]

Wir suchten also nach Kandidaten für Medikamente, die dieses Gleichgewicht zur guten Seite (der Erinnerungsseite) hin verschieben. Im Jahr 2010 entdeckten wir eines namens Tropisetron.[4] Dieses Medikament wird meist Krebspatienten verabreicht, damit ihnen bei der Chemotherapie nicht übel wird; doch dank seiner Wirkungsweise – es blockiert hauptsächlich Serotoninrezeptoren im Gehirn und aktiviert gleichzeitig cholinerge Rezeptoren, die für das Gedächtnis wichtig sind; dabei arbeitet es mit APP zusammen und hemmt Entzündungen – reduzierte es einige der Erinnerungsverluste bei Mäusen. Als wir Tropisetron mit den gebräuchlichen Alzheimer-Medikamenten verglichen, war es diesen überlegen.[5] Daraufhin begannen wir mit einer klinischen Studie über seine Wirkung beim Menschen.

Ich war von Tropisetron begeistert, aber mir war klar, dass ein großes Problem die Studie komplizieren konnte. Die Alzheimerkrankheit der Mausheimer-Maus ist einfach; sie ist auf eine APP-Mutation zurückzuführen und unterscheidet sich insofern von 99 Prozent der menschlichen Alzheimerpatienten. Die Pathologie, vor allem die Plaques und der Verlust von Synapsen, ist vorhanden, aber die Grundursachen sind völlig unterschiedlich. Das begrenzt den Nutzen und sogar die Bedeutung des Mausmodells der Alzheimerkrankheit. Im Gegensatz zu Mäusen hat Alzheimer beim Menschen viele Ursachen. Deshalb bitte ich Patienten, sich ein Haus mit 36 Löchern vorzustellen und sich klarzumachen, dass viele von ihnen gestopft werden müssen, um eine optimale Wirkung zu erzielen. Tropisetron blockiert vier[6] der 36 beitragenden Faktoren, die wir derzeit kennen. Das ist sehr gut für ein Medikament, aber längst nicht optimal, weil die anderen 32 Faktoren immer noch zu Alzheimer beitragen.

Im Jahr 2011 schlugen wir daher die erste umfassende Alzheimer-Studie vor. Anstatt einer einzelnen Tablette empfahlen wir, Tropisetron mit dem Vorläufer von ReCODE zu kombinieren: einem umfassenden Programm, das Ernährung, Bewegung, Ergänzungsmittel, die die Synapsen unterstützen, die Optimierung der Hormone, bestimmte Kräuter, gesunden Schlaf und Stressabbau einschloss. Das alles zielte darauf ab, Synapsen zu schützen, indem man Ursachen (Entzündung, Mangel an trophischen Faktoren, Gifte) beseitigt, die eine übersteigerte und letztlich Alzheimer auslösende Reaktion auslösen.

Warum wollten wir kein einzelnes Medikament testen? Damals hatten wir eine gute Vorstellung davon, wie viele »Löcher« man stopfen musste – das heißt, welche Moleküle das Gehirn in größerer oder kleinerer Menge brauchte, wie viele Gehirnprozesse man fördern oder hemmen musste –, um Alzheimer zu behandeln: mindestens 36. Sicherheitshalber regten wir jedoch an, auch eine Gruppe zu bilden, die allein mit Tropisetron behandelt werden sollte, damit wir es mit dem Programm vergleichen konnten. Eine weitere Gruppe sollte beide Interventionen kombinieren.

Es genügt nicht, Zellen unter einem Mikroskop sterben zu sehen, um Menschen dabei zu helfen, ihren kognitiven Abbau rückgängig zu machen? Es genügt auch nicht, vergessliche Fruchtfliegen und pelzige Mausheimer-Patienten zu beobachten. Wir müssen verzweifelten Menschen helfen, die bei ihren Familien bleiben wollen. Doch wenn wir ein einzelnes Medikament entwickeln, betreten wir einen ausgetretenen Pfad. Man beginnt mit präklinischen Tierstudien. Wenn diese zeigen, dass das experimentelle Medikament möglicherweise wirkt, beantragt man die Erlaubnis für eine klinische Studie mit Menschen. In deren erster Phase testet man die Sicherheit des Medikaments bei einer kleinen Zahl von Freiwilligen (meist bei Gesunden, manchmal bei Patienten). Wenn das Medikament anscheinend unbedenklich ist, folgt die zweite Phase, die klinische Studie. Zunächst wird bei einigen Patienten, die sich freiwillig gemeldet haben, die Wirkung des Mittels geprüft. Wenn es immer noch unbedenklich zu sein scheint, folgt die dritte Phase, eine klinische Studie mit oft Hunderten oder Tausenden von Patienten. Wenn man großes

Glück hat, wird das Medikament zugelassen und kommt auf den Markt. Es dauert Jahre, wenn nicht Jahrzehnte, ein neues Medikament zu entwickeln, und die Kosten werden auf 2,5 Milliarden Dollar geschätzt.

Was wir über Alzheimer herausgefunden hatten, machte dieses Drehbuch leider unrealistisch. Im Jahr 2011 entdeckten wir, dass nicht weniger als 36 molekulare Mechanismen zu Alzheimer beitragen.

Deshalb beschlossen wir, das einzelne Medikament, Tropisetron, allein oder in Kombination mit dem Programm, das wir später ReCODE tauften, zu testen. Ich war vor allem begeistert davon, dass die vorgeschlagene Studie uns die Möglichkeit geben würde herauszufinden, welcher Teil der Wirkung auf das Medikament und welcher auf das Programm zurückzuführen sein würde und ob die beiden synergistisch wirkten, sodass die Kombination effektiver wäre als die Summe der einzelnen Wirkungen. Dafür brauchten wir lediglich vier Patientengruppen: eine mit einem Placebo, eine mit dem Medikament, eine mit dem Programm und einem Placebo und eine mit dem Programm und dem Medikament. Wir schlugen vor, die Studie in Australien durchzuführen, wo Tropisetron verfügbar ist (es ist auch in 48 anderen Ländern zugelassen, nicht aber in den USA). Ungeduldig warteten wir auf die Zustimmung der institutionellen Prüfungskommissionen (IRB), die Studien mit Menschen genehmigen.

Was wir zu hören bekamen, war leider der Beginn eines regelrechten Ablehnungssturmes.

Die IRB verweigerten die Erlaubnis für die Studie. Nach Meinung der Wissenschaftler und Ärzte, die in den IRB saßen, verstanden wir nicht, wie eine klinische Studie ablaufen musste, da wir ein Programm anstelle einer Tablette vorschlugen. Sie bestanden darauf, dass klinische Studien eine einzelne Variable testen, meist ein Medikament oder ein Verfahren. Aber wir wollten mehrere Komponenten gleichzeitig testen. Unser Gegenargument lautete natürlich, dass diese Leute Alzheimer nicht verstanden und dass diese Krankheit keine einzelne Ursache, sondern viele potenzielle Mitursachen hat. Alzheimer mit einer einzelnen Substanz zu behandeln ist nicht sinnvoller, als ein Dach, das 36 Löcher hat, mit Material für ein einziges Loch reparieren zu wollen. (Ironischerweise äußerten einige der Ärzte, die in den IRB saßen, Interesse daran, ihre Patienten mit unserem Programm zu behandeln, obwohl sie uns die Studie nicht erlaubten.)

Ein Unglück kommt selten allein, nicht wahr? Kaum hatten die IRB uns abgewiesen, erhielten meine Kollegen und ich einen wütenden Brief von einem Menschenfreund, der unsere Forschungen unterstützt hatte. Wenn wir seine Angestellten wären, schrieb er, würde er uns entlassen, weil es uns nicht gelungen war, die IRB zu überzeugen. Aber das war noch nicht alles. Wir hatten eine bekannte Alzheimer-Stiftung gebeten, diese erste umfassende Studie zur Alzheimerkrankheit finanziell zu unterstützen. Auch sie lehnte ab und erklärte, sie sehe keinen vernünftigen Grund dafür, auch unser Programm zu testen, das »eine unklare Beziehung zum Medikament« habe. Die Stiftung erhielt Tausende von Anträgen auf finanzielle Unterstützung. Wir legten ein Programm vor, das tatsächlich wirken würde – die Nadel im Heuhaufen –, und der Gutachter der Stiftung erkannte das nicht. Er erwog nicht die Möglichkeit, dass das wiederholte Scheitern einzelner Medikamente möglicherweise darauf zurückzuführen war, dass man sie mit einem umfassenden Programm kombinieren und die *vielen* an Alzheimer beteiligten Faktoren in die Therapie einbeziehen musste. (Die Stiftung gab das Geld, das wir beantragt hatten, einer anderen Gruppe, die wieder einmal ein einzelnes Medikament testete. Sie haben es erraten: Das Medikament versagte.)

Während dieses Kampfes musste ich an die Geburt der funktionellen Medizin denken, in der ein Arzt die tieferen Ursachen einer Krankheit ermittelt und dann alle beitragenden Faktoren behandelt. Jeffrey Bland, David Jones, David Perlmutter und Mark Hyman begannen vor etwa zwei Jahrzehnten, komplexe chronische Krankheiten wie Typ-2-Diabetes, Lupus und Fettleibigkeit mit beispiellosem Erfolg zu behandeln.

Doch die medizinischen Fakultäten hatten kaum Interesse daran, Studenten darüber zu informieren. Die Pioniere der funktionellen Medizin hatten vor aller Augen einen Paradigmenwechsel herbeigeführt, aber niemand hatte es gemerkt.

Nach dieser dreifachen Ablehnung – durch die IRB, die Stiftung und den Philanthropen – war ich niedergeschlagen. Ich erkannte, dass man nicht die geringste Chance hat, wenn Forschungen den Interessen von milliardenschweren Unternehmen, Behörden, unwilligen akademischen Experten, solipsistischen Stiftungen, übereifrigen Bürokraten, überlasteten Medizinern und der herrschenden Meinung zuwiderlaufen. Aber ich dachte auch an eine Aussage des brillanten Physikers Richard Feynman: »Damit eine Technologie Erfolg hat, muss die Realität Vorrang vor den Public Relations haben; denn die Natur lässt sich nicht täuschen.« Nur die tieferen Ursachen einer Krankheit bestimmen, welche Therapie letztlich erfolgreich sein wird, nicht Pharmaunternehmen, die Behörden, Gutachter, Stiftungen oder Milliardäre. Das sind die Gruppen, die vorschreiben, welche Therapien *getestet* werden, aber nicht, welche sich als wirksam erweisen werden.

Kurz nach diesen Rückschlägen erhielt ich einen Anruf und wurde gefragt, ob ich mit einer Frau reden wolle, die Probleme hatte. Sie war die Patientin null.

Die üblichen Wege von wissenschaftlichen Entdeckungen zu medizinischen Therapien waren uns – und den Alzheimerpatienten – versperrt worden. Das System der klinischen Studien ist einfach nicht darauf eingestellt, ein umfassendes Programm wie ReCODE zu testen. Aber die Forschung im Labor hatte uns die richtige Richtung gewiesen und gezeigt, dass ein personalisierter, gezielter, präziser medizinischer Ansatz viel sinnvoller ist als eine Therapie mit einer einzelnen Tablette oder Intervention. So konnten wir das ReCODE-Programm entwickeln und nachweisen, dass es den kognitiven Abbau bei Alzheimer und dessen Vorstufen rückgängig machen kann.

Diese klinischen Erfolge bewirkten noch etwas. Normalerweise führt der Weg der biomedizinischen Forschung vom Labor in die Klinik, von der wissenschaftlichen Forschung zur medizinischen Therapie. Doch manchmal vertiefen auch klinische Erkenntnisse unsere wissenschaftlichen Einsichten. So erging es ReCODE und Alzheimer. Als immer mehr Patienten das Programm ausprobierten und damit Erfolg hatten, lernten wir, dass zwar kein einzelnes Mittel die Menge der Synapsen stützenden trophischen Faktoren im Gehirn steigern, Entzündungen hemmen, die Insulinsensitivität steigern und die anderen über dreißig Löcher im Dach flicken kann, aber die richtige Kombination von Interventionen dazu durchaus imstande ist. Dazu mussten wir herausfinden, welche der 36 beitragenden Faktoren bei einem Patienten vorlagen, und dann ein maßgeschneidertes Behandlungsprogramm erstellen, das im Wesentlichen auf Ernährung, Bewegung, Schlaf, Stressabbau und anderen Aspekten der Lebensweise beruhte.

KAPITEL 6

Das Gottesgen und die drei Arten der Alzheimerkrankheit

Der Mensch trägt in seinem Körperbau immer noch den untilgbaren Stempel seiner niedrigen Herkunft.

CHARLES DARWIN

Nun ist es Zeit, tief Luft zu holen! Nach 28 Jahren mit Zellen, die sich selbst töten, mit Genen, die das Gehirn zum Schrumpfen bringen, und mit verwirrten Fruchtfliegen und vergesslichen transgenen Mäusen verfügen wir zum ersten Mal über ein vernünftiges molekulares Bild, das zeigt, was die Alzheimerkrankheit wirklich *ist.* Also müssen wir sie auf den Prüfstand stellen. Eine wissenschaftliche Hypothese erweist sich nur dann als zutreffend, wenn sie alle Tatsachen erklärt. Was Alzheimer betrifft, lautet die wichtigste Tatsache: ApoE4 erhöht bei einem Menschen das Alzheimerrisiko. Da ApoE4 der stärkste genetische Risikofaktor für Alzheimer ist, den wir kennen, müsste unsere Hypothese ihm Rechnung tragen. Das tut sie in der Tat.

Wie ich in Kapitel 5 erklärt habe, entwickelt sich eine Alzheimerkrankheit, wenn Abhängigkeitsrezeptoren vergeblich (oder mit geringem Erfolg) nach Hormonen, Vitamin D, aus dem Gehirn stammenden neurotrophen Faktoren und vielen anderen Molekülen, die Neuronen und Synapsen unterstützen, suchen und dann das APP über den Misserfolg informieren. APP reagiert auf die schlechte Nachricht mit den vier abbauenden Memos: mit dem Quartett aus Molekülen, die Synapsen und Neuronen zerstören. ApoE4 bewirkt, dass APP dieses abbauende Quartett häufiger losschickt (nicht die beiden Memos, also die Moleküle, die die Synapsen und Neuronen unterstützen).

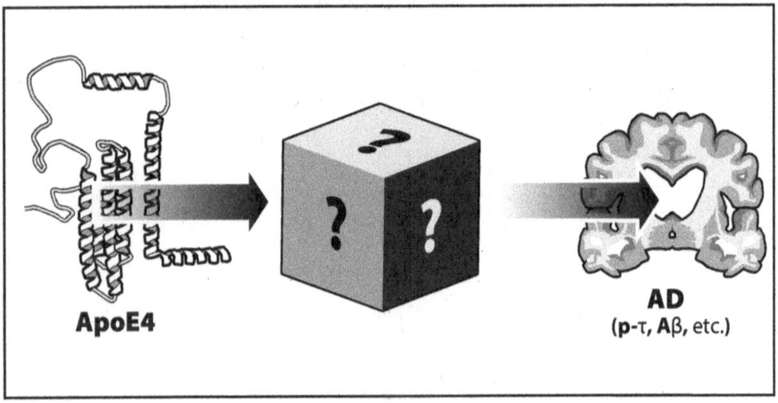

Abbildung 8. ApoE4 erhöht das Alzheimerrisiko – aber wie? Was befindet sich in der schwarzen Box zwischen dem ApoE4-Allel und der Alzheimerkrankheit?

Wie fördert ApoE4 die Produktion des zerstörerischen Quartetts und wie unterdrückt es die Bildung des gesunden Duos? Lange bevor ApoE4 mit Alzheimer in Verbindung gebracht wurde, wussten Forscher bereits, dass es Fettpartikel bei sich trägt. Sobald man ApoE4 mit Alzheimer assoziierte, wurde das Dogma verkündet, ApoE4 hemme die Entfernung der Amyloid-beta-Peptide. Da Amyloid-beta Teil der Prionenschleife ist, gilt: Je mehr davon im Gehirn vorhanden (je geringer die Säuberung) ist, desto häufiger spuckt APP das zerstörerische Quartett aus (zu dem auch Amyloid-beta gehört).

ApoE4 hemmt tatsächlich die Entfernung der Amyloid-beta-Peptide; aber wir fanden heraus, dass es auch etwas Fundamentaleres bewirkt: Es dringt auch in den Zellkern ein und bindet sich sehr effektiv an die DNS. Das zeigten unsere Studien, die Dr. Rammohan Rao leitete, der sowohl ein hervorragender Forscher als auch ein ayurvedischer Arzt ist. Ihm zur Seite standen Dr. Veena Theendakara und die Biophysikerin Clare Peters-Libeu. Es war, als würden Sie erfahren, dass Ihr Metzger – der Typ, der das Fett mit sich herumschleppt – gleichzeitig ein Senator ist, der an der Gesetzgebung des Landes beteiligt ist. In der Tat stellte sich heraus, dass ApoE4 sich an die »oberen« Regionen – Promotoren genannt – eines der 1700 verschiedenen Gene binden und dort die Produktion der assoziierten Proteine reduzieren kann. Weil das menschliche Genom, also jede Zelle, nur etwa 20 000 Gene besitzt, ist 1700 ein erheblicher Teil des Ganzen. Kein Wunder, dass ApoE4 auch an Herz- und Gefäßkrankheiten, Entzündungen und anderen Problemen beteiligt ist. Dank seiner Wirkung auf so viele Gene kann es Zellen neu programmieren!

Das ist aber nur der Anfang seiner Fähigkeiten. Einige sind für Alzheimer wichtig:

- ApoE4 hemmt das Gen, das SirT1 bildet, ein Molekül, das mit Langlebigkeit in Verbindung gebracht wird und, wie oben erwähnt, vor Alzheimer schützt. (Resveratrol, eine Verbindung im Rotwein, aktiviert das SirT1-Protein.)
- ApoE4 aktiviert NF-κB (nukleärer *Faktor* Kappa B), der Entzündungen fördert.

Deshalb wird ApoE4 mit einer verstärkten Entzündungsreaktion in Verbindung gebracht. Es unterdrückt mehrere Gene, die Entzündungen begrenzen, und feuert NF-κB an, das Entzündungen fördert.

Fassen wir zusammen: Diese Erklärung der Alzheimerkrankheit hat uns eine Menge zu sagen:

1. Woher die Alzheimerkrankheit kommt und wie sie beginnt. Sie ist die Folge einer Schutzreaktion gegen entzündliche Insulte (zum Beispiel Infektionen oder Transfette), gegen eine suboptimale Versorgung mit Nährstoffen, trophischen Faktoren und/oder Hormonen sowie gegen giftige Verbindungen (zum Beispiel Biotoxine aus Schimmel oder Bakterien), die dazu führt, dass der APP-Rezeptor – das lange Molekül, das aus den Neuronen ragt – in vier Teile, darunter Amyloid-beta, geschnitten wird, die das neurale Netzwerk verkleinern und letztlich Synapsen und Neuronen zerstören. Wenn das APP-Molekül in diese vier Teile geschnitten wird, entstehen nicht die zwei Stücke, die Synapsen unterstützen und erhalten.
2. Ihre inneren Abläufe. Die Alzheimerkrankheit ist ein Zustand des Gehirns, bei dem ein Ungleichgewicht herrscht zwischen der Reorganisation der Synapsen, die unnütz geworden sind und deren Verlust das Gehirn verschmerzen kann – das ist eine gesunde Zerstörung –, und der Erhaltung oder Bildung vorhandener oder neuer Synapsen, die das Gehirn braucht, um alte Erinnerungen zu bewahren und neue zu bilden (und um andere kognitive Funktionen aufrechtzuerhalten). Dieses Ungleichgewicht entsteht, wenn zu viele Moleküle, die vom APP abgetrennt werden, Synapsen und Neuronen vernichten (das »böse Quartett«) und zu wenige Moleküle Synapsen und Neuronen schützen (das »nützliche Duo«).
3. Wie man an Alzheimer erkrankt. Sorgen Sie durch Ihre Lebensweise dafür, dass dem Gehirn möglichst viele der 36 Faktoren zugeführt werden, die bestimmen, ob APP in das destruktive Quartett oder in das nützliche Duo geschnitten wird.

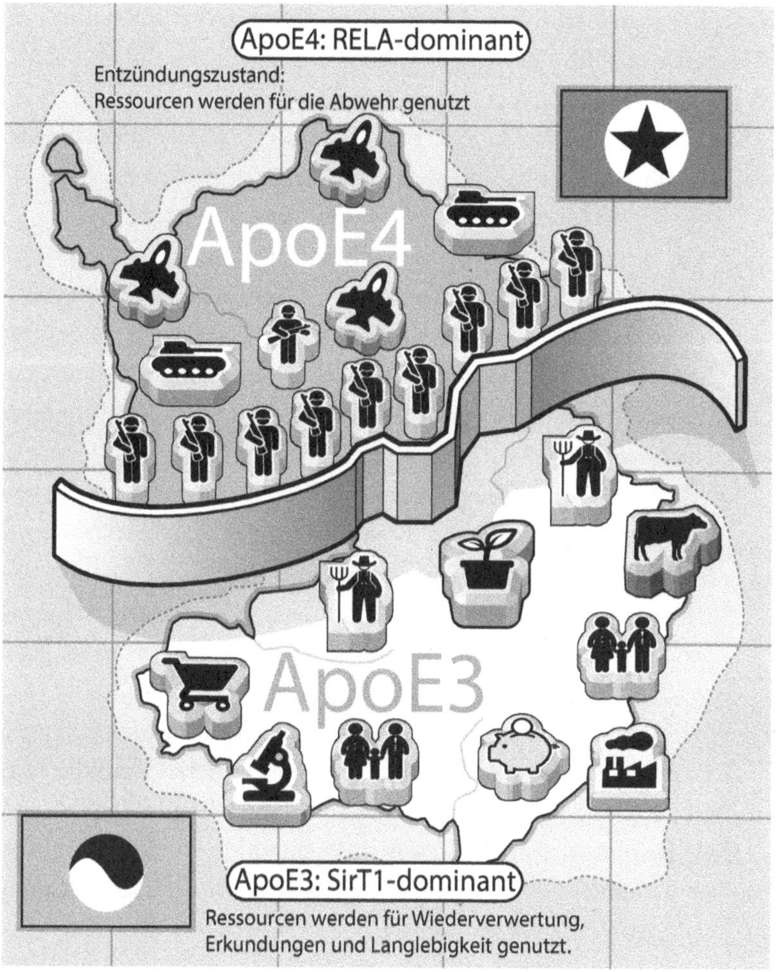

Abbildung 9. ApoE4 fördert Entzündungen, aktiviert den Entzündungsfaktor NF-κB und veranlasst dadurch die zellulären Ressourcen, die Zelle vor Eindringlingen zu schützen. ApoE3 fördert die Entzündungsreaktion weniger als ApoE4, weil das System SirT1-dominant ist, nicht NF-κB-dominant.

4. Wie man Alzheimer verhindert. Minimieren Sie durch Ihre Lebensweise die Zahl der ungünstigen Faktoren in Ihrem Gehirn. Das beschreibe ich in Kapitel 8 und 9 genauer.
5. Warum mehr als 99 Prozent der wichtigen Studien mit experimentellen Alzheimer-Medikamenten scheitern. Sie packen nur eine einzige der 36 Mitursachen der Krankheit an.
6. Wie man den Prozess zum Stillstand bringt, der zu Alzheimer führt, wenn er bereits begonnen hat. Analysieren Sie Ihren genetischen und biochemischen Status, um herauszufinden, wo Sie stehen (mehr darüber in Kapitel 7), und kümmern Sie sich dann um jeden identifizierten beitragenden Faktor, wie in Kapitel 8 und 9 beschrieben.
7. Wie man die Alzheimerkrankheit heilt, wenn sie sich bereits festgesetzt hat. Analysieren Sie Ihren genetischen und biochemischen Status, um herauszufinden, wo Sie stehen (mehr darüber in Kapitel 7), und kümmern Sie sich dann um jeden identifizierten beitragenden Faktor, wie in Kapitel 8 und 9 beschrieben.

Diese Forschungen haben eine weitere große Dividende ausgeschüttet: Sie haben nachgewiesen, dass Alzheimer keine einzelne Krankheit ist, sondern aus drei unterscheidbaren Syndromen besteht.

Diese neue Auffassung von der Alzheimerkrankheit – sie ist die Folge eines programmierten Abbaus von Synapsen und Neuronen als Reaktion auf einen Mangel an Molekülen, die bewirken, dass der Abhängigkeitsrezeptor so geschnitten wird, dass er die Gesundheit der Neuronen und Synapsen fördert – eröffnet uns zum ersten Mal die Möglichkeit, den Prozess umzukehren. Wir lernen daraus, dass es nicht genügt, Amyloid-beta zu reduzieren (dafür haben Pharmaunternehmen Milliarden von Dollar ausgegeben), es sei denn, wir identifizieren und entfernen die Ursachen der Amyloid-Produktion. Wer einfach nur Amyloid entfernt, zerreißt nur eines der vier abbauenden Memos. Das mag zwar den Abbau ein wenig verzögern, aber die anderen drei Memos werden dennoch verschickt und das Gehirn kümmert sich nicht um die tiefere Ursache des Problems, sondern nur um die Reaktion auf sie.

Nun ist es Zeit, zu den ersten Schritten des ReCODE-Programms zurückzukehren und herauszufinden, an welcher der drei Arten von Alzheimer Sie erkrankt oder für welchen Typ Sie genetisch anfällig sind. Dann können Sie ein optimales persönliches Programm zusammenstellen, um Ihr Risiko zu minimieren oder, wenn Sie bereits erkrankt sind, wieder gesund zu werden. Der erste Schritt besteht also darin, zu bestimmen, mit welchem der drei wichtigen Alzheimer-Subtypen oder mit welchem Vorläufer Sie es zu tun haben: heiß und entzündlich, kalt und atrophisch oder heimtückisch und giftig.

Typ 1 ist entzündlich (heiß). Er kommt häufiger bei Menschen vor, die Träger von einem oder zwei ApoE4-Allelen sind. Deshalb sind oft ganze Familien davon betroffen. Er zeigt, wie eng Alzheimer mit unserer Existenz als Menschen verwoben ist. Vor fünf bis sieben Millionen Jahren kam es bei unseren auf Bäumen lebenden Vorfahren, den Ahnen der Schimpansen und des *Homo sapiens*, zu einigen wenigen Veränderungen oder Mutationen in der DNS. Sie führten zur Entwicklung des modernen Menschen. Überraschend ist, dass diese Mutationen auch Gene betrafen, die mit Entzündungen zusammenhängen, also mit dem Prozess, der Herz- und Gefäßkrankheiten, Arthritis und viele andere Krankheiten begünstigt, aber auch das Altern selbst. (Eine Entzündung ist der Prozess, den viele Menschen mit Fischöl, Babyaspirin oder einer entzündungshemmenden Kost zu bekämpfen versuchen.) Warum entpuppen sich so viele der Gene, die uns von anderen Primaten unterscheiden – die uns also typisch menschlich machen –, als entzündungsfördernd? Gute Frage.

Caleb »Tuck« Finch, ein Professor für Neurobiologie des Alterns an der University of Southern California, glaubt eine Antwort zu haben. Seiner Meinung nach waren Entzündungen für unsere Vorfahren ein

Vorteil, als sie die Bäume verließen und durch die Savanne streiften. Entzündungen, die, wie bereits erwähnt, Teil der Immunreaktion auf fremde Eindringlinge sind, ermöglichten es unseren Ahnen zu überleben, obwohl sie auf Dung tappten, Stacheln in den Füßen hatten, rohes Fleisch voller Keime aßen und verwundet wurden, wenn sie auf die Jagd gingen oder gegeneinander kämpften. In all diesen Situationen schützt eine ordentliche Entzündungsreaktion vor lebensbedrohenden Infektionen.

Wenn wir altern, fördern Entzündungen jedoch Herz- und Gefäßkrankheiten, Arthritis und andere Leiden – einschließlich Alzheimer. Dieser Zielkonflikt wird antagonistische Pleiotropie genannt: Eine Mutation macht uns in jungen Jahren robuster, jedoch auf Kosten der Lebenserwartung. Angeblich ist ApoE das wichtigste der entzündungsfördernden Gene, die der Sprung vom Schimpansesein zum Menschsein beeinflusste. Seit Anbeginn der Menschheit vor relativ kurzer Zeit hatte ApoE nur einen »Geschmack«, nur ein einziges Allel, Epsilon 4 oder ApoE4 genannt. Millionen Jahre lang besaßen also alle Menschen zwei ApoE4-Kopien, eines von jedem Elternteil geerbt. Genau das ist der Zustand, der uns ein sehr hohes Alzheimerrisiko beschert. Da von diesen Vormenschen kein Gehirn erhalten ist, wissen wir auch nicht, ob viele von ihnen tatsächlich an Alzheimer erkrankten; aber das ist unwahrscheinlich, weil nur wenige dieser Vormenschen lange genug lebten und weil ihre Lebensweise viele der 36 Löcher flickte: Sie bewegten sich viel mehr, aßen viel weniger einfache Kohlenhydrate, hatten keine Fabriknahrungsmittel und waren viel seltener Giften ausgesetzt.

Dann, vor nur 220 000 Jahren, führte kosmische Strahlung oder eine chemische Mutation oder schlichter Zufall zu ApoE3. Wenn die Mutation sich in den Genen eines glücklichen Eies oder Spermiums abspielte, wurde sie an die Nachkommen weitergegeben, und plötzlich schwamm ein ganz neues Gen im menschlichen Genpool umher. Eine andere Mutation ereignete sich vor etwa 80 000 Jahren, und zum ersten Mal waren ein Mensch und seine Nachkommen die glücklichen Träger eines anderen Allels des ApoE-Gens, ApoE2 genannt.*

Heute besitzen die meisten Menschen zwei ApoE3-Kopien. Deshalb liegt ihr Alzheimerrisiko bei etwa 9 Prozent. Aber 25 Prozent der Amerikaner, rund 75 Millionen, sind Träger einer einzigen ApoE4-Kopie. Ihr Alzheimerrisiko beträgt etwa 30 Prozent. Und sieben Millionen besitzen zwei ApoE4-Kopien, wodurch ihr Risiko auf etwas über 50 Prozent steigt. Menschen, die von beiden Eltern ein ApoE4-Gen geerbt haben, erkranken also mit recht hoher Wahrscheinlichkeit an Alzheimer. Oft, aber nicht immer, handelt es sich um den entzündungsfördernden Subtyp.

Dieser Subtyp beginnt meist mit dem Verlust der Fähigkeit, neue Informationen zu speichern, selbst wenn alte Erinnerungen und die Fähigkeit, zu sprechen, zu rechnen, zu buchstabieren und zu schreiben, erhalten bleiben. Bei Menschen, die zwei ApoE4-Kopien besitzen, beginnen die Symptome oft Ende der Vierziger- oder Fünfzigerjahre. Wenn ein Mensch nur eine ApoE4-Kopie besitzt, stellen sich die ersten Symptome Ende seiner Fünfziger- oder Sechzigerjahre ein. Wer kein ApoE-4-Träger ist, muss in seinen Sechziger- oder Siebzigerjahren mit den ersten Symptomen rechnen. Der Hippocampus, der unsere Erfahrungen im Langzeitgedächtnis speichert, wird kleiner; aber die meisten anderen Gehirnregionen verändern sich zumindest anfangs nicht. Die Schläfen- und Scheitellappen des Gehirns, die für viele erstaunliche Funktionen zuständig sind – zum Beispiel für das Sprechen, Rechnen, Erkennen und Schreiben –, brauchen weniger Glukose, was auf eine verringerte Aktivität hindeutet. Unsere detaillierten Studien mit Patienten, die an diesem Alzheimer-Typ leiden, haben gezeigt, dass er mit mehreren vielsagenden biochemischen Markern einhergeht, die eine Laboruntersuchung enthüllt:

---

* Wissenschaftler können Mutationen datieren, indem sie untersuchen, wie stark sie sich vom vorherigen Zustand unterscheiden. In diesem Fall geht es um den Unterschied zwischen ApoE3 und ApoE2 einerseits und ApoE4 andererseits. Man weiß ungefähr, wie viele Tausend Jahre es dauert, bis es zu solchen Veränderungen kommt.

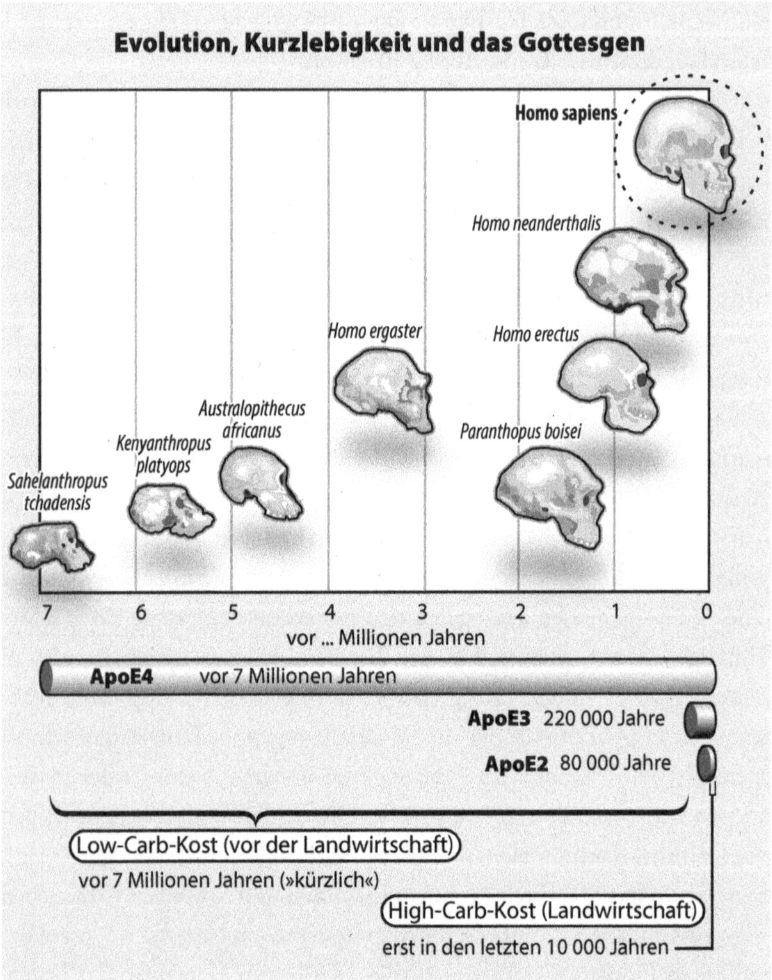

Abbildung 10. ApoE4 und die Evolution des Menschen. ApoE4 ist unser ursprüngliches ApoE. Erst vor 220000 Jahren tauchte ApoE3 auf, ApoE2 gibt es erst seit etwa 80000 Jahren.

1. Eine Zunahme des C-reaktiven Proteins, das die Leber als Teil einer Entzündungsreaktion auf Bedrohungen, zum Beispiel auf eine Infektion, herstellt.
2. Eine Abnahme im Verhältnis Albumin (ein Schlüsselprotein, das Müll einsammelt und unerwünschte Moleküle wie Amyloid und Giftstoffe beseitigt und auf diese Weise das Blut sauber hält) zu Globulin. Globulin ist ein Sammelbegriff für etwa 60 Blutproteine einschließlich der Antikörper. Dieses Verhältnis nimmt ab, wenn Entzündungen vorhanden sind.
3. Eine Zunahme des Interleukins-6, ebenfalls als Reaktion auf Entzündungen.
4. Eine Zunahme des Tumor-Nekrose-Faktors. Auch das ist ein Protein, dessen Menge als Reaktion auf Entzündungen zunimmt.

Damit einher gehen Metaboliten und Hormonstörungen wie Insulinresistenz. Die entzündliche Alzheimerkrankheit spricht auf das ReCODE-Programm am schnellsten an.

Typ 2 ist atrophisch (kalt). Dieser Typ kommt bei Menschen mit einem oder zwei ApoE4-Kopien ebenfalls häufiger vor. Die ersten Symptome treten jedoch meist etwa ein Jahrzehnt später auf als beim entzündlichen Typ. Wie der Letztere geht auch der atrophische Typ meist mit dem Verlust der Fähigkeit einher, neue Erinnerungen zu bilden, selbst wenn die Fähigkeit zu sprechen, zu schreiben und zu rechnen erhalten bleibt. Anzeichen für eine Entzündung gibt es nicht. Die Entzündungsmarker können sogar niedriger sein als normal. Stattdessen geht die allgemeine Versorgung der Synapsen verloren:

1. Die Hormonspiegel sind meist zu niedrig. Das gilt für die Schilddrüsenhormone, die Nebennierenhormone sowie Östrogen, Progesteron, Testosteron und Pregnenolon.

2. Der Vitamin-D-Spiegel ist häufig zu niedrig.
3. Es kann zu einer Insulinresistenz kommen. Bisweilen ist der Insulinspiegel zu niedrig.
4. Der Homocysteinspiegel kann hoch sein. (Beim Typ 1 kann der Homocysteinspiegel ebenfalls erhöht sein.)

Dieser Typ spricht auf eine Behandlung meist langsamer an als der entzündliche Typ.

> Einer 75 Jahre alten Psychiaterin fiel es äußerst schwer, sich an neue Informationen zu erinnern, und ihr Zustand verschlimmerte sich im Laufe von zwei Jahren. Sie hatte keine Probleme mit Organisieren, Rechnen, Anziehen oder Sprechen. Ein PET-Scan zeigte typische Anzeichen für Alzheimer. Das Volumen ihres Hippocampus befand sich nur auf der 16. Perzentile und bei der Online-Evaluation ihrer kognitiven Fähigkeiten erreichte sie die 9. Perzentile in ihrer Altersgruppe. Sie war ApoE4-negativ (ApoE3/3). Ihr Blutbild zeigte einen Mangel an Vitamin D, Pregnenolon, Progesteron, Östradiol, freiem T3 (Schilddrüsenhormon) und Vitamin B12 sowie erhöhtes Homocystein. Die Diagnose lautete: milde kognitive Beeinträchtigung vom Typ 2, also Prä-Alzheimer).
>
> Sie begann mit dem ReCODE-Programm und bemerkte im Laufe der folgenden zwölf Monate eine deutliche Besserung. Ihre kognitive Evaluation stieg von der 9. auf die 97. Perzentile. Ihr Mann sagte, ihr Gedächtnis sei vorher »katastrophal«, dann »lausig« gewesen und habe sich nun »normalisiert«. Ein neuer Bluttest zeigte Verbesserungen beim Vitamin D, Progesteron, Östradiol, T3, Vitamin B12 und Homocystein.

Manchmal kommen die Alzheimer-Typen 1 und 2 gleichzeitig vor. Dann weisen die Betroffenen die Entzündungssymptome des Typs 1 auf und zusätzlich die verringerte Unterstützung für die Synapsen, die ein Kennzeichen des Typs 2 ist. Diese Kombination ist so häufig, dass sie einen eigenen Typ verdient: Typ 1,5 ist glykotoxisch (süß):

1. Der Blutzuckerspiegel ist chronisch erhöht. Die Folge sind eine Veränderung mehrerer Proteine (Glykierung oder Glykation genannt) und Entzündungen wie beim Typ 1.
2. Die erhöhte Insulinsekretion als Reaktion auf den hohen Blutzuckerspiegel führt zu Insulinresistenz. Dann wirkt Insulin nicht mehr gut als neurotrophes Molekül. Dieser Mangel an trophischer Unterstützung ist charakteristisch für den Typ 2.
3. Die Typen 1 und 2 und ihre Kombination sind die Folge des Abbauprogramms, das ich oben beschrieben habe. Dabei kommt es zu einem Ungleichgewicht zwischen der Produktion und der Zerstörung von Synapsen. Der Typ 3 ist hingegen ganz anders (siehe unten).

Typ 3 ist toxisch (heimtückisch). Dieser Subtyp kommt meist bei Menschen vor, die Träger des häufigen ApoE3-Allels sind, nicht des ApoE4-Allels. Er wird meist nicht vererbt. Wenn ein Verwandter an Alzheimer erkrankt, dann meist nach dem achtzigsten Lebensjahr. Der toxische Subtyp stellt sich in relativ jungem Alter ein, die Symptome meist Ende vierzig bis Anfang sechzig, oft nach großem Stress. Den Anfang machen meist nicht Gedächtnisschwäche, sondern kognitive Störungen, die mit Rechnen, Sprechen oder Organisieren zu tun haben. Wenn die Typen 1 und 2 für den strategischen Abbau einer Firma stehen – das Gehirn zerstört Synapsen schneller, als es sie bildet –, dann gleicht dieser Typ dem Beschuss des Gebäudes mit Granaten: Alles ist bedroht. Infolgedessen verliert der Patient nicht nur neuere Erinnerungen, sondern auch alte (das betrifft nicht nur das episodische Gedächtnis, also die Erinnerung an einzelne Tatsachen und Ereignisse im Leben, sondern auch das Gedächtnis, das wir brauchen, um komplexe Aufgaben, zum Beispiel

Bridge spielen, und einfache Aufgaben, zum Beispiel sprechen, zu lösen). Menschen mit diesem Alzheimer-Subtyp haben oft Schwierigkeiten mit Mathematik (darum fällt es ihnen schwer, Trinkgelder zu berechnen oder Rechnungen zu verstehen), Wortfindung, Rechtschreibung oder Lesen. Psychiatrische Folgen, etwa Depression und Aufmerksamkeitsdefizite, treten ebenfalls häufig auf.

Molly, 55 Jahre alt, klagte seit zwei Jahren über kognitiven Abbau. Er begann mit Problemen im Umgang mit Zahlen. Sie konnte kein Trinkgeld berechnen und keine Rechnungen bezahlen. Einige Monate später musste sie um Hilfe bitten, als sie einen Förderantrag schreiben wollte. Bevor diese Probleme sich einstellten, litt sie unter starkem Stress: Firmenpleiten, Ärger in der Familie und im Beruf, vier Episoden von Anästhesie, gefolgt vom Beginn der Wechseljahre. Sie baute schnell ab und hatte bald ein schlichtes, kindliches Gemüt. Dennoch konnte sie sich die Namen aller 28 Kinder auf dem Spielplatz in der Schule ihres Sohnes merken. Demenz kam in ihrer Familie nicht vor. Beim MoCa-Test erreichte sie 19 von 30 Punkten, was auf einen starken kognitiven Abbau hindeutete. Ein MRT-Scan enthüllte einen globalen Masseverlust des Gehirns, zu groß für ihr Alter. Mehrere Bereiche mit erhöhter FLAIR-Sensitivität (FLAIR steht für *fluid-attenuated inversion recovery*; dabei wird das Flüssigkeitssignal des Gehirnwassers unterdrückt) waren in der subkortikalen und periventrikulären weißen Substanz zu sehen. Außerdem war das Kleinhirn geschrumpft, das von Alzheimer meist verschont bleibt. Trotzdem wurde in ihrer Gehirn-Rückenmarks-Flüssigkeit Alzheimer festgestellt: Phospho-Tau war erhöht, Aβ42 verringert.

Sie war ApoE3/3-Trägerin, das C-reaktive-Protein war mit 1,4 ein wenig erhöht, das Albumin-Globulin-Verhältnis mit 1,57 niedrig, das Hämoglobin A1c mit 5,3 Prozent normal, das Nüchtern-Insulin mit 4,5 normal, TSH mit 2,14 leicht erhöht, das freie T3 mit 4,2 normal, das freie T4 mit 1,0 normal, das Progesteron mit unter 0,21 niedrig, das Östradiol mit 3 niedrig, das 17-Hydroxypregnenolon mit 14 niedrig, das Kortison am Morgen mit 9 und das Vitamin D mit 22 niedrig. Ihr Serumkupfer war mit 101 normal, Zink mit 56 sehr niedrig und das Kupfer-Zink-Verhältnis mit 1,8:1 hoch. Diese Ergebnisse lassen darauf schließen, dass sie an einer leichten Entzündung litt, wahrscheinlich auch an Nebennierenerschöpfung, suboptimaler Schilddrüsenfunktion und niedrigem Vitamin-D-Spiegel. Zudem war der Zinkspiegel sehr niedrig und das Kupfer-Zink-Verhältnis deutlich erhöht.

Von den drei Gruppen sprachen diese Typ-3-Patienten auf unser ursprüngliches Programm am schlechtesten an. Das war einer der wichtigsten Gründe dafür, dass wir das komplexere ReCODE-Programm entwickelten. Zusammen mit ihrer sehr untypischen Alzheimersymptomatik – bei fast allen bestand zunächst der Verdacht, dass sie an einer anderen Erkrankung litten (zum Beispiel an Frontotemporaldemenz oder an vaskulärer Demenz), ehe die Untersuchung der Rückenmarksflüssigkeit oder ein PET-Scan die Ärzte zwang, die Diagnose »Alzheimer« zu stellen – stellte sich die entscheidende Frage, was diese unorthodoxe Form der Alzheimerkrankheit verursacht. Die Antwort konnte Folgen für Millionen von Patienten haben. Was konnte diese seltsame Alzheimer-Form, diese willkürlich ablaufende Degeneration antreiben?

Einen faszinierenden Hinweis gaben die umfangreichen Bluttests, eben jene, die die Versicherungen für überflüssig und die meisten Ärzte für unwichtig hielten. Viele, wenngleich nicht alle dieser Patienten mit Alzheimer vom Typ 3 hatten auffallend wenig Zink im Blutserum. Zudem hatten viele einen Triglyceridspiegel, der im Vergleich zum Cholesterinspiegel unverhältnismäßig niedrig war. Wir entdeckten, dass dieser dritte Alzheimer-Typ seine eigenen Biomarker hat:

1. Er schädigt viele Gehirnregionen, nicht nur oder nicht nur hauptsächlich den Hippocampus. MRT-Scans zeigen, dass Regionen überall im Gehirn geschrumpft sind.

2. Ein spezieller MRT-Befund namens FLAIR (viele kleine weiße Flecken auf dem Tomogramm) zeigt häufig Nervenentzündungen und undichte Gefäße.
3. Bei diesen Patienten ist oft der Zinkspiegel niedrig und der Kupferspiegel erhöht. Deshalb ist das Kupfer-Zink-Verhältnis hoch. Dieses Verhältnis sollte etwa 1 betragen, das heißt, von beiden sollten etwa 100 Mikrogramm pro Deziliter vorhanden sein. Viele Patienten mit diesem Subtyp haben jedoch etwa 50 Mikrogramm pro Deziliter Zink im Serum, während der Kupfergehalt bei bis zu 170 Mikrogramm pro Deziliter liegt. Deshalb ist das Verhältnis viel höher als 1.
4. Bei Patienten mit diesem Subtyp 3 wird anfangs oft etwas anderes als Alzheimer diagnostiziert, zum Beispiel Frontotemporaldemenz, Depression oder eine »atypische Alzheimerkrankheit«. Aber die abnormen PET-Scans und die Untersuchung der Rückenmarkflüssigkeit (falls eine Lumbalpunktion vorgenommen wird) zeigen, dass sie tatsächlich an Alzheimer erkrankt sind.
5. Auch hormonelle Störungen treten auf und stören das System, das auf Stress reagiert. Es besteht aus dem Hypothalamus, der Hypophyse an der Gehirnbasis und den Nebennieren, die oben auf den Nieren sitzen (zusammen bilden sie die HHN-Achse). Das macht sich auch bei Bluttests bemerkbar: Kortison, das reverse T3, das freie T3 sowie Pregnenolon, Östradiol und Testosteron sind in zu geringen Mengen vorhanden. Andere hormonelle Störungen sind ebenfalls möglich. Im Blut finden sich giftige Chemikalien in zu großen Mengen, zum Beispiel Quecksilber oder Mykotoxine aus Schimmelpilzen. Da Quecksilber in den Knochen und im Gehirn gespeichert wird, ist ein Bluttest nicht immer aussagekräftig. Deshalb sollte man für den Test einen Chelatbildner verwenden, der das Quecksilber aus dem Gewebe zieht. Dann ist der Quecksilbergehalt des Urins in den folgenden sechs Stunden oft abnorm hoch, was auf eine hohe Quecksilberbelastung des Gewebes hindeutet.

Die Schulmedizin behauptet, giftige Chemikalien seien nicht die Ursache der Alzheimerkrankheit. Die amerikanische Alzheimer-Gesellschaft erklärte zum Beispiel: »Nach den besten verfügbaren wissenschaftlichen Erkenntnissen besteht kein Zusammenhang zwischen Zahnfüllungen aus Silber und Alzheimer.« Andererseits gibt es dokumentierte Fälle, in denen die Entfernung von Amalgamfüllungen – die etwa 50 Prozent Quecksilber und 15 Prozent Zinn plus Silber enthalten – den Zustand von Alzheimerpatienten verbessert hat. Zur Verwirrung tragen zudem Studien bei, die bestreiten, dass Amalgamfüllungen das Alzheimerrisiko erhöhen, während andere Studien das Gegenteil behaupten.[1]

Ist es möglich, dass giftige Substanzen wie Quecksilber zumindest bei einigen »atypischen« Formen von Alzheimer eine Rolle spielen, wenn die Patienten Schwierigkeiten beim Sprechen und Rechnen haben, bevor das Gedächtnis nachlässt? Wir haben alle von Karzinogenen gehört, von Chemikalien, die Krebs verursachen können, aber sind wir auch *Dementogenen* ausgesetzt, die möglicherweise kognitiven Abbau verursachen? Ich begann, Ehepartner, andere Angehörige und Patienten mit dieser Form von Alzheimer zu befragen. Zu meiner Überraschung waren *alle* einem Gift ausgesetzt. Einer war in Toms River, New Jersey, aufgewachsen, wo giftige Chemikalien, die eine Farb- und Kunststofffabrik heimlich abgelagert hatte, ins Trinkwasser gelangten. Bei Kindern traten dort Krebscluster auf. Ein anderer hatte eine Schwester, die als Kind an Leukämie erkrankt war. Er hatte jahrelang in einer Chemiefabrik gearbeitet und dort regelmäßig starke Dämpfe eingeatmet – und die Chemikalien, die sie verursachten. Zwei andere Patienten hatten in Häusern gelebt, die stark von Schimmel befallen waren. Eine Patientin hatte beruflich mit Abwässern zu tun gehabt, und mehrere andere hatten ungewöhnlich oft mit Amalgam gearbeitet. Deshalb hielt ich es für wichtig, bei dieser Patientengruppe empfindliche Tests vorzunehmen, um giftige Chemikalien aufzuspüren, obwohl solche Tests nicht üblich sind, wenn bei Patienten eine Alzheimerkrankheit vermutet wird.

Karl, 55, litt seit einem Jahr an kognitiven Störungen, die sich verschlimmerten. Er war sein Leben lang ein Ass im Umgang mit Zahlen gewesen; doch nun kam er kaum noch mit seinem Bankkonto zurecht. Früher war er ein vorzüglicher Berufspokerspieler gewesen; jetzt konnte er sich nicht an die Karten erinnern. Oft benutzte er ein falsches Wort oder ein Wort, das er gar nicht hatte benutzen wollen, und er rief andere Leute bei falschem Namen. Außerdem fiel es ihm schwer, aufmerksam zu bleiben. Wenn er sich ein Basketballspiel anschaute, vergaß er, welche Mannschaft in Ballbesitz war. Manchmal rasten seine Gedanken und gelegentlich war er leicht depressiv. In seiner Familie gab es keine Alzheimerpatienten.

Ein PET-Scan zeigte ein Muster, das typisch für Alzheimer war, wenn auch noch in milder Form. Die Diagnose lautete daher »milde kognitive Beeinträchtigung« (ein Alzheimer-Vorstadium) und außer einer jährlichen Untersuchung wurden keine weiteren Tests und keine Therapie vorgeschlagen. Später stellte sich heraus, dass er ApoE4-negativ war (ApoE3/3).

Als Karl mich konsultierte, empfahl ich ihm, sich auf Schwermetalle, auch auf Quecksilber, und auf Mykotoxine (Gifte aus Schimmelpilzen, zum Beispiel Aflatoxin, Ochratoxin, Gliotoxin und Trichothecene) testen zu lassen. Das Labor stellte fest, dass Karls Blut den höchsten Quecksilbergehalt aufwies, der in den letzten Jahren gemessen worden war. Karl sprach sehr gut auf die Behandlung seiner Quecksilbervergiftung an. Nicht nur seine kognitiven Fähigkeiten verbesserten sich, sondern auch sei Pokerspiel.

Die drei Alzheimer-Typen entsprechen den drei Prozessen, die APP veranlassen, die vier abbauenden Memos zu verschicken: Entzündung (Typ 1), Verlust der trophischen Unterstützung (Typ 2) und giftige Substanzen (Typ 3). Sie spiegeln die drei Hüte wider, die das Multitalent Amyloid-beta trägt, ein Abkömmling des APP. Amyloid-beta ist Teil der Entzündungsreaktion, es kann Mikroben bekämpfen (deshalb hilft es dem

Körper, Infektionen zu bekämpfen) und es reagiert auf eine Unterversorgung mit Hormonen, Vitaminen, Nährstoffen und anderen unterstützenden (trophischen) Faktoren, indem es die eher entbehrlichen Synapsen abbaut. Und es ist Teil der Schutzreaktion auf Gifte, zum Beispiel indem es sich sehr fest an Metalle wie Quecksilber und Kupfer bindet.

Tabelle 1. Merkmale des Alzheimer-Typs 3 (aus Bredesen, Aging, 2016, 3)

Merkmale	Bemerkungen
Merkmale	Bemerkungen
Symptome beginnen vor 65.	Symptome beginnen oft in den Fünfzigern oder Ende vierzig.
Meist ApoE4-negativ.	Meist ApoE3/3.
Keine familiäre Belastung oder Beginn der Symptome in viel höherem Alter als bei dem Patienten.	Die wenigen Patienten mit familiärer Belastung sind oft ApoE4-Träger.
Symptome treten oft etwa zur Zeit der Meno- oder Andropause auf.	Der Hormonstatus hängt offenbar eng mit Typ-3-Alzheimer zusammen.
Depression geht dem kognitiven Abbau voraus oder begleitet ihn.	Depression geht oft mit einer Störung der HHN-Achse einher (Hypothalamus, Hypophyse, Nebennieren).
Kopfschmerzen sind ein Frühsymptom, manchmal das erste.	Kopfschmerzen kommen bei Vergiftungen häufig vor.
Gedächtniskonsolidierung ist weder das erste noch das vorherrschende Symptom.	Typische Symptome sind unter anderem Defizite beim Planen, Problemlösen, Organisieren, Konzentrieren; die Unfähigkeit, mit Zahlen umzugehen; Sprechschwierigkeiten oder Sprachverlust; Sehstörungen; Probleme bei erlernten Fertigkeiten, z. B. beim Anziehen.
Beginn oder Verschlimmerung durch starken Stress (z. B. Arbeitslosigkeit, Scheidung, familiäre Veränderungen) und Schlafstörungen.	Das Ausmaß der Dysfunktion wird von Stress und Schlafstörungen ebenfalls stark beeinflusst.

Merkmale	Bemerkungen
Mykotoxine oder Metalle (z. B. anorganisches Quecksilber im Amalgam oder organisches Quecksilber in Fischen oder beides.	Die Giftbelastung lässt sich mit Blut- und Urintests feststellen.
Diagnose »chronisches Entzündungsreaktionssyndrom« (CERS) mit kognitivem Abbau.	Kognitiver Abbau kommt beim CERS häufig vor.
PET-Scan deutet auf Veränderungen im Gehirn hin, die bei den meisten Alzheimerpatienten nicht vorkommen.	FDG-PET zeigt verminderten Glukose-Stoffwechsel im Temporal- und Parietallappen, selbst im Frühstadium der Krankheit. MRI zeigt allgemeine Schrumpfung des Kortex und des Kleinhirns, besonders bei milder FLAIR-Überempfindlichkeit (Flüssigkeitssignal des Gehirnwassers wird unterdrückt).
Niedriger Serum-Triglyceridspiegel oder niedriges Triglycerid-Gesamtcholesterin-Verhältnis.	Triglyceride oft um 50.
Niedriger Serum-Zinkspiegel (< 75 mcg/dl oder RBC-Zink-Spiegel oder Kupfer-Zink-Verhältnis < 1,3).	Kupfer-Zink-Verhältnis sollte 1,0 betragen. Werte > 1,3 gehen mit kognitivem Abbau einher.
Störung der HHN-Achse mit niedrigem Pregnenolon-, DHEA-S- und/oder morgendlichem Kortison-Spiegel.	Hormonstörungen kommen bei diesem Alzheimer-Typ häufig vor.
Hoher Serum-C4a-, TGF-β1-Spiegel oder niedriger MSH-Spiegel (Melanozyten stimulierendes Hormon).	Diese Tests deuten auf Belastung mit Biotoxinen hin, z. B. mit Mykotoxinen.
HLA-DR/DQ, verbunden mit mehreren Biotoxin-Überempfindlichkeiten oder pathogenspezifischer Überempfindlichkeit.	Dieser Gentest lässt darauf schließen, dass Sie besonders empfindlich auf Biotoxine reagieren. Er ist bei etwa 25 Prozent aller Menschen positiv.

Diese drei Funktionen des Amyloids und die Alzheimer-Typen, die mit jeder dieser Funktionen zusammenhängen, führen dazu, dass die Entfernung des Amyloids wahrscheinlich sehr unterschiedliche Wirkungen auf Alzheimer hat, je nach dem Typ, an dem ein Patient leidet. Wenn Amyloid-beta aus dem Gehirn eines Patienten entfernt wird, der am entzündlichen Subtyp erkrankt ist, kann das negative Folgen haben, sofern die Entzündungsreaktion sich gegen Mikroben richtet. Wird es aus dem Gehirn eines Patienten entfernt, der am atrophischen Subtyp leidet, kann das theoretisch das Fortschreiten der Krankheit hemmen (etwa so, wie wenn ein Geschäftsführer entlassen wird, die Ausgaben aber nicht gesenkt werden); doch letztlich kann ein weniger geordneter Abbau die Folge sein, bei dem wichtige kognitive Funktionen verlorengehen. Diese Bedenken gelten auch für den (glykotoxischen, »süßen«) Typ 1,5, weil dieser eine Kombination des Typs 1 und des Typs 2 ist. Wird Amyloid aus dem Gehirn eines Patienten mit dem toxischen Subtyp entfernt, kann das zu erheblichen Problemen führen, wenn er dem Gift weiterhin ausgesetzt ist, denn ein Teil der schützenden Reaktion geht dabei verloren.

Die Entdeckung der drei Alzheimer-Subtypen hat weitreichende Folgen für die praktische Therapie. Um Menschen wirklich zu helfen, die bereits an Alzheimer oder Prä-Alzheimer erkrankt sind, und um Erkrankungen bei gefährdeten Menschen zu verhindern, müssen wir wissen, welche Faktoren, die zum kognitiven Abbau beitragen, vorhanden sind. Dann müssen wir uns mit jedem Einzelnen befassen.

TEIL III

Analyse und personalisierte Therapie

KAPITEL 7

Die »Kognoskopie« – Wo stehen Sie?

Manchmal ist ein ordentlicher Sturz notwendig, damit wir wirklich wissen, wo wir stehen.

HAYLEY WILLIAMS

Wir alle wissen, dass wir eine Darmspiegelung machen lassen sollten, wenn wir 50 werden. Das ist eine hervorragende Methode, um präkanzeröse Läsionen im Dickdarm oder Enddarm zu entdecken und dem Krebs vorzubeugen. Aber was ist mit dem Gehirn? Um kognitiven Abbau zu verhindern, sollten alle Menschen über 45 sich einer »Kognoskopie« unterziehen, bei der alle Faktoren analysiert werden, die zum Abbau beitragen oder das Risiko dafür vergrößern könnten.

Sie können kein Problem lösen, von dem Sie nichts wissen. Wenn Sie also kognitiven Abbau verhindern oder heilen wollen, müssen Sie zuerst herausfinden, wo genau Sie stehen, das heißt, für welchen der drei großen Feinde (Entzündung, suboptimale Hormon- und Nährstoffspiegel, Gifte) Sie anfällig sind. Nur dann können Sie bestimmen, was zu tun ist, um die kognitiven Funktionen zu verbessern. Die Bluttests, die Ihnen das sagen, sind immer leichter verfügbar, oft ohne Rezept vom Arzt.

Bei Menschen mit kognitiven Symptomen wie Gedächtnisstörungen sind oft zehn bis 25 Laborwerte, die mit der Gehirnfunktion zu tun haben, nicht optimal. Wer noch keine Symptome hat, aber gefährdet ist, hat meist drei bis fünf suboptimale Werte.

Im Spätstadium von Alzheimer sind so viele Neuronen und Synapsen verlorengegangen, dass die Beseitigung der Ursachen den kognitiven Abbau nicht immer umkehren kann. (Wir haben vor Kurzem Verbesserungen bei Patienten festgestellt, die niedrige MoCA-Werte hatten, manche sogar nur einen Wert von 1. Das ist ein sehr spätes Stadium. Doch das sind Ausnahmen.) In solchen Fällen ist das kognitive Pferd bereits aus dem neurologischen Stall geflohen. Zum Glück gibt es trotzdem ziemlich gute Möglichkeiten, Alzheimer nicht nur zu verhindern, sondern sogar zu heilen, und zwar während der symptomfreien Phase, die etwa ein Jahrzehnt dauern kann, während der subjektiven kognitiven Beeinträchtigung, die mehrere Jahre dauern kann, und sogar während der milden bis moderaten Alzheimer-Phase. Je früher die Ursachen des Synapsenverlustes und des kognitiven Abbaus erkannt und beseitigt werden, desto größer sind natürlich die Chancen, eine ausgewachsene Alzheimerkrankheit und sogar eine milde kognitive Beeinträchtigung zu verhindern und eine erstaunliche Besserung zu erreichen.

Bevor ich auf jeden Faktor eingehe, den wir analysieren müssen, möchte ich die Ratschläge, die ich meinen Patienten gebe, mit dem üblichen medizinischen Verfahren vergleichen. Ich werde aus Notizen zitieren, die ein bekannter Neurologe während einer Abklärungsuntersuchung anfertigte. Dieser Arzt ist auf Alzheimer spezialisiert und praktiziert in einem der besten akademischen Zentren für Alzheimer-Forschung und -Therapie im Land: »MRT des Gehirns und vollständiger Bluttest, Stoffwechselprofil, Schilddrüsenhormone, B_{12}. Ich bat den Patienten und seine Frau, seine Probleme im Umgang mit Geld,

Medikamenten und Fahrzeugen im Auge zu behalten. Ich verordnete 5 Milligramm Donepezil zwei Mal am Tag.«

In dieser »Goldstandard«-Analyse fehlen:

- ***Genetik:*** Der ApoE4-Status und Dutzende von anderen Genen, die das Alzheimerrisiko vergrößern, werden nicht erwähnt.
- ***Entzündung:*** Dieser Schlüsselparameter bei Alzheimer wurde nicht untersucht.
- ***Infektionen:*** Obwohl sich die Hinweise für den Zusammenhang zwischen Alzheimer und mehreren Infektionen schnell häufen, wurde der Patient nicht darauf getestet. Es geht um das Herpes simplex-1-Virus, Borrelien (Lyme-Krankheit), P. gingivalis (eine Mundbakterie), mehrere Pilze und andere.
- ***Homocystein:*** Diese Aminosäure, die Gehirnatrophie und Alzheimer mitverursacht, wurde nicht gemessen.
- ***Nüchtern-Insulinspiegel:*** Dieser wichtige Biomarker für Insulinresistenz, die bei Alzheimer vorkommt, wurde nicht einmal erwähnt.
- ***Hormonstatus:*** Die Hormonspiegel, die für eine optimale Gehirnfunktion notwendig sind, wurden nicht ermittelt. Die Schilddrüsenfunktion wurde zwar untersucht, aber die wichtigsten Schilddrüsentests wurden versäumt.
- ***Vergiftungen:*** Weder Quecksilber noch Mykotoxine wurden untersucht.
- ***Immunsystem:*** Es spielt bei Alzheimer eine entscheidende Rolle, vor allem das angeborene Immunsystem, der evolutionär ältere Teil, der auf Infektionen zuerst reagiert. Es wurde nicht untersucht.
- ***Mikrobiom:*** Bakterien und andere Mikroben leben im Darm, im Mund, in der Nase und in den Nebenhöhlen. Der Sammelbegriff dafür ist Mikrobiom. Es wurde nicht einmal erwähnt.
- ***Blut-Hirn-Schranke:*** Sie ist bei Alzheimer oft abnorm, wurde aber weder untersucht noch erwähnt.

- *Body-Mass-Index:* Dieser bekannte Risikofaktor bei Alzheimer und für die Gesundheit des Gehirns im Allgemeinen wurde nicht erwähnt. (Dieser Patient hatte einen BMI von 33; er war also übergewichtig und sein Gewicht lag weit über dem Optimum für die kognitive Gesundheit.)
- *Prädiabetes:* Ebenfalls eine Mitursache für Alzheimer, die nicht einmal erwähnt wurde.
- *Volumenmessungen:* Die MRT wurde zwar überprüft, um strukturelle Abnormitäten auszuschließen, aber ein wichtiger Test, der das Volumen mehrerer Gehirnregionen misst, wurde versäumt. Er wäre eine einfache und sehr wichtige Ergänzung zur MRT. Wenn wir wissen, welche Teile des Gehirns schrumpfen, ist es einfacher herauszufinden, ob ein Patient an Alzheimer erkrankt ist, welcher Subtyp am wahrscheinlichsten ist und ob die Prognose günstig oder ungünstig ist. Eine allgemeine Atrophie ist beispielsweise häufiger beim Alzheimer-Typ 3 (Vergiftung) anzutreffen, während die Atrophie sich bei Typ 1 und Typ 2 meist auf den Hippocampus beschränkt.
- *Gezielte Behandlung:* Der Arzt verordnete ein Medikament, ohne zu wissen, ob der Patient wirklich an Alzheimer erkrankt war.

Was die Analyse und Behandlung des kognitiven Abbaus anbelangt, ist der derzeitige Zustand wahrhaft traurig:

- Patienten suchen oft keinen medizinischen Rat, weil sie gehört haben, man könne ohnehin nichts tun. Sie fürchten den Verlust des Führerscheins, das Stigma einer Diagnose und den Verlust eines langfristigen Versicherungsschutzes.
- Hausärzte überweisen Patienten oft nicht an Gedächtniskliniken, weil sie gelernt haben, dass es keine wirksame Therapie gibt. Deshalb verordnen sie meist nur Donepezil (Aricept), oft ohne eindeutige Diagnose.

- Fachärzte unterziehen die Patienten häufig anstrengenden neuropsychologischen Tests, die Stunden dauern, teuren Scans und wiederholten Lumbarpunktionen und haben ihnen dann als Therapie wenig oder nichts zu bieten.

Wir können es viel besser machen. Wir *müssen* es viel besser machen, wenn wir den kognitiven Abbau bei Alzheimer und bei subjektiver oder milder kognitiver Beeinträchtigung umkehren wollen. In diesem Kapitel finden Sie die Stoffwechselanalyse, mit der Sie ermitteln können, welche Faktoren Ihren kognitiven Abbau antreiben, sei es eine subjektive oder milde kognitive Beeinträchtigung oder sei es irgendein anderes Stadium von Alzheimer.*

Homocystein

Ein hoher Homocysteinspiegel ist eine wichtige Mitursache bei Alzheimer.** Denken Sie daran, dass es zu Alzheimer kommt, wenn die Signale im Gehirn, die zur Bildung von Synapsen führen, von Signalen übertönt werden, die einen Umbau oder Abbau von Synapsen auslösen. Von den drei Ursachen des Synapsenverlustes – Entzündung, fehlende trophische (die Synapsen unterstützende) Faktoren und Gifte – ist Homocystein ein Marker der ersten und der zweiten Ursache.

Homocystein nehmen wir auf, wenn wir Nahrungsmittel essen, die Methionin enthalten, zum Beispiel Nüsse, Rindfleisch, Lammfleisch, Käse, Truthahn, Schweinefleisch, Fisch, Schalentiere, Sojaprodukte, Eier, Milchprodukte und Bohnen.

---

* Die weitaus meisten Fälle von kognitivem Abbau sind die Folge eines neurodegenerativen Prozesses, aber einige wenige haben andere Ursachen, zum Beispiel einen Gehirntumor. Vor der hier empfohlenen Stoffwechselanalyse sollten Sie daher Ihren Arzt bitten, diese Möglichkeit mit einem MRT- oder CAT-Scan auszuschließen.

** Ebenso bei Herz- und Gefäßkrankheiten, Schlaganfällen und sogar einigen Krebstypen.

Die Aminosäure Methionin wird in Homocystein umgewandelt und dieses wird entweder zu Cystein abgebaut oder wieder in Methionin umgewandelt. Für diese Umwandlung brauchen wir Vitamin B_{12}, Vitamin B_6, Folat und die Aminosäure Betain. Wenn Sie diese Moleküle in ausreichender Menge zu sich nehmen, brauchen Sie sich über Homocystein keine Sorgen zu machen. Wenn dies jedoch (wie bei den meisten Menschen) nicht der Fall ist, steigt Ihr Homocysteinspiegel und schädigt die Blutgefäße und das Gehirn. Jeder Wert über 6 Mikromol je Liter kann gefährlich sein, und je höher der Homocysteinspiegel ist, desto größer ist das Risiko.[1] Manche Menschen können zwar einen chronisch hohen Homocysteinspiegel ertragen, ohne an Alzheimer zu erkranken; trotzdem ist Homocystein eine mögliche Mitursache für den kognitiven Abbau und vor allem für das Schrumpfen des Hippocampus. Je höher der Wert über 6 steigt, desto schneller schrumpft der Hippocampus.

> Teris Vater war dement und nach seinem Tod zeigte eine Autopsie, dass er an klassischer Alzheimerkrankheit gelitten hatte. Teri war ihr Leben lang aufgeweckt und erfolgreich gewesen. Sie war eine gute Langstreckenläuferin und Schriftstellerin, als sie mit 65 zu mir kam. Mit 60 Jahren hatte sie bemerkt, dass ihre Konzentration und ihr Gedächtnis nachließen. Wegen ihrer familiären Belastung und ihrer Symptome veranlasste ich einen Gentest, der enthüllte, dass sie ApoE4-positiv war. Ihr Homocysteinspiegel lag bei 16 Mikromol je Liter Blut. Sie begann mit dem ReCODE-Programm und innerhalb von drei Monaten ging es ihr besser. Doch nach sechs Monaten war ihr Homocysteinspiegel nur auf 11 gefallen und ihr Hausarzt sagte: »Ich kann nichts mehr tun, um ihn weiter zu senken.« Wie sich herausstellte, hatte sie angefangen, Cyanocobalamin (Vitamin B12) einzunehmen anstatt Methylcobalamin (Methyl-B12). Außerdem nahm sie Folat anstatt Methyltetrahydrofolat und Pyridoxin anstatt Pyridoxal-5-Phosphat. Als sie diese drei aktiveren Formen einnahm, sank ihr Homocysteinspiegel

auf 7. Jetzt befolgt sie das Programm seit vier Jahren. Sie ist aufgeweckt und aktiv und ein PET-Scan zeigte vor Kurzem nur einen kleinen Fleck, der auf Amyloid hindeutete.

ZIEL: Homocystein unter 7 Mikromol.

Vitamin B_6, Vitamin B_{12} und Folat

Damit Ihr Homocysteinspiegel optimal niedrig bleibt, brauchen Sie die Vitamine B_6, B_9 (Folat) und B_{12} in ausreichender Menge, jeweils in der aktiven Form. Pyridoxal-5-Phosphat (P5P) ist die aktive Form von Vitamin B_6, Methylcobalamin ist eine aktive Form von Vitamin B_{12} und Methylfolat ist eine aktive Form von Vitamin B_9. Wenn Sie Ihr Blut auf Vitamin B_{12} untersuchen lassen, werden Sie sehen, dass die »normalen« Werte zwischen 200 und 900 Picogramm je Milliliter liegen. Das ist eines der vielen Beispiele dafür, dass Ärzte Werte, die eindeutig suboptimal sind, für normal halten.

Beim Vitamin-B_{12}-Wert sehen Sie vielleicht eine Anmerkung, in der es heißt, dass »normale« Werte zwischen 200 und 350 zu Krankheiten wie Anämie und Demenz führen können! Deshalb dürfen Sie sich nicht mit einem »normalen« Vitamin-B_{12}-Spiegel von 300 begnügen; Sie müssen einen Wert über 500 anstreben.

Viele Ärzte verordnen einen Methylmalonsäure-Test, anstatt auf Vitamin B_{12} testen zu lassen, denn wenn das Vitamin B_{12} abnimmt, steigt der MMS-Gehalt. Ein hoher Wert kann daher ein Indiz für Vitamin-B_{12}-Mangel sein und der MMS-Test ist empfindlicher als der Vitamin-B_{12}-Test. Der MMS-Test ist eine gute Ergänzung zum Vitamin-B_{12}-Test; da seine Ergebnisse jedoch ziemlich variabel sind, ist es besser, ihn neben dem Vitamin-B_{12}-Test zu verwenden, nicht an seiner Stelle.

Beim Folat liegt der »normale« Wert zwischen 2 und 20 Nanogramm je Milliliter. Aber auch hier sollten Sie sich nicht mit dem unteren Bereich der Norm begnügen. Streben Sie 10 bis 25 an.

Was Vitamin B_6 anbelangt, sollten Sie sowohl den unteren Bereich der Norm (30–50 Nanomol je Liter) als auch den oberen (über 110 Nanomol je Liter) meiden, da ein hoher Wert giftig für bestimmte periphere Nerven sein kann, vor allem für die Nerven, die Berührungs- und Druckempfindungen weiterleiten und Ihnen mitteilen, wo Ihre Arme und Beine sich befinden. Streben Sie 60 bis 100 Nanomol je Liter an und nehmen Sie P5P ein, um diesen Wert zu erreichen.

ZIEL: Vitamin B_{12}: 600–1500 pg/ml, Folat: 10–25 ng/ml, Vitamin B_6: 60–100 mcg/l

Insulinresistenz

Ein hoher Insulin- und ein hoher Blutzuckerspiegel sind zwei der wichtigsten Risikofaktoren für Alzheimer. Vielleicht haben Sie bereits in einem der vielen guten Bücher über dieses Thema gelesen, dass Zucker ein Gift ist, das süchtig macht. Das ATF (*Bureau of Alcohol, Tobacco, Firearms and Explosives*) sollte eigentlich ATFS heißen und Zucker auf seine Liste der überwachten Substanzen setzen, weil ein hoher Zuckerkonsum zahlreiche Schäden verursacht. Der menschliche Körper ist nicht dafür geeignet, mehr als etwa 15 Gramm Zucker am Tag zu verarbeiten, viel weniger als eine einzige Limonade enthält (40 bis 100 Gramm, je nach Größe); aber unser Essen ist mit Zucker überladen. Das gilt für Limonaden und Süßigkeiten ebenso wie für süße Getreideflocken, gesüßten Joghurt und sogar Brot.

Wenn Sie Nahrungsmittel mit hohem glykämischem Index essen – nicht nur Zucker, sondern auch stärkehaltige Produkte wie Weißbrot, weißen Reis, Kartoffeln und Backwaren –, schüttet Ihr Körper große Mengen Insulin aus, um den Blutzuckerspiegel in den Griff zu bekommen, denn dieser selbst hat eine giftige Wirkung, wenn er zu hoch ist. Das schadet den Zellen in mehrfacher Hinsicht. Erstens werden die Zellen gegen die ständige Insulinflut ebenso unempfindlich wie Berufspendler gegen hupende Autos: Wenn etwas ständig vorhanden ist, reagieren Sie nicht mehr darauf. Insulinresistenz ist nicht nur eine Mitursache des Diabetes Typ 2, der Fettleber und des metabolischen Syndroms, sondern auch der Alzheimerkrankheit. Das Insulinsignal ist eines der wichtigsten Signale für das Überleben der Neuronen. Insulin bindet sich an den Insulinrezeptor und löst Signale aus, die die Neuronen unterstützen. Ein chronisch hoher Insulinspiegel dämpft diese Signale. Das ist jedoch nicht der einzige Zusammenhang zwischen einem chronisch hohen Insulinspiegel und Alzheimer. Der Körper baut Insulin ab, nachdem es seine Aufgabe erfüllt hat. Dafür benutzt er Enzyme, unter anderem das IDE (Insulin abbauendes Enzym oder Insulysin). IDE baut aber auch Amyloid-beta ab und wenn IDE völlig damit beschäftigt ist, Insulin abzubauen, kann es kein Amyloid-beta abbauen. Dann nimmt die Amyloidmenge zu und trägt zu Alzheimer bei.

Ein hoher Blutzuckerspiegel führt aber nicht nur zu einem chronisch hohen Insulinspiegel. Glukose koppelt an viele Arten von Proteinen an, wie Schiffhalter (kleine Fische) sich an Haie heften, und stört ihre Funktionen. Hämoglobin A1c ist ein einfaches Maß für eines der vielen veränderten Moleküle. Diese trampenden Glukosemoleküle machen biochemische Prozesse durch und produzieren Endprodukte fortgeschrittener Glykierung (AGE), die auf verschiedene Weise Schaden anrichten. 1. Da die Proteine mit dem AGE für das Immunsystem anders aussehen, bildet es Antikörper gegen körpereigene Proteine und löst Entzündungen aus. 2. AGE binden sich an ihren eigenen Rezeptor, RAGE genannt (Rezeptor für AGE), was ebenfalls Entzündungen hervorruft. 3. AGE produzieren freie Radikale, und diese instabilen reaktiven Moleküle beschädigen alles, was sie antreffen, zum Beispiel die DNS und die Zellmembranen. 4. Die veränderten

Proteine beschädigen Blutgefäße und verringern dadurch die Nährstoffversorgung des Gehirns (was zu Alzheimer Typ 2 beiträgt) und machen die Blut-Hirn-Schranke durchlässig (was zu Alzheimer Typ 1 beiträgt).

Aus allen diesen Gründen ist es äußerst wichtig, dass Sie Ihren Blutzucker- und Insulinstatus kennen. Ihr Nüchtern-Insulinspiegel sollte 4,5 oder weniger betragen, Ihr Nüchtern-Blutzuckerspiegel 90 oder weniger, Ihr Hämoglobin-A1c-Wert weniger als 5,6 Prozent.

> Katrina, 66, litt an Gedächtnisstörungen und war geistig nicht mehr so aufgeweckt wie früher. Sie fand ihr Auto auf Parkplätzen nicht mehr, erkannte Menschen nicht mehr, die sie früher getroffen hatte, und verlor oft den Gedankenfaden, was sie bei der Arbeit behinderte. Außerdem fielen ihr häufig nicht die richtigen Worte ein. Bluttests enthüllten mehrere Stoffwechselstörungen, unter anderem hohen Nüchtern-Blutzucker 121 Milligramm je Deziliter, was auf Prädiabetes hindeutete, Hämoglobin A1c 5,6 Prozent, Nüchtern-Insulin 4,2 und Kortison morgens 24,3 (was auf Stress hindeutete und zum hohen Blutzuckerspiegel beitrug). Sie begann mit dem ReCODE-Programm und vier Monate später waren alle Symptome verschwunden und der Stoffwechselstatus hatte sich verbessert. Der Nüchtern-Blutzucker war mit 108 noch nicht optimal, aber eindeutig besser. Hämoglobin A1c betrug 5,5 Prozent, Nüchtern-Insulin 3,4 und Morgen-Kortison 21.

ZIEL: Nüchtern-Insulin 4,5 mU/l oder weniger, Hämoglobin A1c unter 5,6 Prozent, Nüchtern-Blutzucker 70 bis 90 mg/dl

Entzündung, Alterung und Alzheimer

Zwischen Entzündungen und der Alzheimerkrankheit besteht ein unmittelbarer Zusammenhang. Wenn Sie schon einmal die Polizei gerufen haben, mussten Sie sich darauf verlassen, dass sie die Guten von den

Bösen unterscheiden kann, dass sie die Bösen schnappt und dann ins Revier zurückkehrt. Stellen Sie sich nun vor, dass die Polizei Ihr Stadtviertel nie verlässt, dass Sie in einem Polizeistaat leben, in dem ständig geschossen wird und immer wieder Menschen sterben – und wo man nicht zwischen den Guten und den Bösen unterscheiden kann. Genau das passiert den meisten von uns, weil unser Immunsystem – unsere innere Polizei – sich nie ganz zurückzieht. Die daraus resultierende (wenn auch leichte) Entzündung führt zu Herz- und Gefäßkrankheiten, Krebs, Arthritis, beschleunigter Alterung – und Alzheimer. Die Beweise dafür, dass Entzündungen zur Alzheimerkrankheit beitragen, sind überwältigend. Das chronisch aktivierte Immunsystem ist nicht nur überaktiv im Allgemeinen, sondern es greift manchmal auch körpereigene Gewebe an.

Viele Angreifer können diese innere Polizei herbeirufen: Infektionen (durch Viren, Bakterien oder Pilze), freie Radikale, AGE, Traumen wie Blutergüsse, Verstauchungen und Knochenbrüche, beschädigte Proteine oder Lipide, zum Beispiel oxidiertes LDL (*low-density lipoprotein*, Lipoprotein geringer Dichte), und vieles andere.

Die Reaktion der inneren Polizei ist erstaunlich, meist sehr effektiv (deshalb sind Sie noch am Leben!) und kompliziert.

Es gibt mehrere wichtige Messwerte für Entzündungen:

1. ***Das C-reaktive Protein:*** CRP wird von der Leber als Reaktion auf jede Art von Entzündung hergestellt. Wichtig für Sie ist das hs-CRP, das hochsensitive CRP, weil der übliche CRP-Test oft nicht präzise zwischen optimal und leicht abnorm unterscheiden kann. Ihr hs-CRP sollte unter 0,9 Milligramm je Deziliter liegen. Wenn es höher ist, sollten Sie die Ursache der Entzündung ermitteln. Mögliche Ursachen sind zu viel Zucker und andere einfache Kohlenhydrate oder schlechte Fette (zum Beispiel Transfette), ein durchlässiger Darm (mehr dazu später), Glutensensitivität, schlech-

te Mundhygiene, bestimmte Gifte und vieles andere. Dann müssen Sie die Ursache beseitigen und das hs-CRP erneut messen.

2. ***Das Verhältnis Albumin zu Globulin im Blut (A/G-Verhältnis):*** Das ist ein ergänzendes Maß für Entzündungen. Es sollte mindestens 1,8 betragen.
3. ***Das Verhältnis Omega-6- zu Omega-3-Fettsäuren in den roten Blutkörperchen:*** Beide Fettsäurearten sind wichtig für die Gesundheit, aber Omega-6-Fettsäuren fördern Entzündungen, während Omega-3-Fettsäuren sie hemmen. Das Verhältnis sollte unter 3, aber nicht unter 0,5 liegen (unter 0,5 steigt das Risiko für Blutungen).
4. ***Interleukin-6 (IL-6) und Tumornekrosefaktor alpha (TNF-α):*** Ihre innere Polizei benutzt mehrere Zuteiler, um ihre Reaktion zu koordinieren. Man nennt sie Zytokine. Zwei der vielen Zytokine, die beim entzündlichen Alzheimer-Typ erhöht sein können, sind IL-6 und der TNF-α.

Ziel: hs-CRP unter 0,9 mg/dl, Albumin 4,5 g/dl oder höher, A/G-Verhältnis 1,8 oder höher
Optionale Ziele: Omega-6 zu Omega 3 0,5 bis 3,0, IL-6 unter 3 pg/ml, TNF-α unter 6,0 pg/ml

Vitamin D_3

Eine verringerte Vitamin-D-Aktivität hängt mit kognitivem Abbau zusammen. Vitamin D wandert durch das Blut und durch das Gewebe wie WLAN-Signale und dringt in die Zellen ein. Dort bindet es sich an ein Molekül namens Vitamin-D-Rezeptor (VDR), sodass es auch in den Zellkern gelangt (der Ihre DNS enthält) und über 900 Gene aktiviert. Einige dieser Gene beeinflussen den Knochenstoffwechsel, andere hemmen die Tumorbildung und manche – sehr wichtig für ReCODE – sind unentbehrlich für die Bildung und den Erhalt von Synapsen. Diese Gene und das Vitamin D, das sie aktiviert, tragen dazu bei, dass zwischen der Bildung und dem Abbau von Synapsen ein Gleichgewicht besteht. Bei Vitamin-D-Mangel werden die richtigen Gene nicht korrekt aktiviert.

Sonnenlicht wandelt ein Cholesterinmolekül namens 7-Dehydrocholesterin in eine inaktive Form von Vitamin D um, die dann in die aktive Form umgewandelt wird.

Früher dachten die Ärzte, ein 25-Hydroxycholecalciferol-Serumspiegel (eine inaktive, aber am häufigsten gemessene Form) von 20 bis 30 Nanogramm je Milliliter sei gesund. Ich rate Ihnen, 50 bis 80 Nanogramm je Milliliter anzustreben. Sie können Ihre optimale Dosis an Vitamin D (es wird meist als Vitamin D_3 eingenommen) wie folgt ermitteln: Subtrahieren Sie Ihren derzeitigen Wert (zum Beispiel 20) von Ihrem Ziel (zum Beispiel 50) und multiplizieren Sie die Differenz (30) mit 100, um die Dosis zu erhalten: 3000 IE (Internationale Einheiten).

Ziel: Vitamin D_3 (gemessen als 25-Hydroxycholecalciferol) 50 bis 80 ng/ml

Der Hormonstatus – umstritten, aber äußerst wichtig

Das Wort *Hormon* ist vom griechischen Wort *horman* abgeleitet, das »antreiben« oder »in Bewegung versetzen« bedeutet. Diese Signalmoleküle werden in Drüsen produziert, zum Beispiel in der Hypophyse, und werden dann vom Blut an einen anderen Ort befördert, etwa in die Nebennieren. Viele Hormone sind für optimale kognitive Funktionen äußerst wichtig, vor allem, weil sie die Synapsenbildung und -erhaltung fördern. Wenn ihr Blutspiegel sinkt, lassen die kognitiven Funktionen nach, weil mehr Synapsen abgebaut als gebildet werden.

Der Schilddrüsenstatus

Eine optimale Funktion der Schilddrüse ist für optimale kognitive Funktionen unerlässlich und eine suboptimale Funktion der Schilddrüse kommt bei Alzheimer häufig vor. Die Schilddrüsenhormone gleichen dem Gaspedal in Ihrem Auto: Je stärker Sie darauf drücken, desto schneller arbeiten Ihre Zellen, was den Stoffwechsel betrifft. Sie können das Tempo Ihres Stoffwechsels messen, indem Sie Ihre Basaltemperatur bestimmen. Schütteln Sie ein Fieberthermometer nach unten und legen Sie es auf den Nachttisch, wenn Sie schlafen gehen. Bevor Sie am nächsten Morgen aufstehen, stecken Sie das Thermometer 10 Minuten in eine Achselhöhle. Dann sollte es 36,6 bis 36,8 Grad anzeigen. Wenn der Wert tiefer ist, leiden Sie wahrscheinlich an einer Unterfunktion der Schilddrüse.

Die Geschwindigkeit Ihres Zellstoffwechsels beeinflusst auch Ihre Reflexe. Bei einer Unterfunktion der Schilddrüse sind die Reflexe langsam. Man kann sie mit einem Gerät namens Thyroflex messen, das in manchen Arztpraxen vorhanden ist. Es zeichnet die Geschwindigkeit des Supinatorreflexes (der Supinator beugt die Arme) genau auf. Wenn die Schilddrüse nicht richtig arbeitet, dann werden dieser und alle anderen Reflexe langsamer.

Weil die Schilddrüsenfunktion die Geschwindigkeit des Stoffwechsels beeinflusst, hat sie auch Einfluss auf die Herzfrequenz und die geistige Klarheit und darauf, wie lange Sie schlafen, ob Ihnen kalt oder warm ist, ob Sie leicht zunehmen, ob Sie depressiv werden und vieles andere. Bei den meisten Menschen, die an Demenz, subjektiver kognitiver Beeinträchtigung oder milder kognitiver Beeinträchtigung leiden, arbeitet die Schilddrüse suboptimal. Deshalb ist es äußerst wichtig, den Schilddrüsenhormon-Status zu kennen. Dafür misst man das freie T3 (das aktive T3), das freie T4, das reverse T3 und das TSH (das schilddrüsenstimulierende Hormon).

Warum so viele? Die meisten Ärzte prüfen nur TSH, aber dieser Test allein kann eine suboptimale Schilddrüsenfunktion bei vielen Patienten nicht identifizieren.

TSH wird von der Hypophyse als Reaktion auf den Befehl des TRH (des Thyrotropin freisetzenden Hormons) produziert. Das TRH stellt der Hypothalamus her. Wenn die Schilddrüsenfunktion nachlässt, sollte der TSH-Wert steigen und die Schilddrüse anweisen, mehr Schilddrüsenhormone zu erzeugen. Ein hoher TSH-Spiegel kann also ein Indiz für eine Unterfunktion der Schilddrüse sein. Ein »normaler« TSH-Spiegel liegt zwischen 0,4 und 4,2 Milliunits je Liter (mU/l), aber alles über 2,0 ist bedenklich.

Tatsächlich können Sie jedoch trotz einer suboptimalen Schilddrüsenfunktion einen normalen TSH-Wert haben. Darum empfehle ich, weitere Schilddrüsenhormone zu überprüfen:

- Freies T3: Das ist das aktive, aber kurzlebige Schilddrüsenhormon. Das Molekül verschwindet schon nach einem Tag (natürlich werden ständig neue Moleküle gebildet). Der optimale Wert liegt zwischen 3,2 und 4,2, gemessen in Picogramm je Milliliter (pg/ml).
- Freies T4 ist im Wesentlichen das gespeicherte Hormon; es überlebt etwa eine Woche. Der optimale Wert liegt zwischen 1,3 und 1,8.
- Das reverse T3 hemmt die Aktivierung der Schilddrüse. Darum ist das Verhältnis zwischen freiem T3 und reversem T3 eines der wichtigsten Maße für die Schilddrüsenfunktion. Die Menge an reversem T3 steigt bei Stress; dann hemmt das reverse T3 die Wirkung des T3. Das Verhältnis sollte mindestens 20 betragen.

Optimum: TSH unter 2,0 mU/l, freies T3 3,2 bis 4,2 pg/ml, reverses T3 unter 20 ng/dl, freies T3 x 100 : reverses T3 über 20, freies T4 1,3 bis 1,8 ng/dl

Östrogene und Progesteron

Die Bedeutung der Östrogene – Östradiol, Östriol und Östron – und des Progesterons für die kognitiven Funktionen bleibt umstritten. Aber es gibt klare Hinweise darauf, dass sie eine Rolle spielen. Wie oben erwähnt, bindet sich Östrogen an seinen Rezeptor und aktiviert ein Enzym namens Alpha-Sekretase oder ADAM10, das APP so spaltet, dass es das nützliche Duo aus sAPPα und αCTF aussendet. Östrogen ist also ein wichtiger Faktor bei der Vorbeugung gegen Alzheimer. Studien der Mayo-Klinik belegen, dass Frauen, deren Ovarien im Alter von 40 Jahren entfernt wurden (bisweilen, weil bei ihnen ein genetisches Krebsrisiko besteht) und die auf eine Hormonersatztherapie verzichten, ein doppelt so hohes Alzheimerrisiko haben.[2] Doch nicht nur Östrogene und Progesteron sind wichtig, sondern auch das Verhältnis Östradiol zu Progesteron; denn ein hoher Wert hängt mit kognitiven Störungen (»Brain Fog«) und Gedächtnisschwäche zusammen.

> Diane, eine 55 Jahre alte Rechtsanwältin, hatte seit vier Jahren an schweren Gedächtnisstörungen gelitten, die immer schlimmer wurden. Mehrere Male hatte sie den Herd angelassen, als sie das Haus verließ; sie vergaß Verabredungen und beraumte mehrere Besprechungen zur selben Zeit an. Da sie kaum etwas länger als ein paar Minuten behalten konnte, zeichnete sie Gespräche auf und machte sich ausführliche Notizen auf Ihrem iPad (leider vergaß sie danach das Passwort, um sie zu öffnen). Ihre Bemühungen, aus beruflichen Gründen Spanisch zu lernen, scheiterten. Sie konnte ihren Beruf nicht mehr ausüben. Oft fragte sie ihre Kinder, ob sie bestimmte Dinge für den Haushalt mitgebracht hätten, um dann zu hören,

dass sie den Kindern nichts aufgetragen hatte. Häufig stockte sie mitten in einem Satz und es dauerte lange, bis sie jemandem antwortete, selbst bei alltäglichen Gesprächen. Eines ihrer Kinder sagte: »Ich ging ins College und als ich nach Hause kam, war die Person, die meine Mutter gewesen war, nicht mehr da.«

Als Diane zu mir kam, betrug ihr Homocystein 9,8; CRP war mit 0,16 normal; Vitamin D mit 46 ziemlich gut; Hämoglobin A1c mit 5,3 ebenfalls gut; Östradiol mit 275 normal; Progesteron mit 0,4 niedrig (daher war das Verhältnis Östradiol zu Progesteron mit 687,5 viel zu hoch); Insulin mit 2,7 gut; das freie T3 mit 3,02 ziemlich gut; das freie T4 mit 1,32 ebenfalls gut und TSH mit 2,04 grenzwertig hoch.

Nach fünf Monaten ReCODE bemerkte Diane eine Besserung. Nach zehn Monaten – vier Monate nachdem sie ihr Östradiol-Progesteron-Verhältnis optimiert hatte – war sie fast ganz geheilt. Sie braucht ihr iPad nicht mehr, um sich Notizen zu machen oder Gespräche aufzuzeichnen. Sie konnte wieder arbeiten, lernte Spanisch und begann, sich in ein neues juristisches Fachgebiet einzuarbeiten. Sie hörte nicht mehr mitten im Satz zu sprechen auf und wusste wieder, worum sie ihre Kinder gebeten hatte.

ZIEL: Östradiol 50–250 pg/ml, Progesteron 1–20 ng/ml, Östradiol zu Progesteron 10:100 (entsprechend der Symptome optimieren)

Testosteron

Das Geschlechtshormon Testosteron, das bei Männern und Frauen vorhanden ist, wenn auch bei Männern in größerer Menge, fördert das Überleben der Neuronen. Bei Männern auf dem niedrigsten Quintil in Bezug auf den Testosteronspiegel ist das Alzheimerrisiko erhöht.

ZIEL: Gesamttestosteron 500–1000 ng/dl, freies Testosteron 6,5–15 ng/dl

Kortison, Pregnenolon und Dehydroepiandrosteron (DHEA)

Stress, der in unserer total vernetzten, überproduktiven, ständig leistungsorientierten Welt allgegenwärtig zu sein scheint, ist eine der Hauptursachen des kognitiven Abbaus. Kurze stressige Phasen, über die wir hinwegkommen, sind weniger problematisch als chronischer, nie abgebauter Stress, an dem so viele Menschen leiden.

Stress aktiviert die HHN-Achse (die Hypothalamus-Hypophysen-Nebennieren-Achse), die ich oben erwähnt habe. Der Hypothalamus produziert den CRF (ein Hormon, das Kortikotropin freisetzt), der seinerseits die Hypophyse anregt, ACTH (adrenokortikotropes Hormon) ans Blut abzugeben. ACTH weist die Nebennieren an, Kortison und andere mit Stress zusammenhängende Hormone freizusetzen. Ein hoher Kortisonspiegel schädigt die Neuronen, vor allem im Hippocampus. Deshalb ist chronischer Stress eine wichtige Mitursache für Schäden des Hippocampus und daher für den kognitiven Abbau, besonders für Gedächtnisstörungen.

Chronischer Stress kann zu Störungen der HHN-Achse führen (das wurde früher Nebennierenschwäche genannt; tatsächlich ist aber die gesamte Achse gestört). Wenn das geschieht, erzeugen die Nebennieren nicht genug Stresshormone, um Belastungen wie Infektionen, Giftstoffe oder Schlafmangel zu bewältigen. Sie werden dann sehr anfällig für diese Stressoren, was den kognitiven Abbau verschlimmert. Zudem kann ein schneller Rückgang des Kortisonspiegels zum Verlust von Neuronen im Hippocampus führen.

Pregnenolon ist das Mutterhormon, aus dem alle anderen Nebennierenhormone gebildet werden: Geschlechtshormone wie Östradiol und Testosteron sowie Stresshormone wie Kortison und Dehydroepiandrosteron (DHEA). Bei starkem Stress wird Pregnenolon verbraucht, um Stresshormone herzustellen; für Geschlechtshormone in optimaler Menge steht dann nicht mehr genug Pregnenolon zur Verfügung. Die Folge ist, dass den Betroffenen sowohl Pregnenolon als auch Geschlechtshormone fehlen. Das ist der Grund dafür, dass unser Interesse am Sex drastisch nachlässt, wenn wir unter starkem Stress stehen. Pregnenolon fördert das Gedächtnis und unterstützt die Neuronen. Deshalb ist Pregnenolonmangel ein Risikofaktor für kognitiven Abbau.

DHEA ist wie Pregnenolon ein »Neurosteroid«, das die Stressreaktion unterstützt. Es wird meist als DHEA-Sulfat gemessen. Kortison, Pregnenolon und DHEA-Sulfat kann man einfach im Blut oder Speichel messen, und wenn etwas Verdächtiges entdeckt wird, kann man weitere Tests veranlassen, für die man 24 Stunden lang Urin sammeln muss. Bluttests sind jedoch in den meisten Fällen ausreichend, um herauszufinden, ob die Hormonspiegel für die kognitiven Funktionen suboptimal sind.

Ziel: Kortison (morgens) 10–18 mcg/dl, Pregnenolon 50–100 ng/dl, DHEA-Sulfat 350–430 mcg/dl bei Frauen und 400–500 mcg/dl bei Männern

Metalldetektion – nicht nur auf Flughäfen

Vulkan und Atlas – das Kupfer-Zink-Verhältnis

Zu viel Kupfer und zu wenig Zink hängen mit Demenz zusammen. Professor George Brewer von der University of Michigan hat die Wirkungen von Kupfer und Zink auf die kognitiven Funktionen sein ganzes Berufsleben lang studiert und herausgefunden, dass die meisten Menschen an Zinkmangel und Kupferüberschuss leiden. Das ist vor allem in den Industrieländern ein Problem, vielleicht deshalb, weil Wasserleitungen und manche Ergänzungsmittel Kupfer enthalten, während unser Essen wenig Zink enthält und weil wir Zink schlecht resorbieren (die Ursache ist oft ein Mangel an Magensäure, vor allem bei älteren Menschen, oder die Einnahme von Protonenpumpenhemmern wegen Reflux). Dr. Brewer weist darauf hin, dass das Altern mit Zinkmangel und die Alzheimerkrankheit mit einem sehr niedrigen Zinkspiegel zusammenhängt. Patienten mit Alzheimer Typ 3 (Vergiftung) haben oft einen sehr niedrigen Zinkspiegel (er ist meist etwa halb so hoch wie bei Gesunden) und reagieren daher empfindlicher auf Gifte wie Quecksilber und Mykotoxine aus Schimmelpilzen. Zudem stellte Dr. Brewer fest, dass Zinktabletten die kognitiven Funktionen verbessern.[3]

Da Kupfer und Zink in mehrfacher Hinsicht Konkurrenten sind – beide hemmen beispielsweise die Resorption des jeweils anderen im Darm –, führt Kupferüberschuss zu Zinkmangel. Wir brauchen aber beide, um gesund zu bleiben, und müssen daher Mangelzustände verhindern. Obwohl beide Metalle sind, unterscheiden sie sich in einem wichtigen Punkt: Zink gleicht Atlas, dem starken, stabilen griechischen Titan, während Kupfer dem römischen Feuergott Vulkan ähnelt. Das Zinkion (Zn^{++}) hat eine dritte gefüllte Atombahn, besitzt also genügend Elektronen, während Kupferionen eine unvollständige Atombahn besitzen und daher nicht gesättigt sind. Deshalb entnimmt Kupfer vielen Proteinen, in denen es enthalten ist, bereitwillig Elektronen oder schiebt ihnen welche zu und ist somit eine Quelle für freie Radikale (Moleküle mit unpaarigen Elektronen, die dem Körper und dem Gehirn schaden können). Andererseits hat Zink als Teil von über 300 Proteinen nicht die Fähigkeit, wie Kupfer Elektronen hin und her zu schieben. Deshalb erzeugt Zink keine freien Radikale und spielt daher eine starke, stabile, strukturelle Rolle.

Man schätzt, dass bis zu zwei Milliarden Menschen – fast ein Viertel der Weltbevölkerung – an Zinkmangel leiden. Das gilt vor allem für ältere Menschen und es hat Folgen, die Alzheimer widerspiegeln. Da Zink zum Beispiel wichtig für die Herstellung, Speicherung und Freisetzung von Insulin ist,[4] schwächt Zinkmangel das Insulinsignal – eines der Hauptsymptome bei Alzheimer. Bei Zinkmangel steigt zudem die Zahl der Autoantikörper, was Entzündungen fördert; oxidative Schäden nehmen zu, wir altern schneller, hormonelle Signale und Neurotransmittersignale werden schwächer und wir werden empfindlicher für Giftstoffe.

Das alles ist typisch für Alzheimer, aber es trägt auch ohne eine voll entwickelte Krankheit zum kognitiven Abbau bei.

Der Kupfer- und der Zinkblutspiegel sollten jeweils bei etwa 100 Mikrogramm je Deziliter liegen, was zu einem Verhältnis von 1:1 führt. Ein Wert von 1,4 oder höher wird mit Demenz in Verbindung gebracht. Obwohl das Kupfer zum größten Teil an Proteine gebunden ist, etwa an Ceruloplasmin, ist es nützlich, das freie (nicht an Proteine gebundene) Kupfer zu bestimmen. Das geht ganz einfach, wenn Sie das Dreifache des Ceruloplasmins subtrahieren. Angenommen, Sie haben einen Kupferwert von 120 und einen Ceruloplasminwert von 25. Dann beträgt der Gehalt an freiem Kupfer in Ihrem Körper etwa 120 minus 75 = 45, was zu hoch ist – er sollte unter 30 liegen.

Die Messung des Zinkgehalts in den roten Blutkörperchen ist präziser als die Bestimmung des Serumgehalts; er sollte 12 bis 14 Milligramm je Liter betragen.

ZIEL: Kupfer-Zink-Verhältnis 0,8–1,2, Zink 90–110 mcg/dl (oder Zink in den roten Blutkörperchen 12-14 mg/l)
ZUSÄTZLICHES OPTIONALES ZIEL: Kupfer minus 3 Mal Ceruloplasmin: 30 oder niedriger

Magnesium in den roten Blutkörperchen und Ayurveda

Magnesium ist unentbehrlich für die Gehirnfunktion. Wenn Sie an Alzheimer erkrankt sind, das meist die Hippocampi und den benachbarten entorhinalen Kortex zuerst und am stärksten schädigt, mangelt es diesen gedächtnisfördernden Strukturen (einem Hippocampus in der linken und einem in der rechten Hirnhälfte) wahrscheinlich an Magnesium. Um einen für die Gehirnfunktion optimalen Magnesiumspiegel zu erreichen, brauchen Sie in der Regel ein Ergänzungsmittel, wie Dr. Guosong Liu vom MIT (jetzt an der Universität Tsinghua) nachgewiesen hat.

In einer klinischen Studie stellten er und seine Kollegen fest, dass die kognitiven Fähigkeiten zunehmen, wenn man einem Patienten Magnesium zusammen mit einem Derivat der Aminosäure Threonin verabreicht.[5]

Als Guosong mich an der UCLA besuchte, sinnierten wir über die Ironie der Methoden, die wir anwandten. Guosong, der in China aufgewachsen war, hatte eine gezielte molekulare Monotherapie entwickelt – einen »westlichen« Ansatz. Ich war in den USA aufgewachsen und hatte ein vielschichtiges Programm entwickelt, das gut zur traditionellen chinesischen Therapie oder zum Ayurveda passen würde.

Wie beim Zink erhalten Sie ein genaueres Ergebnis, wenn Sie den Magnesiumgehalt Ihrer roten Blutkörperchen messen lassen. Er sollte zwischen 5,2 und 6,5 Milligramm je Deziliter liegen.

ZIEL: Magnesiumgehalt der roten Blutkörperchen: 5,2–6,5 mg/dl

Selen, die Feuerwehr (und Glutathion, das Wasser)

Im Pantheon der Metalle ist Selen die Feuerwehr. Es arbeitet mit dem Peptid Glutathion (dem Wasser) zusammen und fängt freie Radikale ein, die Moleküle mit unpaarigen Elektronen, die Zellmembranen, die DNS, Proteine sowie die gesamte Zellstruktur und -funktion schädigen. Wenn Glutathion die Gesundheit der Zellen auf diese Weise schützt und wiederherstellt, wird es aufgebraucht und muss ständig ersetzt werden, so wie Feuerwehrleute ständig mit Wasser versorgt werden müssen. Ein niedriger Glutathionspiegel kann Entzündungen, Vergiftungen und den Verlust von Synapsen fördern – und somit alle drei Alzheimer-Subtypen. Selen ist notwendig, um das verbrauchte Glutathion zu regenerieren; darum überrascht es nicht, dass Selenmangel nachweislich zum kognitiven Abbau beiträgt.[6]

> Carol, 59, hatte seit Jahren an Gedächtnis- und Konzentrationsstörungen gelitten, als sie in einem großen medizinischen Zentrum untersucht wurde.

Sie hat demente Angehörige und besitzt ein ApoE4 und ein ApoE3, sodass ihr Alzheimerrisiko erhöht ist. Eine neuropsychologische Untersuchung deutete zwei Jahre zuvor an, dass sie an einer milden kognitiven Beeinträchtigung litt, die oft Alzheimer ankündigt. Ihre kognitiven Fähigkeiten verschlechterten sich weiter und eine MRT enthüllte eine deutliche Schrumpfung ihres Hippocampus. Er war so stark geschrumpft, dass 99 Prozent der Menschen in ihrem Alter einen größeren Hippocampus besaßen. Das ist ein düsteres Zeichen für einen Menschen mit Alzheimersymptomen.

Bei einem Test wurden Mykotoxine in ihrem Urin entdeckt, darunter eines, dessen Menge den normalen Wert um mehr als das Zwanzigfache überstieg. Da Mykotoxine oft empfindlich auf Glutathion reagieren, wurde ihr intravenös Glutathion verabreicht. Außerdem befolgte sie das ReCODE-Programm. Jedes Mal, wenn sie Glutathion erhielt, besserten sich ihre kognitiven Funktionen für den Rest des Tages, aber bis zum folgenden Morgen verschlechterten sie sich wieder. Aber in den nächsten paar Monaten fiel ihrem Mann und ihrem Arzt auf, dass sich ihre kognitiven Funktionen deutlich und anhaltend verbesserten. Ihr MoCA-Wert stieg von 14 (der Durchschnitt bei ausgewachsener Alzheimerkrankheit beträgt 16,2) auf 21 (noch nicht normal – das wäre 26–30 –, aber deutlich verbessert und nun auch viel besser als beim durchschnittlichen Alzheimerpatienten).

ZIEL: Serumselen 110–150 ng/ml, Glutathion (GSH) 5,0–5,5 Mikromolar

Schwermetalle und der verrückte Hutmacher

Schwermetalle wie Quecksilber sind neurotoxisch und die meisten Menschen wissen nicht, dass sie ihnen ausgesetzt waren. Erinnern Sie sich an den verrückten Hutmacher in *Alice im Wunderland*? Er hat eine historische Basis. Vom 18. bis ins 20. Jahrhundert benutzten Hutmacher Quecksilber, um von Hasen und anderen kleinen Tieren den Pelz zu entfernen, und bei der Filzherstellung gelangte Quecksilber in die Luft. Ihre »Verrücktheit« (Gedächtnisstörungen, Depression, Schlafstörungen, Zittern, Reizbarkeit und extreme Sozialphobie) war die Folge einer Quecksilbervergiftung. Obwohl heute nur noch wenige Menschen Hüte machen und dabei erst recht kein Quecksilber verwenden, sind wir diesem Schwermetall und seinen Verbindungen trotzdem ausgesetzt, wenn wir Fisch essen, der Quecksilber enthält. (Je größer der Fisch ist und je länger er lebt, desto mehr Quecksilber enthält er in der Regel. Deshalb geben Thunfisch, Schwertfisch, Kaiserbarsch und Hai Anlass zur Sorge, während Lachs, Makrele, Sardellen, Sardinen und Hering weniger bedenklich sind.) Hier handelt es sich um organisches Quecksilber, meist Methylquecksilber, bei dem das Quecksilber an eine Methylgruppe (ein Kohlenstoffatom und drei Wasserstoffatome) gebunden ist. Dazu kommt es, wenn Mikroorganismen auf das Quecksilber einwirken. Die zweite Hauptquelle für Quecksilber sind Zahnfüllungen aus Amalgam, jene altmodischen Füllungen, die so viele Menschen bekamen. Das ist anorganisches Quecksilber. Methylquecksilber und anorganisches Quecksilber lassen sich bei Blut- und Urintests unterscheiden, sodass Sie herausfinden können, ob das Quecksilber in Ihrem Körper hauptsächlich aus Füllungen oder aus Fisch stammt.

Quecksilber kann Alzheimersymptome hervorrufen: Plaques aus Amyloid-beta und neurofibrilläre Bündel. Und als ob das noch nicht genug wäre, zerstört Methylquecksilber auch die Teile des Glutathions, die freie Radikale einfangen.

Arsen, Blei und Kadmium können die Gehirnfunktion ebenfalls stören. Arsen wurde zwar berüchtigt als Lieblingsgift kleiner alter Damen, aber eine üblichere Quelle ist Grundwasser, vor allem im Westen der USA, in Taiwan und in einigen Gebieten Chinas. Arsen ist in Huhn enthalten, aber Biohühnerfleisch enthält viel weniger davon. Wer ständig großen Arsenmengen ausgesetzt ist, muss mit Störungen beim Problemlösen, Planen, Organisieren und anderen Arten des Denkens rechnen, ebenso mit verminderter geistiger Klarheit, Störungen der sprachlichen Ausdrucksfähigkeit und Depression[7] – das sind genau die Störungen, die bei Alzheimer Typ 3 (Vergiftung) auftreten. Außerdem schädigt Arsen die HHN-Achse, was bei Alzheimer Typ 3 häufig vorkommt. Bevor Sie Ihr Blut auf Arsen testen lassen, sollten Sie mindestens drei Tage lang Fisch und Meeresfrüchte meiden, weil sie oft einige ungiftige organische Arsenverbindungen enthalten, die zu einem falsch-positiven Ergebnis führen können.

Wissenschaftler wissen seit Jahrzehnten, dass Blei die kognitive Funktion stört und bei betroffenen Kindern die Intelligenz verringert. Blei ist oft in alten Farben und in Städten im Staub enthalten. Versuche mit Nagetieren belegen, dass es im späteren Leben die Amyloidbildung verstärkt.[8] Bei Menschen gibt es sowohl epidemiologische als auch toxikologische Hinweise darauf, dass Blei das Risiko für altersbedingten kognitiven Abbau erhöht.[9]

Kadmium wird ebenfalls in Farben verwendet, besonders in hellem Rot und Gelb. Monet benutzte Kadmiumgelb für seine Gartenbilder. Zum Glück werden Farben heute chemisch hergestellt, sodass die Gefahr einer Kadmiumvergiftung viel geringer ist.

Es gibt mehrere Methoden, um den Quecksilberspiegel zu messen, doch die meisten sind ziemlich ungenau. Man misst ihn oft im Blut, aber weil Quecksilber in den Knochen, im Gehirn und in anderen Geweben gespeichert wird, ist der Blutwert kein sehr genauer Indikator. Sie können an einer Quecksilbervergiftung leiden, ohne dass der Blutspiegel hoch ist. Das Sammeln von Urin, meist sechs Stunden lang, ist eine bessere Methode. Vorher nehmen Sie einen Chelatbildner ein, eine Chemikalie, die sich fest mit Quecksilber verbindet und es aus den Geweben zieht. Ein sehr präziser Test, der Quecksilber-Tri-Test, den Quicksilver Scientific entwickelt hat, misst das Schwermetall im Haar, im Urin und im Blut, ohne dass Sie einen Chelatbildner brauchen, und enthüllt nicht nur, ob der Quecksilberspiegel toxisch ist, sondern auch, ob das Quecksilber organisch (von Fischen) oder anorganisch (von Amalgamfüllungen) ist. Die Firma bietet außerdem einen sehr präzisen Test für andere Metalle an, unter anderem für Kalzium, Chrom, Kupfer, Lithium, Magnesium, Molybdän, Selen, Zink, Aluminium, Antimon, Arsen, Barium, Kadmium, Kobalt, Blei, Silber, Strontium und Titan.

Kann Aluminium Alzheimer verursachen? Niemand weiß es. Vor Jahren wurde es oft behauptet, aber nachfolgende Studien konnten es nicht bestätigen. Andererseits wurde diese Hypothese auch nicht ganz widerlegt.

ZIEL: Quecksilber, Blei, Arsen, Kadmium jeweils unter der 50. Perzentile (ermittelt von Quicksilver Scientific) oder, wenn der Blutspiegel nach der Standardmethode bestimmt wird: Quecksilber unter 5 mcg/l, Blei unter 2 mcg/dl, Arsen unter 7 mcg/l, Kadmium unter 2,5 mcg/l

Schlaf und Schlafapnoe

Schlafapnoe kommt extrem häufig vor, wird meist nicht diagnostiziert und trägt zum kognitiven Abbau bei. Der griechische Gott des Schlafes war Hypnos, ein Sohn der Nyx (Nacht) und des Erebos (Dunkelheit) und der Vater des Traumgottes. Schlaf ist eine der stärksten Waffen im großen Anti-Alzheimer-Arsenal. Doch in unserer übertrieben leistungsorientierten Gesellschaft ist es ehrenvoll, Nachtschichten einzulegen oder nachts nur wenige Stunden zu schlafen.

Der Schlaf beeinflusst die kognitiven Fähigkeiten in mehrfacher Hinsicht:

1. Er verändert die Anatomie der Neuronen und ermöglicht deren Säuberung. Der Bereich zwischen den Gehirnzellen, der extrazellu-

läre Raum, weitet sich während des Schlafs, sodass mehr Kalzium- und Magnesiumionen durchfließen können. Man nimmt an, dass dabei zellulärer Müll weggespült wird.
2. Während des Schlafs wird weniger Amyloid gebildet.
3. Wir essen nicht, wenn wir schlafen. Fasten verbessert die Insulinsensitivität.
4. Während des Schlafs aktivieren die Neuronen die Autophagie, das heißt, sie »fressen sich selbst« und recyceln dadurch Zellbestandteile wie beschädigte Mitochondrien und fehlgefaltete Proteine, was die Gesundheit der Zellen verbessert. Ohne Autophagie würde sich Müll in den Zellen ansammeln. Das wäre so, als würden Sie alle Ihre Geräte mit kaputten Batterien betreiben. Die Zellen brauchen frische Batterien und neue Teile. Darum müssen Sie schlafen.
5. Schlaf ist eine Zeit der Reparatur. Während des Schlafes wird mehr Wachstumshormon ausgeschüttet, Zellen werden repariert und neue Zellen gebildet. Das sind nur einige der Reparaturarbeiten, die während des Schlafes ablaufen.

Es ist daher kein Wunder, dass Schlafmangel die kognitiven Fähigkeiten beeinträchtigt. Mehr noch, er erhöht das Risiko für Fettleibigkeit, Diabetes sowie Herz- und Gefäßkrankheiten. Das alles sind auch Risikofaktoren für die Alzheimerkrankheit. Schlafmangel löst Heißhunger auf Zucker, ungesundes Fett und andere ungesunde Nahrungsmittel aus, die den Stoffwechsel so verändern, dass er Alzheimer begünstigt.

Selbst wenn Sie versuchen, sieben oder acht Stunden am Tag zu schlafen, genügt das nicht, wenn Sie an Schlafapnoe leiden. Dabei hören Sie immer wieder auf zu atmen und werden jäh halbwach. Der Schlaf hat dann nicht die Qualität, die für eine Erneuerung der Zellen notwendig ist. Deshalb ist Schlafapnoe eine wichtige Mitursache für den kognitiven Abbau. Doch bei etwa 75 Prozent der Patienten mit Schlafapnoe wird die Störung nie diagnostiziert, weil dafür ein Aufenthalt im Schlafzentrum einer Klinik erforderlich ist, der rund 3000 Dollar kostet. Zum Glück kann man sich heute zu Hause selbst auf Schlafapnoe testen. Das kostet ein paar Hundert Dollar. Zudem gibt es tragbare Geräte, die Schlafapnoe feststellen können. Am größten ist das Risiko für Schlafapnoe bei Schnarchern, Männern im mittleren Alter oder älter, Übergewichtigen, Menschen, mit kurzem, dickem Hals und Menschen, die tagsüber ständig müde sind. Sie sollten sich auf Schlafapnoe untersuchen lassen. Am besten wäre es jedoch, wenn alle Menschen mit kognitivem Abbau sich einem Test unterziehen würden, weil Schlafapnoe (und andere Schlafstörungen) als Mitursache sich gut behandeln lässt. Die Untersuchung liefert einen Apnoe-Hypopnoe-Index (AHI), der angibt, wie oft Sie innerhalb einer Stunde fast zu atmen aufhören. Manche Menschen haben einen AHI von 100, aber normal ist ein Wert unter 5 und Ihr Ziel sollte 0 sein.

Wenn Sie nicht an Schlafapnoe leiden, aber tagsüber oft einschlafen, sollten Sie sich auf ein Widerstandssyndrom der oberen Atemwege (englisch *upper airway resistance syndrome*, UARS) untersuchen lassen. Es ähnelt der Schlafapnoe, wird aber von Apnoe-Tests nicht erkannt. Ihr Arzt kann Sie zu einem Facharzt überweisen, der einen UARS-Test vornimmt, zum Beispiel eine Schlafstudie mit einem Monitor, der den Druck in der Luftröhre misst, oder eine Untersuchung mit einem empfindlichen Pulsoximeter.

ZIEL: AHI unter 5 Ereignissen je Stunde (besser 0)

Cholesterin und andere Lipide

Wir alle machen uns Sorgen über einen hohen Cholesterinspiegel. Cholesterintests wurden in den fünfziger und sechziger Jahren populär, zusammen mit anderen Modefimmeln wie Twist, Hula-Hoop, Flossen an Autos und Hüfthosen mit Schlag. Doch während die anderen fixen Ideen den Weg der Muschelhalsketten gingen, blieb der Cholesterinfimmel vital wie Dick Clark. (Für die Jüngeren: Dick Clark war der Moderator der TV-Musikshow *American Bandstand.* Er sah bis ins hohe Alter jugendlich aus und wurde daher Amerikas ältester Teenager genannt.) Wir wollen unseren Cholesterinspiegel immer noch kennen! Aber hier ist der wahre Twist: Hula-Hoop hat mehr zu bieten (es ist immerhin eine vorzügliche Gymnastik) als die Messung des Cholesterins. Viele Menschen mit einem »hohen Cholesterinspiegel« bekommen nämlich keine Herz- und Gefäßkrankheiten und viele mit »normalem Cholesterin« haben erhebliche Krankheitssymptome. Herz- und Gefäßkrankheiten tragen zum kognitiven Abbau bei, weil sie das Alzheimerrisiko erhöhen und zu vaskulärer Demenz führen können, die meist mit vielen kleinen Schlaganfällen zusammenhängt.

Vielleicht überrascht es Sie, dass ein *niedriger* Cholesterinspiegel den kognitiven Abbau eher fördert als ein hoher. Wenn das Gesamtcholesterin unter 150 fällt, ist die Gefahr einer Gehirnschrumpfung größer. Cholesterin ist ein wichtiger Bestandteil aller Zellmembranen, auch der Membranen der Gehirnzellen. Gefährlich sind das *beschädigte* Cholesterin und seine Lipidteilchen – das sind die bösen Jungs. Wenn wir also das Gesamtcholesterin messen, um das Risiko für Herz- und Gefäßkrankheiten einschätzen zu können, dann ist das so, als würden wir die Bewohner jedes Hauses zählen, um herauszufinden, wie viele Verbrecher darin leben: In manchen Häusern leben viele Menschen, aber keine Kriminellen, in anderen leben nur ein paar Menschen, die aber kriminell sind. Wir müssen die Verbrecher direkt zählen und dürfen ihre Zahl nicht anhand der Gesamtzahl der Menschen schätzen. Deshalb bestimmen wir das oxidierte LDL, die kleinen, dichten LDLs oder die Zahl der LDL-Partikel sowie das Ausmaß der Entzündung (das oxidierte LDL und das hs-CRP, das ich bereits besprochen habe).

ZIEL: LDL-p (LDL-Partikelzahl) 700–1000; oder sdLDL (kleine, dichte LDLs) unter 20 mg/dl oder unter 20 % des LDL; oder oxidiertes LDL unter 60 U/l; Gesamtcholesterin über 150 (ja, *über* 150, nicht unter).

Vitamin E

Vitamin E ist ein wichtiger Schutzfaktor für die Zellmembranen, ein Antioxidans mit Anti-Alzheimer-Wirkung. Was wir »Vitamin E« nennen, ist genau genommen eine Gruppe von Verbindungen mit Namen wie Tocopherole und Tocotrienole. Alle interagieren mit den fetthaltigen Zellmembranen und schützen sie vor Schäden, indem sie freie Radikale abfangen.

Vitamin E ist eine der wenigen Substanzen, denen es in einer klinischen Studie gelang, den kognitiven Abbau bei Alzheimer zu verlangsamen, wenn auch nur moderat.[11] Obwohl es vier Tocopherole und vier Tocotrienole gibt, erhalten Sie ein recht gutes Bild von Ihrem Status, wenn Sie sich auf Alpha-Tocopherol testen lassen.

ZIEL: Vitamin E (Alpha-Tocopherol) 12–20 mcg/ml

Vitamin B_1 (Thiamin)

Thiamin ist wichtig für das Gedächtnis. Thiaminmangel kann auf ein Wernicke-Korsakoff-Syndrom zurückzuführen sein (Alkoholmissbrauch und Fehlernährung, die Gedächtnisstörungen verursacht). Der Thiaminspiegel fällt auch, wenn Sie Enzyme zu sich nehmen, die Thiamin abbauen. Diese sind unter anderem in Tee, Kaffee, Alkohol und rohem Fisch enthalten (das ist jedoch selten eine Ursache für einen schweren Thiaminmangel).

Ob Thiamin beim kognitiven Abbau eine Rolle spielt, der mit Alzheimer einhergeht, ist weniger klar. Dennoch ist es wichtig zu wissen, ob Ihr Thiaminspiegel ausreicht, um gesunde kognitive Fähigkeiten zu fördern. Am besten misst man das Thiamin-Pyrophosphat (TPP) in den roten Blutkörperchen.

Ziel: Thiamin im Serum 20–30 nmol/l oder TPP in den roten Blutkörperchen 100–150 ng/ml im Erythrozytenkonzentrat

Pathologisch durchlässige Darmwand (»Leaky Gut«)

Das Leaky-Gut-Syndrom wurde erst vor wenigen Jahren als Krankheit erkannt. Wie sich herausstellte, kommt es sehr häufig vor und trägt zu Entzündungen und anderen Störungen bei. Die meisten Menschen geben sich große Mühe, um ihr Haus sicher zu verschließen, damit es vor Einbrechern und Tieren geschützt ist. (Haben Sie schon einmal zu Hause einen Waschbären angetroffen, der das Katzenfutter frisst? Oder eine zusammengerollte Schlange?) Ebenso wichtig ist es, für dichte Barrieren im Körper zu sorgen, angefangen im Darm.

Im Idealfall werden die Zellen des Magen-Darm-Trakts von Schlussleisten, auch Kittleisten genannt, umgürtet. (Sie bestehen aus einem Eiweißkomplex, der Occludin enthält.) Diese Schlussleisten sorgen dafür, dass der Nahrungsbrei auf der richtigen Seite bleibt: im Darm. Moleküle aus der Nahrung, zum Beispiel Aminosäuren aus dem Eiweiß, werden in Zellen der Darmwand gebracht und von dort ins Blut, das diese Nährstoffe allen Zellen des Körpers zuführt.

Stellen Sie sich nun vor, der Magen-Darm-Trakt wäre durchlässig. Ursachen dafür können Glutensensitivität, schädliche Chemikalien wie jene in Pestiziden, Limonaden und Alkohol, Zucker, Fabriknahrungsmittel, Konservierungsstoffe, Entzündungen, chronischer Stress, Hefe und Medikamente wie Aspirin und Acetaminophen (Paracetamol) sein. Doch nicht nur Aminosäuren, die einfachsten Zuckermoleküle (zum Beispiel Glukose und Fruktose) und Vitamine erreichen das Blut, sondern auch größere Fragmente. Diese Fragmente erkennt das Immunsystem als fremd und löst eine Entzündung aus. Da Entzündungen eine der Hauptursachen für Alzheimer sind, vor allem für den Typ 1, müssen wir diese großen Eiweißfragmente daran hindern, aus dem Darm ins Blut zu dringen.

Es gibt noch einen Grund, den Darm abzudichten: Die Durchlässigkeit des Darms ermöglicht es Eindringlingen wie Bakterien und Hefen sowie deren Bruchstücke, ins Blut zu gelangen. Auch dann reagiert das Immunsystem, manchmal so, dass es im eigenen Gewebe zu Kollateralschäden kommt, weil es für die Immunzellen den Eindringlingen gleicht.

Die Folge sind Autoimmunkrankheiten mit ständiger leichter Entzündung oder schwere Autoimmunkrankheiten wie Multiple Sklerose, rheumatoide Arthritis oder Lupus erythematodes. Die chronische Entzündung kann auch zur Alzheimerkrankheit beitragen.

> Vicky, 16 Jahre alt, war immer sehr gesund gewesen. Dann traten bei ihr immer wieder Ausschläge, schmerzende Gelenke und geschwollene Knöchel auf.
>
> Bei kaltem Wetter verschlimmerten sich die Symptome. Sie nahm zu, ihre Menstruation blieb manchmal aus, und es fiel ihr schwer, sich auf Gespräche und Schularbeiten zu konzentrieren. Zwei international anerkannte Fachärzte für Rheumatologie untersuchten Vicky und verordneten eine Biopsie wegen des Ausschlags an den Händen. Wie sich herausstellte, litt sie an Vaskulitis (Gefäßentzündung). Auch ein Lupus-Test war positiv und ihr Risiko, an schwerem chronischen Lupus zu erkranken, für den es keine Therapie gab, war hoch.

> Vicky konsultierte einen integrativen Arzt, der feststellte, dass sie am Leaky-Gut-Syndrom, mehreren Nahrungsmittelunverträglichkeiten, unter anderem gegen Gluten und Milchprodukte, Schilddrüsenunterfunktion, Östradiolmangel und Insulinresistenz litt. Nachdem sie mehrere Monate lang auf Milchprodukte verzichtet, ihren Darm ausgeheilt und ihr Hormongleichgewicht wiederhergestellt hatte, verschwanden alle ihre Symptome: der Ausschlag heilte ab, sie erreichte wieder ihr Normalgewicht, der Östradiolspiegel normalisierte sich, die Menstruation stellte sich wieder ein und sie konnte sich besser konzentrieren. Ein erneuter Test auf Lupus verlief negativ. Doch jedes Mal, wenn sie ein wenig Gluten zu sich nahm, schwollen ihre Gelenke wieder an. Heute, neun Jahre nachdem die Symptome begannen, ist Vicky immer noch gesund, ohne Anzeichen von Lupus.

Was hat der Fall einer jungen Frau mit Leaky-Gut-Syndrom, Vaskulitis, Arthritis und Hormonmangel mit Alzheimer zu tun? Alles. Zu den Hauptursachen für Alzheimer gehören Entzündungen, und eine der häufigsten Ursachen für eine systemische Entzündung ist eine pathologisch durchlässige Darmwand.

Deshalb ist es äußerst wichtig, dass Sie über die Durchlässigkeit Ihres Darms Bescheid wissen. Dafür gibt es mehrere diagnostische Möglichkeiten. Eine davon ist ein Test, bei dem Sie zwei Zuckerarten zu sich nehmen, nämlich Laktulose und Mannitol. Mannitol dringt normalerweise durch die Darmwand, Laktulose nicht – es sei denn, die Darmwand ist durchlässig. Nach einiger Zeit sind eine dieser Zuckerarten oder beide im Urin nachweisbar. Das Mannitol im Urin spricht dafür, dass der Darm resorbieren kann; aber Laktulose spricht für ein Leaky-Gut-Syndrom. Eine andere Möglichkeit ist die Beobachtung der Immunreaktion auf Nahrungsbestandteile, die die Darmwand nicht durchlassen sollte. Der Organismus bildet Antikörper gegen Bakterien, die durch den kranken Darm ins Blut gelangen. Diese Antikörper reagieren auf die Lipopolysaccharide an der Oberfläche der Bakterien. Auch Antikörper auf die Proteine Zonulin und Occludin deuten auf einen löchrigen Darm hin. Man kann sie mit einem Test namens Cyrex Array 2 messen. Da Nahrungsmittelunverträglichkeiten zum Leaky-Gut-Syndrom führen können, ist es nützlich, einen Patienten auch darauf zu testen, entweder durch die Cyrex Arrays 3 und 4 oder indem man eine Zeit lang auf verdächtige Nahrungsmittel verzichtet, sie dann der Reihe nach wieder zu sich nimmt und schaut, ob Symptome wie Gelenkschmerzen, Blähungen oder Bauchschmerzen zurückkehren.

ZIEL: Cyrex Array 2 (oder ein anderer Test auf das Leaky-Gut-Syndrom) negativ

Die Durchlässigkeit der Blut-Gehirn-Schranke

In den Gehirnen von Alzheimerpatienten werden immer mehr Krankheitserreger – Bakterien, Viren, Pilze und andere Mikroben – entdeckt. Aber Moment mal – sind Mikroben im Gehirn nicht Indizien für Meningitis oder Enzephalitis? Ganz so einfach ist es nicht. Meningitis und Enzephalitis sind aktive Infekte, die mit Entzündungen einhergehen, wie im heißen Krieg. Das Vorhandensein einiger Pathogene gleicht eher dem kalten Krieg; es führt zu einem langsamen Funktionsverlust und erinnert an eine Pattsituation, bei der keine Seite einen totalen Krieg wagt.

Es ist überraschend und besorgniserregend, dass eine Krankheit wie Alzheimer, die man nicht für eine Infektionskrankheit hielt, etwas mit Pathogenen im Gehirn zu tun haben soll. Ein Bakterium namens *Porphyromonas gingivalis* wird immer wieder in Alzheimer-Gehirnen gefunden, ebenso einige der Proteine, die es bildet.[12] Woher kommt diese Mikrobe? Aus dem Mund! Auch andere Mundbakterien wurden entdeckt, darunter *Fusobacterium nucleatum* und *Prevotella intermedia.* Das *Herpes-simplex*-Virus ist ebenfalls feststellbar. Es lebt jahrelang in den Nervenzellen des Gesichts und der Lippen – in den Ganglienzellen – und bricht aus, wenn wir unter Stress stehen oder Sonnenbrand bekommen. Dann ruft es einen Bläschenausschlag hervor. Es kann auch in einem Nerv nach oben bis ins Gehirn wandern und die leichte chronische Entzündungsreaktion – den »kalten Krieg« – auslösen, die mit Alzheimer zusammenhängt.

Erinnern Sie sich an die Syphilis? Viele haben diese Krankheit vergessen, die eine häufige Ursache für Demenz war, bevor sie mithilfe von Labortests leicht diagnostiziert und mit Penicillin wirksam behandelt werden konnte. Syphilis wird von *Treponema pallidum* verursacht, einem Bakterium, das wegen seiner Korkenzieherform Spirochäte genannt wird. *Treponema* kann jahrzehntelang im Körper leben und irgendwann das Gehirn infizieren und Demenz verursachen, Jahre nach der ursprünglichen Infektion.

In gewisser Hinsicht ist Alzheimer die Neurosyphilis des 21. Jahrhundert, weil sie im Gehirn eine chronische Entzündungsreaktion auslöst. Während Syphilis jedoch von einem einzelnen Erreger verursacht wird, kann die Entzündung der Alzheimerkrankheit von vielen verschiedenen Pathogenen ausgelöst werden, aber auch durch falsche Ernährung und andere Faktoren.

Die Spirochäte der Lyme-Krankheit, *Borrelia burgdorferi*, ist ebenfalls in den Gehirnen von Alzheimerpatienten gefunden worden. Die Trägerin ist die winzige Rehwild-Zecke *Ixodes*, die überall im Westen und Osten der USA sowie in Europa, in mittleren Breiten Asiens und in Nordafrika lebt. *Borrelia* gelangt in Ihren Körper, wenn diese Zecke Sie beißt, weil ihr Speichel die Spirochäte enthält. Etwas mehr als die Hälfte der Patienten mit Lyme-Krankheit sind auch mit anderen Mikroben infiziert, die ebenfalls aus der Zecke stammen, darunter *Ehrlichia* (die weiße Blutkörperchen befällt), *Babesia* (eine Verwandte des Malariaparasiten, die rote Blutkörperchen infiziert) und *Bartonella* (die in Blutgefäße eindringt). Die Gehirne vieler Alzheimerpatienten enthalten außerdem Pilze.

Wie Sie sehen, ist das Alzheimer-Gehirn ein regelrechter Zoo mit vielen Organismen. Kein einziger ist die Ursache der Krankheit, so wie *Borrelia* die Ursache der Lyme-Krankheit und *Treponema* die der Syphilis ist. Nein, Alzheimer spiegelt eine Schutzreaktion auf viele verschiedene Infektionen und entzündliche oder toxische Prozesse wider.

Wie kommen diese Erreger ins Gehirn? Normalerweise wird das Gehirn durch die Blut-Hirn-Schranke geschützt, doch diese Barriere kann einstürzen – sie kann ebenso löcherig werden wie der Darm. Mikroben können auch durch die Nase ins Gehirn gelangen (was Kokainsüchtige nur allzu gut wissen), ebenso durch den Darm (über den Vagusnerv, der ihn mit dem Hirnstamm verbindet) und sogar durch die Augen. Wahrscheinlich erreichen die Krankheitserreger das Gehirn auf allen diesen Wegen. Bei Alzheimer gibt es bereits im Frühstadium Anzeichen für Schäden in der Blut-Hirn-Schranke. Mehrere Studien belegen zudem, dass der Zugang durch die Nase und die Nebenhöhlen ins Gehirn ebenfalls ein wichtiger Faktor bei Alzheimer Typ 3 ist.

Aus all diesen Gründen ist es hilfreich, den Zustand der Blut-Hirn-Schranke zu kennen. Der Cyrex Array 20 misst die Reaktion auf Proteine, die über die Blut-Hirn-Schranke ins Gehirn eingedrungen sind.

Ziel: Cyrex Array 20 negativ

Gluten-Unverträglichkeit und verwandte Zustände

Die Verbindung zwischen dem Darm und dem Gehirn ist wichtig für die kognitiven Funktionen. Zwar leiden nur etwa 5 Prozent der Menschen an Zöliakie, die mit einer schweren Gluten-Unverträglichkeit einhergeht, aber bei den meisten kann Gluten den Magen-Darm-Trakt schädigen, vor allem die Schlussleisten zwischen den Zellen. Darüber hat mein Freund und Kollege Dr. David Perlmutter in seinem Bestseller *Grain Brain* (deutsch *Dumm wie Brot*) ausführlich geschrieben. Da Gluten-Unverträglichkeit ein Leaky-Gut-Syndrom hervorrufen kann, das seinerseits (wie oben beschrieben) die chronische Entzündung auslösen kann, die zu Alzheimer führt, ist es wichtig, eine Gluten-Unverträglichkeit abzuklären. Ein Standardtest bestimmt die Antikörper gegen Gewebe-Transglutaminasen im Serum. Der Cyrex Array 3 spürt Antikörper gegen verschiedene Regionen der beiden Moleküle auf, aus denen Gluten besteht. Eine Überempfindlichkeit gegen Roggen, Gerste, Sesam, Hafer oder Reis – auch sie kann die Ursache eines Leaky-Gut-Syndroms sein – kann der Cyrex Array 4 feststellen.

Slim, 74, bekam allmählich Gedächtnisstörungen, als er 67 war. Er wurde in zwei der führenden amerikanischen medizinischen Zentren untersucht und erfuhr, dass er wahrscheinlich an Alzheimer erkrankt war. Obwohl kein Gentest und keine Tests auf Entzündungsreaktionen und Amyloid sowie kein PET-Scan und keine MRT vorgenommen wurden, erhielt er immer öfter E-Mails, die ihm eine Teilnahme an klinischen Studien mit experimentellen Alzheimer-Medikamenten anboten.

Als Slims Gedächtnis und seine kognitiven Funktionen weiter nachließen, wurde er genauer untersucht. Eine MRT enthüllte eine allgemeine Schrumpfung des Gehirns. Das Volumen des Hippocampus lag nur auf der fünften Perzentile in seiner Altersgruppe. Der Cyrex Array 2 ließ auf ein Leaky-Gut-Syndrom schließen.

Der Array 20 war ebenfalls positiv, ein Indiz für eine beschädigte Blut-Hirn-Schranke. Der Array 5 stellte Autoantikörper fest: Sein Immunsystem reagierte auf seine eigenen Proteine, auch auf das Myelin-basische Protein und auf Glutaminsäure-Decarboxylase, zwei Gehirnproteine. Nachdem er ein Jahr lang das ReCODE-Programm eingehalten und Gluten gemieden hatte, zeigten Tests, dass sein Darm und seine Blut-Hirn-Schranke nicht mehr durchlässig waren. Auch der kognitive Abbau war zum Stillstand gekommen.

ZIEL: Transglutaminase-Antikörper im Gewebe negativ oder Cyrex Array 3 negativ und Cyrex Array 4 negativ

Autoantikörper

Wenn Ihr Immunsystem Krieg gegen Ihr Gehirn führt, so wie bei Slim, sollten Sie das unbedingt erfahren, weil Autoantikörper – vor allem jene, die Gehirnproteine angreifen – eine wichtige Mitursache des kognitiven Abbaus sind. Der Cyrex Array 5 ermittelt zahlreiche Autoantikörper.

> Nach einer Entfernung ihrer Gebärmutter im Alter von 50 Jahren litt Mindy an Depressionen, trotz einer Hormonersatztherapie (von der wir nicht wissen, ob sie angemessen war). Vier Jahre später fiel es ihr immer schwerer, Worte zu finden, Auto zu fahren und Rezepte und andere Anweisungen zu verstehen. Sie war desorientiert und wurde noch depressiver, als ihr Sohn das Haus verließ. Mindys Mann bemerkte, dass ihre Stimmung und ihre geistigen Fähigkeiten deutlich besser wurden, wenn sie sich mehrere Tage lang ausruhte; aber sie ließen ebenso deutlich nach, wenn sie schlecht schlief oder an einer Virusinfektion litt. Ihr MoCA-Wert betrug 19 (normal sind Werte von 26–30), was auf erhebliche Schäden hindeutete, die mit Alzheimer vergleichbar waren. Bei einer neuropsychologischen Untersuchung stellte sich heraus, dass sie sich nicht an ihre familiäre Belastung erinnerte (Angehörige sagten, es gebe keine Demenz in der Familie), dass sie bei Gedächtnistests zu plaudern anfing, um ihre Vergesslichkeit zu ver-

bergen, und dass sie nicht riechen konnte. Alle Symptome deuteten auf Schäden im Frontal-, Schläfen- und Scheitellappen ihres Gehirns hin. Ihr MRT wurde für normal befunden, aber das Gehirnvolumen wurde nicht gemessen. Ein PET-Scan war abnorm: Die Glukoseverwertung im Parietal- und Temporallappen war reduziert, was für Alzheimer typisch ist.

Tests enthüllten, dass die Zahl ihrer Autoantikörper gegen ihr Schilddrüsenprotein (Thyroglobulin) mehr als 2000 Mal über der Norm lag. Zudem waren C4A und TGF-β1 erhöht, was typisch für die Aktivierung des angeborenen Immunsystems und für Typ-3-Alzheimer ist. Ihr ApoE-Genotyp war 3/3. Mindy wurde wegen eines chronischen inflammatorischen Response-Syndroms (CIRS) behandelt, das von Mykotoxinen, von der Lyme-Krankheit oder anderen Pathogenen ausgelöst werden kann. Außerdem erhielt sie Cholestyramin (das Toxine im Darm bindet) und intranasales VIP (vasoaktives intestinales Peptid) und hielt das ReCODE-Programm ein. Im Laufe der folgenden Monate besserte sich ihr Zustand erheblich. Sie konnte wieder lesen, sich erinnern, Anweisungen befolgen, Auto fahren und vieles mehr.

Ziel: Cyrex Array 5 negativ

Toxine, Typ-3-Alzheimer und CIRS

Es überrascht, dass Toxine eine wichtige Ursache für Alzheimer sind. Der Toxikologie-Kurs, an dem ich als Medizinstudent teilnahm, bereitete mich nicht darauf vor, die zahllosen Toxine zu verstehen, denen wir täglich ausgesetzt sind. Wir atmen Gifte ein, wir schlucken sie, wir absorbieren sie durch die Haut; wir bilden endogene Toxine als Nebenprodukte von biochemischen Reaktionen; wir sind toxischen elektromagnetischen Feldern und Strahlen ausgesetzt. Meist merken wir nichts von diesen toxischen Einflüssen; darum können wir sie auch nicht meiden. Aber es gibt immer mehr Hinweise darauf, dass viele von ihnen zu Demenz beitragen.

Vor einigen Jahren, als meine Kollegen und ich herausfanden, dass zwischen der Synapsenbildung und -erhaltung einerseits und dem Umbau und der Neuorganisation von Synapsen andererseits ein Gleichgewicht besteht, entwickelten wir einen Test für Chemikalien, die dieses heikle Gleichgewicht beeinflussen. Mit anderen Worten, wir suchten sowohl nach demenzfördernden Verbindungen als auch nach solchen, die die Synapsenbildung und -erhaltung fördern. Wir untersuchten jedes von der FDA zugelassene Medikament und andere Chemikalien, die potenzielle Medikamente sind, und forschten nach möglicherweise nützlichen Kandidaten, die das Gleichgewicht in eine positive Richtung verändern – in Richtung einer Gedächtnisbildung und -erhaltung –, aber auch nach potenziell demenzfördernden Substanzen, die das Gleichgewicht in die negative Richtung verschieben. Zu unserer Überraschung schienen mehrere Statine, die häufig verordneten Cholesterinsenker, die Waagschale in die falsche Richtung zu schubsen: Sie führten zu APP-Schnitten, aus denen ein »destruktives Quartett« entsteht, das den Zelltod auslöst.[13] Interessant ist, dass das diesbezüglich wirksamste Statin das Cerivastatin war. Es wurde früher als Lipobay verkauft und 2001 vom Markt genommen, nachdem es mit mehr als 50 Todesfällen weltweit und mit Nebenwirkungen wie absterbenden Muskelzellen in Verbindung gebracht wurde.

Weitere demenzfördernde Substanzen, die immer wieder bei Alzheimerpatienten vom Typ 3 auftauchen, sind Mykotoxine,[14] die von Schimmelpilzen wie *Stachybotrys, Aspergillus, Penicillium* und *Chaetomium* gebildet werden. Wie bitte? Schimmel ist schuld an Alzheimer? Leider gibt es immer mehr Indizien dafür, dass Schimmelpilze in manchen Fällen zu Alzheimer beitragen. Allein in den USA sind es wahrscheinlich mindestens 500 000 Fälle. Deshalb ist es sinnvoll zu untersuchen, wie sehr ein Patient Mykotoxinen ausgesetzt ist (mehr dazu unten), wenn er oder ein Angehöriger an kognitivem Abbau leidet.

In den vergangenen zwei Jahrzehnten hat Dr. Ritchie Shoemaker die Wirkungen von Mykotoxinen bei Tausenden von Patienten studiert, wie er in seinem Buch *Surviving Mold: Life in the Era of Dangerous Buildings* berichtet. Er beschreibt ein Syndrom, das er CIRS nannte: *chronic inflammatory response syndrome* (chronisches inflammatorisches Response-Syndrom). Zu den vielen verschiedenen Symptomen gehören Asthma, chronische Müdigkeit, Fibromyalgie (Schmerzen in Muskeln, Geweben und Knochen sowie Druckempfindlichkeit), Nasenbluten, Ausschläge, Kurzatmigkeit, kognitiver Abbau, Kopfschmerzen – und alle hängen offenbar mit der chronischen Aktivierung des alten Teils unseres Immunsystems zusammen, dem sogenannten angeborenen Immunsystem.

Stellen Sie sich vor, eine Bombe explodiert in einem Gebäude in Ihrer Stadt. Die zuständigen Stellen reagieren sofort darauf, noch bevor etwas über die Täter bekannt wird. Sanitäter und Ärzte werden verständigt und die Bürger werden aufgefordert, ihre Häuser nicht zu verlassen, bis genauere Informationen verfügbar sind. Sobald Überwachungskameras die Täter identifiziert haben, konzentrieren sich die Ermittlungen auf sie. Genau so arbeitet das Immunsystem. Es schickt Zellen und Signale los, die Infektionen aller Art bekämpfen. Erst später bildet ein anderer Teil des Immunsystems, das adaptive Immunsystem, Antikörper, die die Krankheitserreger gezielt angreifen und zerstören. Sobald das gelungen ist, klingen beide Immunreaktionen normalerweise wieder ab.

Doch was geschieht, wenn die Täter nie ermittelt werden? Dann wird der Alarmzustand verlängert. Das geschieht beim CIRS. Das angeborene System wird von Mykotoxinen oder anderen Eindringlingen aktiviert, oft jahrelang, aber das adaptive System erkennt und zerstört sie nicht. Was entscheidet darüber, ob unsere Überwachungskameras funktionieren? Die Gene. Bei 75 Prozent aller Menschen sind die Kameras eingeschaltet, darum bleiben sie gesund. Bei den restlichen 25 Prozent nehmen die Kameras Mykotoxine (oder andere Erreger, zum Beispiel Borrelien, die Erreger der Lyme-Krankheit) nicht wahr. In diesem Fall ist das angeborene Immunsystem ständig aktiviert und löst die dauerhafte Entzündung aus, die letztlich zu Alzheimer führt. Zum Glück lässt sich leicht feststellen, ob wir zu den 75 oder zu den 25 Prozent gehören, nämlich mit einem Gentest auf HLA-DR und HLA-DQ. Außerdem können wir mit einfachen Bluttests auf C4A, TGF-beta und MSH herausfinden, ob unser angeborenes Immunsystem aktiviert ist. Und ein Urintest kann das Vorhandensein der gefährlichsten Mykotoxine feststellen: Trichothecenes, Ochratoxin A, Aflatoxin und Gliotoxin.

ZIEL: C4A unter 2830 ng/ml, TGF-β1 unter 2380 pg/ml, MSH 35–81 pg/ml, HLA-DR/DQ ohne Tendenz zu CIRS, Mykotoxin-Urintest negativ für Trichothecenes, Ochratoxin A, Aflatoxin und Gliotoxin.

Die Mitochondrien-Funktion

Mitochondrien liefern wie winzige Batterien die Energie, die unsere Zellen brauchen. Sie wandeln die Energie in der Nahrung und den Sauerstoff in der Atemluft in das Molekül ATP um, das dann die Zellen versorgt. Der Name »Mitochondrium« ist vom griechischen Wort für »kleiner granularer Faden« abgeleitet. Diese erstaunlichen Batterien sind die Nachkommen von Bakterien, die vor über einer Milliarde Jahren in unsere Zellen eingedrungen sind und sich dort dauerhaft niedergelassen haben, sehr zu unserem Vorteil.

Da viele Chemikalien die Mitochondrien schädigen, sollten Sie wissen, ob Sie diesen Substanzen längere Zeit oder in erheblichem Maße ausgesetzt waren oder sind. Die Liste enthält Antibiotika (die Bakterien abtöten und daher für unsere Mitochondrien giftig sein können, weil diese von Bakterien abstammen), Statine, Alkohol, L-Dopa (ein Mittel gegen

Parkinson), Griseofulvin (ein Antipilzmittel) Acetaminophen (Paracetamol), NSAID (Aspirin, Ibuprofen), Kokain, Methamphetamin und Azidothymidin gegen Virusinfektionen, einschließlich AIDS. ApoE4 kann ebenfalls mit geschädigten Mitochondrien zusammenhängen.

Es gibt keinen einfachen Bluttest, der die Funktion der Mitochondrien messen könnte, wohl aber einige indirekte Tests, zum Beispiel auf organische Säuren. Die derzeit verfügbaren Tests zielen eher darauf ab, mitochondriale Defekte bei Kinderkrankheiten zu entdecken. Deshalb brauchen wir dringend bessere Testverfahren. Solange wir sie nicht haben, ist es am besten, Patienten auf Veränderungen der Mitochondrien-Funktion zu testen, die mit dem kognitiven Abbau einhergehen. Geeignet sind Atemtests, Magnetresonanztests, die Sequenzierung der Mitochondrien-DNS und die Muskelbiopsie. Um potenzielle Mitursachen eines kognitiven Abbaus zu identifizieren, ist es nützlich zu wissen, ob wir den oben genannten schädlichen Substanzen ausgesetzt sind oder waren.

Ziel: Keine Aufnahme von Substanzen, die Mitochondrien schädigen

Der Body-Mass-Index (BMI)

Ein ungesunder Body-Mass-Index (auch Körpermasse-Index genannt) macht einen kognitiven Abbau wahrscheinlicher. Um Ihren BMI zu ermitteln, dividieren Sie Ihre Körpermasse in Kilogramm durch das Quadrat Ihrer Größe in Metern. Wenn Sie beispielsweise 160 cm groß sind und 60 Kilo wiegen, haben Sie einen BMI von $60 : (1{,}6\ \mathrm{m})^2 = 23{,}4$. Damit Ihre kognitiven Fähigkeiten optimal bleiben, sollte Ihr BMI zwischen 18 und 25 liegen. Ein BMI über 26 und erst recht über 30 erhöht das Risiko für Typ-2-Diabetes und für Alzheimer. Über BMIs unter 18 wissen wir weniger; sie können mit suboptimaler Ernährung und einem suboptimalen Hormonstatus zusammenhängen. Deshalb sollten Sie einen BMI zwischen 18 und 25 anstreben. Der BMI ist allerdings kein optimaler Indikator für den Stoffwechselstatus. Über das viszerale Fett, vor allem über das Fett in der Leber, geben bildgebende Verfahren eine genauere Auskunft, zum Beispiel Ultraschall oder eine MRT. Mit einer Körperzusammensetzungsanalyse können Sie das viszerale Fett selbst bestimmen. Optimal ist ein TANITA-Wert von 1 bis 12. Ein anderer guter Indikator für den Zustand des Stoffwechsels ist die Gürtellinie; sie sollte bei Frauen weniger als 89 und bei Männern weniger als 102 Zentimeter betragen.

ZIEL: BMI 18–25, Gürtellinie unter 89 cm bei Frauen und unter 102 cm bei Männern

Die Gene

Die Gene beeinflussen das Alzheimerrisiko, aber Ihr Schicksal ist keineswegs in Ihrer DNS festgelegt. Sie können Ihr Schicksal viel stärker beeinflussen, als Sie vielleicht glauben. Um Ihren Einfluss zu optimieren, sollten Sie Ihren genetischen Status kennen, denn Ihre optimale Ernährung hängt davon ab, ob Sie ApoE4-positiv oder ApoE4-negativ sind.

Viele Menschen sind misstrauisch gegenüber Gentests. Es kann beängstigend sein, etwas über die eigene DNS zu erfahren. Denken Sie aber daran, dass ein Gentest auch beruhigen kann. Sie können Ihr gesamtes Genom für etwa 600 Dollar sequenzieren lassen. Die Sequenzierung des Exoms (des Teils des Genoms, das Proteine kodiert) kostet rund 1600 Dollar. Sie können auch herausfinden, wie viele ApoE4-Kopien Sie haben (0, 1 oder 2).

Oder Sie lassen sich von einer Firma wie 23andMe testen, die eine große Zahl von SNPs bewertet (*single nucleotide polymorphisms*; das sind Genvarianten). Allerdings interpretiert 23andMe zurzeit keine gesundheitsbezogenen Gene wie ApoE (wohl aber Gene für die Augenfarbe).

Deshalb müssen Sie Ihre Ergebnisse (als ZIP-Datei) anfordern und sie von einer Webseite wie Promethease oder MTHFR Support analysieren lassen. In etwa 15 Prozent aller Fälle kann der 23andMe-Test den ApoE-Status nicht bestimmen, und der Test umfasst nicht alle Varianten in jedem Gen, das mit Alzheimer zu tun hat.

Im April 2017 ließ die FDA zehn DNS-Tests von 23andMe zu, darunter einen für die späte Form der Alzheimerkrankheit, der auch den ApoE-Status bewertet.

Ziel: Ermitteln Sie Ihren ApoE-Status.
Optionales Ziel: Ermitteln Sie Ihren Status für alle SNPs, die mit Neurodegeneration zusammenhängen, zum Beispiel APP, PS1, PS2, CD33, TREM2, CR1 und NLRP1.

Quantitative neuropsychologische Tests

Es ist wichtig zu wissen, wie es um das Gedächtnis und andere Aspekte der kognitiven Funktion bestellt ist, zum Beispiel um das Organisieren, Rechnen und Sprechen. Dafür gibt es viele Möglichkeiten. Am einfachsten ist der MoCA-Test, der im Internet frei zugänglich ist und nur etwa zehn Minuten dauert (http://www.mocatest.org/). Es gibt drei Versionen; Sie können ihn also wiederholen, ohne befürchten zu müssen, dass ein besseres Ergebnis auf die Wiederholung zurückzuführen ist. Ein normaler MoCA-Wert liegt zwischen 26 und 30. Ein Wert zwischen 19 und 25 deutet auf eine milde kognitive Beeinträchtigung hin. Ein Wert zwischen 10 und 22 bedeutet meist, dass aus der MCI eine Demenz (Alzheimer oder ein anderer Typ) geworden ist, sofern er mit Schwierigkeiten bei den Aktivitäten des täglichen Lebens einhergeht. Werte unter 19 lassen auf Demenz schließen.

Es gibt weitere einfache Tests, zum Beispiel die Mini-Mental State Examination (MMSE) oder die SAGE (Self-Administered Gerocognitive

Examination), aber sie ermitteln frühe Veränderungen nicht so gut wie der MoCA und sind daher eher für schwere Fälle geeignet. Obwohl diese Tests, auch der MoCA, mehrere kognitive Funktionen und somit auch Gehirnregionen bewerten, gibt es im Internet auch ausführlichere Tests, die auf frühe Veränderungen sensitiver reagieren und eine genauere Analyse der Gehirnfunktionen ermöglichen. Solche Tests sind unter anderem CNS Vital Signs, BrainHQ, Dakim, Lumosity und Cogstate, die alle Ihre Perzentile für verschiedene Funktionen errechnen (sie sagen Ihnen also, ob Sie besser als x Prozent der Menschen in Ihrem Alter sind).

Neuropsychologen können ausführlichere Analysen und empfindliche, gründliche Einschätzungen mehrerer kognitiver Fähigkeiten anbieten. Aber diese Analysen können mehrere Stunden dauern und anstrengend sein; deshalb bevorzugen manche Menschen einen kürzeren Test wie die oben erwähnten.

ZIEL: Ermitteln Sie Ihre kognitive Leitungsfähigkeit als Perzentile für Ihr Alter oder machen Sie einen MoCA-Test (der optimale Wert ist 30).
OPTIONALES ZIEL: Unterziehen Sie sich einem neuropsychologischen Standardtest und ermitteln Sie Perzentile-Werte für verschiedene kognitive Fähigkeiten.

Bildgebung, Gehirn-Rückenmarksflüssigkeit und Elektrophysiologie

Wie sieht Ihr Gehirn aus? Eine Gehirnbildgebung zeigt, welche Regionen geschrumpft sind und welche wenig Energie verbrauchen und daher weniger aktiv sind, als sie sein sollten. Eine MRT mit Volumenmessung liefert grobe Daten, die Programme wie Neuroreader und NeuroQuart nutzen, um Perzentilwerte zu ermitteln und beispielsweise herauszufinden, dass das Volumen Ihres Hippocampus über x Prozent des Volumens in Ihrer Altersgruppe liegt. Neuroreader berechnet diese Werte für 39 Gehirnregionen. Wer Symptome des kognitiven Abbaus aufweist, einerlei, wie früh sie auftreten, sollte eine MRT und eine Volumenmessung veranlassen. Auch wer ein großes Risiko hat, zum Beispiel wegen einer starken familiären oder genetischen Belastung, sollte darüber nachdenken. Für Menschen ohne Symptome und ohne großes Risiko sind diese Analysen optional. PET- (Positronenemissionstomografie-) Scans sind oft hilfreich, wenn die Diagnose unklar ist, zum Beispiel wenn es ansonsten schwierig ist, zwischen Frontotemporaldemenz und Alzheimer zu unterscheiden. Bei der Letzteren zeigt die FDG-PET ein typisches Muster eines verminderten Glukose-Stoffwechsels im Temporal- und Parietallappen, oft einschließlich des zingulären Kortex und des Precuneus, die bei Alzheimer häufig geschädigt sind.

Eine Amyloid-PET ermittelt, wie viel Amyloid sich im Gehirn angesammelt hat. Da eine solche Amyloid-Ansammlung jedoch auch ohne Alzheimer vorkommt und ein kognitiver Abbau vom Alzheimer-Typ auch ohne Amyloid auftreten kann, ist unklar, ob diese Methode für die Diagnose hilfreich ist. Andauernde Studien wollen genau das klären. Wenn Ihre Amyloid-PET positiv ist, ohne dass Sie Symptome haben, sollten Sie sich ernsthaft über eine Vorbeugung Gedanken machen. Das Muster der Amyloid-Ansammlung korreliert jedoch schlecht mit der Gehirnregion, in der Symptome auftreten. In den Frontallappen (die für das Verhalten, das Handeln und vieles andere zuständig sind) kann sich beispielsweise Amyloid angereichert haben, obwohl die Hauptsymptome eines Patienten Gedächtnisstörungen sind, die mit einer Störung im Schläfenlappen zu tun haben. Ein neuer PET-Scan, der Tau-PET-Scan, zeigt Abweichungen an, die genauer zu den Symptomen passen.

Die Gehirn-Rückenmarksflüssigkeit (GRF), die durch Punktion gewonnen wird, ist ebenfalls optional, aber hilfreich, wenn die Diagnose unklar ist. Bei Alzheimer ist eine Reduzierung von Amyloid-beta 42 in der GRF typisch, während das Gesamt-Tau und das Phospho-Tau erhöht sind.

Das EEG (Elektroenzephalogramm) ist ebenfalls ein optionaler Test, der sehr nützlich ist, um herauszufinden, ob es Anzeichen für Anfälle gibt. Obwohl Anfälle nur bei etwa 5 Prozent der Alzheimerpatienten vorkommen, kann das EEG eine unerwartete Anfall-Aktivität enthüllen, selbst wenn der Patient nicht zuckt und auch keine anderen Anzeichen für Anfälle aufweist (man spricht dann von nichtkonvulsiven Anfällen). In diesem Fall kann der Arzt ein krampflösendes Mittel verordnen.

Ziele: Gehirn-MRT und Volumenmessung normal, keine geschrumpften Teile
Optionale Ziele: negativer FDG-PET-Scan, negativer Amyloid-PET-Scan, negativer Tau-PET-Scan und/oder normales EEG ohne Anfall-Aktivität oder Verlangsamung

Neue und demnächst zu erwartende Tests für die Einschätzung des kognitiven Abbaus

1. Neurale Exosomen

Die aufregendsten neuen Tests auf Alzheimer, auf das Alzheimerrisiko und auf die Reaktion des Patienten auf Medikamente hat etwas mit den neuralen Exosomen zu tun. Das sind winzige Zellfragmente, die von den Zellen ausgestoßen werden. Sie könnten sich zum heiligen Gral der Neurologie entwickeln, denn sie sind eine einfache Methode, um die Gehirnchemie und die neuronalen Signalwege anhand einer Blutprobe zu untersuchen. Wie ist das möglich? Was kann uns ein Bluttest über die Signalverarbeitung im Gehirn verraten? Nun, stellen Sie sich vor, Sie sind Privatdetektiv und wollen herausfinden, was in einem sicher verschlossenen Haus vorgeht. Sie können nicht hineingehen, aber Sie müssen wissen, was los ist. Was also tun Sie? Sie durchsuchen den Müll, nicht wahr?

Das Gehirn – das fast verschlossene Haus in Ihrem Schädel – stößt neurale Exosomen, Müll und Sekrete aus den Zellen ab, die dann ins Blut gelangen. Diese winzigen Zellbruchstücke sind im Durchschnitt rund siebzig Mal kleiner als die Breite eines roten Blutkörperchens. Es gibt eine Menge Exosomen im Blut – Milliarden in jedem Drittelliter! Sie nehmen also eine Blutprobe, isolieren die neuralen Exosomen und messen viele wichtige Parameter der Gehirnbiochemie. Genau das müssen Sie wissen, um herauszufinden, wie groß Ihr Risiko für einen kognitiven Abbau ist, ob Sie an Alzheimer Typ 1, 2 oder 3 erkrankt sind und, was am wichtigsten ist, ob Ihre Therapie wirkt oder geändert werden muss.

Professor Edward Goetzl und seine Kollegen von der University of California in San Francisco fanden die Signatur der Alzheimerkrankheit in neuralen Exosomen, einschließlich einer Zunahme von Amyloid-beta und phosphoryliertem Tau. Sie fanden außerdem die Signatur für Insulinresistenz in neuralen Exosomen von Alzheimerpatienten und stellten fest, dass sie bis zu einem Jahrzehnt vor der Alzheimer-Diagnose auftreten kann. Diese Befunde sind sehr wahrscheinlich nur die Spitze des exosomalen Eisbergs, da diese Methode möglicherweise Neurotransmitter- und Hormonsignalwege, Signalwege trophischer Faktoren, Wirkungen von Vitaminen auf die neurale Funktion, Traumen, Gefäßschäden, Wirkungen von Medikamenten und viele andere biochemische Signaturen im Gehirn feststellen kann. Deshalb bin ich von diesen Verfahren so begeistert.

Ich bin Mitglied im beratenden Ausschuss einer neuen Firma namens Nano-SomiX, die mit Professor Goetzl zusammenarbeitet und neurale Exosomen analysiert. Wenn dieser Test verfügbar wird, können Sie Ihren Exosomgehalt an Amyloid-beta 42 (das wichtigste mit Alzheimer zusammenhängende Amyloid), Phospho-Tau, Kathepsin D (eine Protease, deren Menge in Exosomen von Alzheimerpatienten erhöht ist), REST (ein Indikator für die trophische Unterstützung) und das Phosphorylierungsverhältnis von IRS-1 (ein Indikator für die Insulinresistenz oder -sensitivität) bestimmen.

ZIEL: normaler Gehalt an Amyloid-beta-42, Phospho-Tau, Kathepsin D und REST in den neuralen Exosomen; phosphorylierter Anteil am IRS-1

2. Netzhaut-Bildgebung

Eine andere aufregende neue Methode, die eine frühe Einschätzung des Risikos für kognitiven Abbau ermöglicht, ist die Netzhaut-Bildgebung. Mit einem PET-Scan kann man zwar auch das Amyloid im Gehirn abbilden, aber nur relativ große Ansammlungen. Der PET-Scan verrät nicht, ob das Amyloid sich in den Blutgefäßen befindet oder nicht, und eignet sich auch nicht dafür, relativ schnelle Veränderungen in den einzelnen Amyloid-Plaques aufzuspüren.

Die Netzhaut oder Retina ist eine Erweiterung des Gehirns und spiegelt daher wider, was dort vor sich geht. Deshalb ist die Untersuchung der Netzhaut auf Amyloid-Plaques ein vielversprechender Ansatz. Man kann viele, oft Hunderte von sehr kleinen Plaques und die betroffenen Stellen identifizieren und die Retina nach einer Therapie erneut prüfen, um festzustellen, ob die Zahl der Plaques abgenommen hat. Dieses Verfahren kostet einige Hundert Dollar und ist somit viel billiger als ein Amyloid-PET-Scan des Gehirns, der einige tausend Dollar kostet. Es spürt auch erheblich kleinere Plaques auf, die viel genauere Indikatoren für die Wirkung der Therapie sein könnten, und enthüllt möglicherweise auch, ob das Amyloid die Blutgefäße der Netzhaut (und dann wahrscheinlich auch die des Gehirns) beeinträchtigt und nicht nur die Neuronen und Synapsen selbst. Das ist wichtig, weil Amyloid in Blutgefäßen in seltenen Fällen Blutungen auslösen kann; dann muss der Patient auf Blutverdünner wie Fischöl und Aspirin unbedingt verzichten.

NeuroVision Imaging, im Jahr 2010 von dem Neurochirurgen Dr. Keith Black vom Cedars-Sinai Medical Center und dem Unternehmer Steven Verdooner gegründet, bietet Netzhaut-Bildgebungen und die dafür notwendige Ausrüstung an. Derzeit führt die Firma klinische Studien durch, um herauszufinden, ob diese Methode Alzheimer im Frühstadium und die Reaktion auf Therapien feststellen kann.

Ziel: Netzhaut-Bildgebung negativ (normal) für Amyloid-Plaques

3. Neurotrack und der mesiale Schläfenlappen

Einer der nützlichsten Tests für die Einschätzung des Gedächtnisverlustes bei Nagetieren ist der Novel-Object-Recognition-(NOR-)Test (er zeigt, wie gut Sie neue Objekte erkennen).

Angenommen, Sie wachen morgen früh auf und sehen zu Ihrer Überraschung einen nagelneuen roten Sportwagen in Ihrer Einfahrt stehen. Sie würden ihn wahrscheinlich bestaunen und anfassen und sich hineinsetzen, vor allem weil er neu ist und weil in Ihrer Welt etwas Unerwartetes geschehen ist. Ihr altes Auto würden Sie viel weniger beachten. Aber wenn Sie kein Gedächtnis hätten, würden Sie das neue Auto nicht als neu erkennen – alles wäre für Sie neu. So geht es auch den Nagetieren. Die Tiere mit einem guten Gedächtnis verbringen mehr Zeit mit neuen Dingen, während jene mit schlechtem Gedächtnis das nicht tun. Deshalb untersuchen viele Labors, wie gut Nagetiere neue Objekte erkennen, um Veränderungen im Gehirn festzustellen, die auf Alzheimer zurückzuführen sind, und um experimentelle Therapien zu testen. Studien zeigen beispielsweise, dass Schäden im mesialen Schläfenlappen tief im Gehirn die Fähigkeit beeinträchtigen, neue Dinge zu erkennen und sich an sie zu erinnern. Genau das geschieht im frühen Stadium der Alzheimerkrankheit.

Auch Menschen haben eine Vorliebe für neue Dinge. Im Jahr 2016 veröffentlichte Neurotrack den Imprint-Cognitive-Assessment-Test, mit dem Sie im Internet anhand Ihrer Augenbewegungen innerhalb von fünf Minuten herausfinden können, welche Objekte und anderen Stimuli Sie als neu erkennen. Auf diese Weise entdeckt der Test Schädigungen des

Hippocampus und benachbarter Hirnregionen, die mit Alzheimer zusammenhängen können.

ZIEL: normale Vorliebe für neue Objekte

Andere Gesichtspunkte

Krankengeschichte und Lebensweise

So wichtig Labortests auch sein mögen, um genetische und biochemische Faktoren zu ermitteln, die zum kognitiven Abbau beitragen, Ihre Lebensgeschichte kann ebenfalls wichtige Hinweise geben. Deshalb sind Ihre Antworten auf die folgenden Fragen wichtig:

- Haben oder hatten Sie eine Kopfverletzung? (Wurden Sie jemals k. o. geschlagen? Hatten Sie einen Verkehrsunfall oder einen Unfall beim Sport?)
- Haben Sie schon einmal eine Allgemeinanästhesie bekommen? Wenn ja, wie oft? Anästhetika haben eine gewisse Giftwirkung und die Versorgung mit Sauerstoff ist oft unzureichend; das kann die Gehirnfunktion beeinträchtigen.
- Haben Sie Amalgam-Zahnfüllungen? Diese können anorganisches Quecksilber freisetzen.
- Essen Sie Fisch, der viel Quecksilber enthält? Dann sind Sie organischem Quecksilber ausgesetzt.
- Nehmen Sie Medikamente ein (vor allem solche, die auf das Gehirn einwirken, zum Beispiel Benzodiazepine wie Valium, Antidepressiva, Blutdrucksenker, Statine, Protonenpumpenhemmer oder Antihistamine)?
- Haben Sie Straßendrogen konsumiert?
- Trinken Sie Alkohol? Wenn ja, wie viel?

- Rauchen Sie?
- Wie gut ist Ihre Mundhygiene? Schlechte Mundhygiene kann Entzündungen verursachen oder verstärken.
- Haben Sie Implantate (zum Beispiel ein künstliches Hüftgelenk oder ein Brustimplantat)?
- Leiden Sie an einer Leber-, Lungen-, Nieren- oder Herzkrankheit?
- Schnarchen Sie? Das kann ein Indiz für Schlafapnoe sein.
- Verwenden Sie heiß gepresste Öle (zum Beispiel Palmöl)? Diese Öle verlieren beim Erhitzen einen Teil ihres Vitamins E und können daher dem Gehirn schaden.
- Essen Sie Speisen, die viele Transfette oder einfache Kohlenhydrate enthalten? Das hat viele Folgen, zum Beispiel Gefäßschäden und Insulinresistenz.
- Haben Sie chronische Nebenhöhlenprobleme? Wenn ja, sind Sie vielleicht Schimmelgiften und anderen Mykotoxinen ausgesetzt.
- Haben Sie Magen-Darm-Störungen wie Blähungen oder häufige Durchfälle? Das kann ein Indiz für ein Leaky-Gut-Syndrom sein.
- Haben Sie Schimmel im Haus, im Auto oder am Arbeitsplatz?
- Essen Sie Nahrungsmittel, die industriell verarbeitet oder keine Bioprodukte sind? Sie tragen oft zur Insulinresistenz bei und können Gifte enthalten.
- Wurden Sie von Zecken gebissen? Zecken enthalten mehr als 70 verschiedene Krankheitserreger, zum Beispiel Borrelien, die chronische Entzündungen auslösen und dadurch zum kognitiven Abbau beitragen können.
- Nehmen Sie Protonenpumpenhemmer gegen Reflux ein? Sie verringern die Magensäure, die Sie für die Verdauung brauchen. Die Folge kann eine Unterversorgung mit Zink, Vitamin B12 und anderen Nährstoffen sein.
- Verwenden Sie Make-up, Haarspray oder ein Deo? Sie können Giftstoffe enthalten.

- Schwitzen Sie wenig? Schwitzen ist wichtig für die Ausscheidung von Giften.
- Leiden Sie an Verstopfung? Auch dann scheiden Sie weniger Giftstoffe aus.
- Trinken Sie zu wenig sauberes Wasser? Auch die Nieren scheiden Giftstoffe aus.

Das alles kann zum kognitiven Abbau beitragen. Wenn sich in Ihrem Hausdach mindestens 36 Löcher befinden – 36 Faktoren, die Synapsen zerstören –, ist es sinnvoll, Prioritäten zu setzen und die wichtigsten Löcher zuerst zu stopfen. Labortests und die obige Liste helfen Ihnen dabei.

Die Kosten

Wie teuer sind all diese Tests? Je nachdem, wie Sie versichert sind, kann Ihr Eigenanteil groß oder klein sein. Viele Versicherungen bezahlen zum Beispiel Tests auf Hämoglobin A1c, Homocystein und CRP. Im Allgemeinen konzentriert sich unser Gesundheitssystem mehr auf Behandlung als auf Vorbeugung. Aber das ändert sich allmählich und eines Tages werden Krankenversicherungen vielleicht mehr Tests bezahlen, wenn ihr wissenschaftlicher und klinischer Wert nachgewiesen ist. Derzeit müssen Sie mit ein paar Hundert oder mit über Tausend Dollar Kosten rechnen. Aber wenn Sie die Auswirkungen eines kognitiven Abbaus auf sich und Ihre Familie bedenken, ganz zu schweigen von den Pflegekosten für Alzheimerpatienten, ist die Vorbeugung gegen den kognitiven Abbau eine ausgezeichnete Investition. Ich hoffe, dass künftig immer mehr Versicherungen solche wichtigen Tests bezahlen werden, wenn immer mehr Menschen sich testen lassen und das ReCODE-Programm befolgen – und den kognitiven Abbau dadurch rückgängig machen.

Zusammenfassung

Fassen wir zusammen, was Sie brauchen, um Ihre kognitiven Fähigkeiten evaluieren zu lassen, was ich allen Menschen ab 45 empfehle. Mir ist klar, dass die vielen Tests einschüchternd wirken, aber die Liste ist im Grunde überschaubar. Die Kombination aus Bluttests, Gentests, einfachen kognitiven Online-Tests und MRTs mit einer automatischen Messung des Gehirnvolumens liefern wichtige Hinweise darauf, was den kognitiven Abbau verursacht oder das Risiko dafür vergrößert. Insgesamt enthüllen die Tests, welche Prozesse in Ihrem Gehirn möglicherweise Synapsen zerstören und welche Prozesse, die Synapsen unterstützen, nicht optimal arbeiten, was zu Gedächtnisschwäche und zum Verlust kognitiver Fähigkeiten führt. Das alles steht im krassen Gegensatz zu den Labortests, die heute den kognitiven Abbau messen sollen: Keiner von ihnen spürt die eigentlichen Ursachen auf.

Tabelle 2. Zusammenfassung der wichtigsten Tests und der optionalen Tests für das ReCODE-Programm

	Wichtige Tests	Zielwerte	Optionale Tests	Kommentar
Gene	ApoE	ApoE4 negativ	ganzes Genom, Exom oder SNPs	Speichel oder Blut
Bluttests				
Entzündung oder Zellschutz	hs-CRP	< 0,9	IL-6, TNFα	
	Homocystein	< 7		
	Vitamine B_6, B_{12} und Folat	60–100 B_6 500–1500 B_{12} 10–25 Folat		
	Vitamine C, D, E	1,3–2,5 C 50–80 D 12–20 E		Vitamin D wird als 25-Hydroxycholecalciferol gemessen
	Omega 6 : Omega 3	0,5 bis 3,0		
	Albumin : Globulin	≥ 1,8 > 4,5 Albumin		
	Nüchtern-Insulin, Glukose, Hämoglobin A1c	< 4,5 Nüchtern-Insulin 70–90 Nüchtern-Glukose < 5,6 HbA1c	neurale Exosomen (p-Tau, Aβ42, REST, Kathepsin D, IRS-1 (phos.-Anteil)	
	Body Mass Index	18–25		
	LDL-p oder sdLDL oder oxidiertes LDL	700–1000 p < 20 sd < 60 ox.		
	Cholesterin, HDL, Triglyzeride	> 150 Cholesterin > 50 HDL < 150 TG		
	Glutathion	5,0–5,5		

	Wichtige Tests	Zielwerte	Optionale Tests	Kommentar
	RBC-Thiamin-Pyrophosphat	100–150		
	Leaky Gut, Blut-Hirn-Schranke, Gluten-Sensitivität, Autoantikörper	negativ		
Trophische Unterstützung	Vitamin D	50–80		
	Östradiol (Ö2) Progesteron (P)	50–250 Ö2 1–20 P		
	Pregnenolon, Kortison, DHEA-Sulfat	50–100 Preg. 10–18 Kort. 350–430 (DHEA, Frauen) 400–500 (DHEA, Männer)		
	Testosteron, freies Testosteron	500–1000 6,5–15 (frei)		
	freies T3, freies T4, reverses T3, TSH	3,2–4,2 fT3 1,3–1,8 fT4 < 20 rT3 < 2,0 TSH fT3:rT3 > 20		
Toxine	Quecksilber, Blei, Arsen, Kadmium	< 5, < 2, < 7, < 2,5	< 50. Perzentile Quecksilber	
	Kupfer : Zink	0,8–1,2	Zink in roten Blutkörperchen, Ceruloplasmin	
	C4A, TGF-β1, MSH	< 2830 C4A < 2380 TGF-β1 35–81 MSH	MMP9, VEGF, Leptin, VIP, ADH, Osmolalität	
	HLA-DR/DQ	normal		

	Wichtige Tests	Zielwerte	Optionale Tests	Kommentar
Metalle (außer Schwermetalle)	Magnesium in roten Blutkörperchen	5,2–6,5		
	Kupfer, Zink	je 90–110		
	Selen	110–150		
	Kalium	4,5–5,5		
	Kalzium	8,5–10,5		
Kognitive Leistung	ZNS-Vitalzeichen, Gehirn-HQ oder Äquivalent	> 50. Perzentile für Alter; Verbesserung durch Üben	Erkennen neuer Objekte	
Bildgebung	MRT mit Volumenmessung	Perzentile für Hippocampus- und Kortex-volumen (gleichbleibend oder steigend) für Alter: > 25. Perzentile	Netzhaut-Bildgebung	Neuroreader oder NeuroQuant
Schlaf	Schlaftest	AHI < 5/Stunde		
Mikrobiome	Darm, Mund, Nase	keine Pathogene		

KAPITEL 8

ReCODE – den kognitiven Abbau umkehren

Der Wandel kommt nicht, wenn wir auf einen anderen Menschen oder eine andere Zeit warten. Wir sind diejenigen, auf die wir gewartet haben. Wir sind der Wandel, den wir anstreben.

BARACK OBAMA

Nachdem Sie die biochemischen, genetischen und anderen Faktoren identifiziert haben, die Synapsen zerstören, verlangt das ReCODE-Programm, dass Sie sich mit jedem einzelnen Faktor befassen.

Edward war ein hochintelligenter Freiberufler, der Firmen an der Westküste und an der Ostküste der USA besaß. Wenn er sich mit seinen Buchhaltern traf, addierte er Zahlenreihen sofort im Kopf, schneller als die Buchhalter mit dem Taschenrechner. Doch als er sich den Sechzigern näherte, traten allmählich Gedächtnisstörungen auf. Eines Tages geriet er im Fitnessstudio in Panik, weil er die Kombination für seinen Spind vergessen hatte und man den Spind aufbrechen musste. Sein Gedächtnis ließ weiter nach. Er konnte im Kopf nicht mehr schnell addieren und es fiel ihm schwer, sich an Menschen zu erinnern, die er getroffen hatte. Ein PET-Scan enthüllte ein Muster, das typisch für Alzheimer ist. Edward absolvierte umfangreiche neuropsychologische Tests, die die PET-Ergebnisse bestätigten. Er erfuhr, dass er ApoE4-positiv war, was ebenfalls dafür sprach, dass er an Alzheimer im Frühstadium litt. Tests zeigten, dass der Abbau sich fortsetzte, und zwar mit zunehmendem Tempo, als er 67 war. Zwei Jahre später deckten neuropsychologische Tests einen derart starken Gedächtnisverlust und kognitive Störungen auf, dass der Neuropsychologe ihm empfahl, seine Firmen abzuwickeln und sich auf die Vollzeitpflege vorzubereiten, die er bald brauchen werde.

Seine Frau brachte ihn zu mir und er begann im Dezember 2013 mit dem ReCODE-Programm. Nach sechs Monaten rief seine Frau mich an: »Edward geht es eindeutig besser. Aber das ist nicht die größte Überraschung.« Anstatt immer mehr abzubauen, wie in den 18 Monaten vor der Therapie, setzte der Abbau sich nicht mehr fort, und ein paar Monate später begann Edwards Zustand, sich zu bessern.

Das stellten seine Frau, seine Mitarbeiter und er selbst eindeutig fest. Anstatt seine Firmen zu schließen, eröffnete er eine Dritte. Nachdem er das Programm zwei Jahre lang befolgt hatte, schlug ich ihm vor, sich erneut neuropsychologisch untersuchen zu lassen. Er zögerte, weil er bei den Tests in den Jahren 2003, 2007 und 2013 zunehmend schlechtere Ergebnisse erzielt hatte. Er wies darauf hin, dass der Neuropsychologe stets pessimistisch gewesen sei – immerhin litt er an Alzheimer, und darum hatte der Experte ihn auf das Schlimmste vorbereitet. Außerdem glaubte der Neuropsychologe nicht, dass Edward irgendetwas tun konnte: Während seiner dreißigjährigen Berufstätigkeit habe er noch nie jemanden in Edwards Situation erlebt, der gesund geworden sei. »Ich weiß, dass es mir besser geht, und meine Frau und meine Mitarbeiter wissen es auch«, sagte Edward. »Was ist, wenn der Neuropsychologe mir sagt, dass ich mich irre? Dass alles Wunschdenken ist?«

Seine Sorgen waren typisch für ein Paradox, das wir Beobachtereffekt nennen (er ist ein Vetter des Heisenberg'schen Unsicherheitsprinzips): Das Messen eines Parameters (Edwards kognitive Fähigkeiten) beeinflusst das, was gemessen wird. War es wirklich das Beste für ihn, sich erneut testen zu lassen? Sollten wir riskieren, dass er an seinem offenkundigen Fortschritt zweifelte?

Wir diskutierten darüber und Edward sah ein, dass er vielen anderen helfen konnte, wenn sich objektiv nachweisen ließ, dass es ihm jetzt besser ging. Schließlich war seine Alzheimerkrankheit gut dokumentiert. Er stimmte den Tests zu und diese wurden von demselben Psychologen vorgenommen, der sie bereits 2003, 2007 und 2013 durchgeführt hatte. (Wenn derselbe Experte solche Längsschnitttests vornimmt, sind sie genauer und zuverlässiger.) Zweiundzwanzig Monate nach Beginn des ReCODE-Programms unterzog Edward sich dem neuen Test.

Meine Frau und ich fuhren die kalifornische Küste entlang von Los Angeles nach San Francisco, als mein Handy klingelte. Es war der Neuropsychologe. Er bat mich vorbeizukommen und mit ihm Edwards Testergebnisse durchzugehen. Solche Resultate habe er in 30 Jahren noch nie gesehen: Edwards CVLT, der das Wortgedächtnis misst und bei Alzheimerpatienten oft stark abnorm ausfällt, hatte sich von der dritten auf die vierundachtzigste Perzentile verbessert. Der Test seines auditiven Gedächtnisses mit Zeitverzögerung hatte sich von der dreizehnten auf die neunundsiebzigste Perzentile verbessert. Bei dem Test, der Zahlenfolgen rückwärts abfragte, war er von der vierundzwanzigsten auf die vierundsiebzigste Perzentile geklettert. Auch andere Tests fielen besser aus. Der Neuropsychologe interessierte sich jedoch am meisten für Edwards Verarbeitungsgeschwindigkeit, die sich von der dreiundneunzigsten auf die achtundneunzigste Perzentile verbessert hatte. Die Verarbeitungsgeschwindigkeit, sagte er, sei ein begrenzender Parameter bei anderen, nicht mit Alzheimer zusammenhängenden Prozessen, etwa bei traumatischen Hirnverletzungen und bei der Alterung selbst.

Edward befolgt nun seit drei Jahren das ReCODE-Programm, hat keine Symptome mehr und arbeitet immer noch ganztags. Sein drittes Geschäft hat er eröffnet. »Ich denke wieder an die Zukunft, wenn ich mich mit meinem Enkel unterhalte«, sagte er mir.

Bei Menschen, die bereits Symptome des kognitiven Abbaus aufweisen, finden wir fast immer zehn bis zwanzig suboptimale Blutwerte, während es bei Menschen ohne solche Symptome nur drei bis fünf sind. (Wenn Sie sich testen lassen, sollten Sie daran denken, dass Ihr Gehirn anpassungsfähig ist: Es kann fast normal arbeiten, obwohl nicht jeder Wert optimal ist.) Wichtig ist, dass jeder dieser Werte wieder gesund und sogar optimal werden kann. Bevor ich erkläre, wie das geht, möchte ich die wichtigsten Aspekte der Behandlung kurz zusammenfassen:

1. ***Wenn wir einen abnormen Wert identifizieren, wollen wir ihn nicht nur normalisieren, sondern optimieren.*** Wir müssen alles tun, was möglich ist, um das Ungleichgewicht zwischen Synapsenbildung und Synapsenzerstörung zu korrigieren, das die eigentliche Ursache des kognitiven Abbaus ist und das schon im frühesten Stadium das Risiko für diesen Abbau vergrößert. Ein Homocysteinspiegel von 12 Mikromol je Liter Blutserum gilt zum Beispiel als normal. Studien zeigen jedoch klar und deutlich, dass er suboptimal ist.[1] Ein Vitamin-B_{12}-Spiegel von 300 Picogramm je Milliliter gilt ebenfalls als normal, obwohl er oft mit Symptomen eines Vitamin-B_{12}-Mangels einhergeht. Wir wollen Homocystein auf 6 Mi-

kromol je Liter oder weiter senken, Vitamin-B_{12} auf 500 Picogramm je Milliliter oder mehr erhöhen und auch andere Werte optimieren.

2. ***Wir wollen so viele suboptimale Werte wie möglich korrigieren, nicht nur einen.*** Je mehr »Löcher im Dach« wir flicken, desto größer ist die Chance, den kognitiven Abbau zu verhindern oder umzukehren – viel größer als mit irgendeiner Monotherapie.
3. ***Jede Behandlung zielt auf die eigentliche Ursache des Problems ab.*** Wenn wir beispielsweise Anzeichen für eine Entzündung entdecken, wollen wir ihre Ursache herausfinden und beseitigen. Es genügt nicht, die Entzündung zu unterdrücken und ihre Ursache schwären zu lassen.
4. ***Das ReCODE-Programm ist personalisiert und stützt sich auf die Laborwerte, die wir für abnorm halten.*** Da jeder Mensch andere Laborwerte hat, wäre eine »Standardtherapie« sinnlos.
5. ***Wie bei jeder anderen chronischen Krankheit, zum Beispiel Osteoporose, Krebs und Herz- und Gefäßerkrankungen, gibt es einen Schwelleneffekt.*** Sobald eine ausreichende Zahl der Netzwerkkomponenten optimiert ist, kann man den Krankheitsverlauf aufhalten oder umkehren. Obwohl die meisten Patienten nicht jedem Schritt des Programms folgen, sollte es ausreichen, wenn sie so viele Schritte zurücklegen, dass sie die Schwelle erreichen. Dann kippen sie die Waagschale zugunsten der Synapsenbildung und Synapsenerhaltung.
6. ***Das Programm geht Schritt für Schritt vor.*** Sie bekommen nicht einfach ein Rezept und lehnen sich dann zurück im Glauben, das Problem sei gelöst. Das Programm wird in einzelne Phasen zerlegt und Sie justieren und optimieren es nach Ihrem Bedarf, geleitet von den jeweils neuen Ergebnissen.
7. ***Medikamente sind der Nachtisch, nicht das Hauptgericht.*** Das ReCODE-Programm ist eine Plattform, auf der bestimmte Medikamente liegen. Ein einzelnes Medikament ohne das Programm kann den komplexen Prozess nicht positiv beeinflussen und ist da-

her nicht in der Lage, den kognitiven Abbau zu verhindern oder gar umzukehren. Medikamente können ein hochwirksamer Teil des Behandlungsarsenals sein; aber sie sind nicht das Mittel der ersten Wahl und für viele Menschen, die mit dem Programm früh beginnen, möglicherweise sogar unnötig.

8. ***Je früher Sie mit der Therapie beginnen, desto größer ist Ihre Chance, vollständig geheilt zu werden.*** Wenn wir an Krebs denken, kommen uns Schmerzen, Siechtum und ein schneller Tod in den Sinn. Im Gegensatz dazu ist Alzheimer eine schleichende Krankheit. Wir ignorieren unsere kleinen Ausrutscher und »altersbedingten Gedächtnislücken« so lange, bis wir – zu spät – begreifen, dass wir an Alzheimer leiden. Jetzt verfügen wir über die diagnostischen Mittel, um die Krankheit »kommen zu sehen«, Jahre vor dem Auftreten schwerer Symptome, und wir haben ein Programm, das die Probleme frühzeitig an der Wurzel packt. Deshalb wollen wir so früh wie möglich herausfinden, wo Sie stehen – am besten in der symptomfreien Phase oder in der Phase der milden kognitiven Beeinträchtigung (die ein oder zwei Jahrzehnte dauern kann), wenn bei Ihnen ein Alzheimerrisiko besteht: wegen einer familiären Belastung, aus genetischen Gründen (zum Beispiel ApoE4) oder wegen einer anderen Krankheit (zum Beispiel Prädiabetes). Das bedeutet: *Fast niemand muss an Alzheimer sterben,* sofern die Diagnose früh genug gestellt wird, die Therapie vollständig ist, der Patient sich an das Programm hält und das Programm regelmäßig optimiert wird.
9. ***Für fast jedes Element von ReCODE gibt es eine Umgehung oder eine Krücke, wenn Sie eine brauchen. Verlieren Sie also nicht den Mut!*** Sie können es schaffen. Ein Gesundheitscoach kann hilfreich sein. Sie können Schritt für Schritt vorgehen und mit den leichtesten Schritten anfangen. Aber denken Sie bitte daran, dass alle notwendigen Schritte besser sind als die fortschreitende Demenz, die typisch für Alzheimer ist.

Jetzt kennen Sie die grundlegenden Konzepte und wir können detailliert besprechen, wie Sie den kognitiven Abbau verhindern und umkehren. Da diese Anleitungen personalisiert sind, hängen einige von ihnen von Ihren Laborwerten ab, während andere jedem Menschen nützen.

Homocystein

Wenn Ihr Homocysteinspiegel über 6 Mikromol je Liter liegt, können Sie ihn mit den Vitaminen B_6, B_{12} und Folat senken. In einer Studie normalisierte sich das Homocystein, wenn die Patienten 20 Milligramm Vitamin B_6, 0,5 Milligramm Vitamin B_{12} und 0,8 Milligramm Folat einnahmen. Da viele von uns die Vitamine, die wir zu uns nehmen, nicht in ihre aktiven Formen umwandeln können, ist es am besten, diese aktivierten Formen einzunehmen. Wenn Ihr Homocysteinspiegel über 6 liegt, sollten Sie Vitamin B_6 daher in Form von Pyridoxal-5-Phosphat (P5P) einnehmen, und zwar täglich 20 bis 50 Milligramm. Das Vitamin B_{12} nehmen Sie als Methylcobalamin und Adenosylcobalamin, das Folat in Form von Methyltetrafolat, beginnend mit 0,8 Milligramm (und bis zu 5 Milligramm) am Tag.

Nach drei Monaten messen Sie Ihr Homocystein erneut und prüfen, ob es auf 6 Mikromol je Liter oder tiefer gefallen ist. Wenn nicht (das kommt selten vor), fügen Sie einfach 500 Milligramm Glycin-Betain (auch Trimethylglycin genannt) hinzu, das in Kapseln erhältlich ist. Messen Sie dann nach drei weiteren Monaten wieder Ihren Homocysteinspiegel. Wenn er immer noch hoch ist, verringern Sie das Methionin (die Aminosäure, aus der Ihr Körper Homocystein herstellt) in Ihrem Essen, indem Sie weniger Nüsse, Rindfleisch, Lammfleisch, Käse, Truthahn, Schweinefleisch, Fisch, Schalentiere, Sojaprodukte, Eier, Milchprodukte* und Bohnen essen.

* Wenn ich von Milchprodukten spreche, meine ich nicht nur Produkte aus Kuhmilch, sondern auch solche aus Schafs- und Ziegenmilch.

Insulinresistenz

Wenn Ihr Nüchtern-Insulin über 4,5 Milli-Unit je Liter, Ihr Hämoglobin A1c über 5,5 Prozent oder Ihr Nüchtern-Blutzucker über 93 Milligramm je Deziliter liegt, leiden Sie wahrscheinlich an Insulinresistenz. Das ist wohl die wichtigste einzelne Mitursache für die Entwicklung und das Fortschreiten der Alzheimerkrankheit. Wie oben beschrieben, werden viele Menschen insulinresistent, wenn sie zu viele einfache Kohlenhydrate essen, zum Beispiel Zucker und stark gesüßte Fabrikprodukte, und wenn sie zu viel sitzen und beruflich oder privat unter starkem Stress stehen. Zum Glück gibt es viele Möglichkeiten, Insulinresistenz zu bekämpfen. Die Lösung ist eine sehr wirksame Kombination aus Ernährung, Bewegung, Schlaf und Stressabbau, die für Ihre kognitive Gesundheit so wichtig ist, dass man sie als schicksalhaft bezeichnen kann. Einfache Ergänzungsmittel und als letzte Zuflucht Medikamente kommen hinzu. Beginnen wir mit der Ernährung, einem überraschend wirksamen Teil des Gesamtprogramms, das den kognitiven Abbau umkehrt.

Warum ist unser Essen so wichtig für die Gehirnfunktion? Als Teenager fühlte ich mich durchaus wohl, wenn ich ein Käsebrot und Pommes frites gegessen hatte. Warum soll ich nicht einfach so weitermachen und essen, worauf ich Lust habe? Nun, Ihr Körper wechselt ständig zwischen Modi, die für Ihre jeweilige Aktivität optimal sind, zum Beispiel zwischen Schlaf und Wachheit. Das ist eine seiner faszinierendsten Fähigkeiten. Schlaf ist großartig, wenn Sie sich ausruhen und Ihre Batterien aufladen möchten; aber wenn Sie Basketball spielen wollen, ist es viel besser, wach zu sein.

Damit vergleichbar ist der grundlegende Wechsel zwischen der Verwertung von Kohlenhydraten oder Fett als Hauptenergiequelle. Unsere Vorfahren verbrannten meist Fett, wenn die Jagd erfolgreich und reichlich Fleisch vorhanden war. Im Herbst, wenn die Früchte reiften und die Menschen Pflanzen und Knollen sammelten, verbrannten sie hingegen Kohlenhydrate. Die Fähigkeit, hin und her zu schalten, nennt man metabolische Flexibilität. Stellen Sie sich nun vor, Sie sind in einem Zwischenzustand zwischen Schlaf und Wachsein gefangen. Dann können Sie von keinem der beiden Zustände optimal profitieren. Sie würden bestimmt nicht gut Basketball spielen, aber Sie wären auch nicht so ausgeruht wie nach einem echten Schlaf. Genau das geschieht, wenn Ihre metabolische Flexibilität nachlässt. Bei Menschen mit Insulinresistenz, also auch bei den meisten Alzheimerpatienten, kommt das sehr oft vor. Die Zellen können dann weder Kohlenhydrate noch Fett optimal verwerten.

Die Wiederherstellung der Insulinsensitivität und der metabolischen Flexibilität ist notwendig, damit der Körper trophische Faktoren bildet, auf die trophische Wirkungen des Insulins reagiert, Entzündungen minimiert, Übergewicht und Fettpolster abbaut, die Hormonspiegel und die Reaktionen auf Hormone optimiert und dadurch die kognitiven Fähigkeiten verbessert. Deshalb stehen Käsebrote und Fritten auf der Liste der schädlichen Nahrungsmittel; sie sollten selten oder nie auf dem Teller liegen. Auf den folgenden Seiten erfahren Sie, wie die optimale Ernährung aussieht.

Die Anti-Alzheimer-Kost: Ketoflex 12/3

Niemand schätzt langweiliges oder fades Essen. Zum Glück gibt es ausgewogene, köstliche Menüs, die uns helfen, den kognitiven Abbau zu verhindern und umzukehren. Ich werde mich auf die Aspekte konzentrieren, die für die kognitiven Fähigkeiten am wichtigsten sind. Wie Sie sehen werden, gibt es mehrere Wege zum Erfolg. Sie können beispielsweise die folgenden Richtlinien als Vegetarier oder als Omnivore einhalten und die gleichen Früchte ernten.

1. ***Der erste Teil von Ketoflix 12/3 spielt auf die Ketose an,*** den Prozess, bei dem die Leber Fett abbaut und dabei bestimmte Chemikalien namens Ketonkörper (Acetoacetat, Beta-Hydroxybutyrat und Aceton) bildet. Das geschieht, wenn ein Mangel an Kohlenhydraten besteht, der ersten Energiequelle des Körpers. Eine leichte Ketose ist optimal für die kognitiven Funktionen: Beta-Hydroxybutyrat steigert unter anderem die Produktion des wichtigen Moleküls BDNF (*Brain-derived neurotrophic factor* – »aus dem Gehirn stammender neurotropher Faktor«).

Um die Ketose zu fördern, kombinieren Sie eine kohlenhydratarme Kost (mit möglichst wenig einfachen Kohlenhydraten wie Zucker, Brot, Kartoffeln, weißem Reis, Limonaden, Alkohol, Süßigkeiten, Kuchen und Fabriknahrung), moderate Bewegung (mindestens 150 Minuten in der Woche forsches Gehen oder etwas Anstrengenderes) und mindestens 12 Stunden Fasten zwischen dem Abendessen und dem Frühstück (mehr darüber gleich). Der Konsum von Fetten, die mittelkettige Triglyceride enthalten (MCT-Öle), oder von ungesättigten Fetten wie Olivenöl, Avocados oder Nüssen fördert ebenfalls eine milde Ketose. Das stellt den Stoffwechsel von der Kohlenhydratverbrennung und Insulinresistenz, die Alzheimer begünstigt, auf Fettverbrennung und Insulinsensitivität um, die hilft, der Krankheit vorzubeugen. Denken Sie daran: Die kognitiven Funktionen hängen vom Stoffwechsel ab.

Wenn Sie nicht mehr Kohlenhydrate, sondern Fett als wichtigste Energiequelle nutzen, kann Heißhunger auf Kohlenhydrate die Folge sein, und vielleicht fühlen Sie sich schlapp. In diesem Fall hilft es, mittelkettige Triglyceride in Kapseln einzunehmen, die insgesamt ein Gramm Öl enthalten. Oder Sie schlucken einen Teelöffel Öl. Sie können auch Kokosfett essen, dreimal am Tag zwischen einem Teelöffel und einem Esslöffel. Zu viel Kokosfett, zu schnell verzehrt, kann Durchfall auslösen; deshalb ist es am besten, mit einem Teelöffel anzufangen und sich langsam auf einen Esslöffel zu steigern. Sowohl das Öl als auch das Kokosfett helfen Ihnen, zusammen mit Fasten, einer kohlenhydratarmen Kost und Bewegung, eine leichte Ketose hervorzurufen. Für ApoE4-positive Menschen können beide jedoch Nachteile haben, wie ich weiter unten erklären werde. Wenn Sie ApoE4-positiv sind, sollten Öl und Fett für Sie Krücken sein, die Sie zeitweilig benutzen, um den Übergang von der Kohlenhydrat- zur Fettverbrennung zu erleichtern.

Da die Ketose eine wichtige Komponente des Gesamtprogramms ist, lohnt es sich, ein Keton-Messgerät zu kaufen. Man bekommt es ab etwa 15 Euro in Apotheken und im Internet. (Sie können Ketone auch im Urin messen, was weniger genau ist, oder mit einem Atemtest.) Streben Sie etwa 0,5 mM bis 4 mM Beta-Hydroxybutyrat an.

2. ***Das »flex« in Ketoflex 12/3 spielt auf eine flexible vegetarische Kost an.*** Der Schwerpunkt liegt dabei auf Gemüse, vor allem auf stärkearmem Gemüse. Essen Sie ungekochtes Gemüse, zum Beispiel Salate, und gekochtes Gemüse, jeweils in möglichst vielen Farben, von Tiefgrün bis Hellgelb und Orange. Etwas Fisch, Geflügel und Fleisch sind erlaubt; aber denken Sie daran, dass Fleisch eine Zutat ist, kein Hauptgericht. Im Idealfall begrenzen Sie Ihren Fleischkonsum auf 30 bis 60 Gramm am Tag. Eine Daumenregel lautet: Nehmen Sie ein Gramm Eiweiß je Kilogramm Körpergewicht zu sich. Wenn Sie also 70 Kilo wiegen, sollten Sie etwa 70 Gramm Eiweiß essen. 90 Gramm Fisch enthalten ungefähr 20 Gramm Eiweiß. Was geschieht, wenn wir mehr als ein Gramm Eiweiß je Kilogramm Körpergewicht konsumieren? Biochemisch betrachtet wird ein Teil des Proteins in Kohlenhydrate umgewandelt, was zu eben der Insulinresistenz beitragen kann, die wir heilen wollen. Zudem ist nicht nur die Quantität wichtig, sondern auch die Qualität: Es kommt darauf an, welchen Fisch und welches Fleisch Sie essen (siehe unten).

3. ***Das »12/3« von Ketoflex bezieht sich auf die Fastendauer.*** Fasten ist eine sehr wirksame Methode, eine Ketose herbeizuführen, die Insulinsensitivität zu verbessern und dadurch die kognitiven Leistungen zu fördern. Die *12* steht für 12 Stunden zwischen dem Ende des Abendessens und der ersten Mahlzeit oder Zwischenmahlzeit am folgenden Tag. Menschen mit dem ApoE4-Genotyp sollten 14 bis 16 Stunden anstreben, was drakonischer klingt, als es ist: Wenn Sie Ihr Abendessen um 20 Uhr beenden, frühstücken Sie erst um zehn Uhr. Die *3* erinnert Sie daran, dass zwischen dem Abendessen und dem Schlafengehen mindestens 3 Stunden liegen müssen. Wenn Sie also um 23 Uhr zu Bett gehen, sollten Sie Ihr Abendessen nicht später als um 20 Uhr beenden und danach keinen Imbiss mehr zu sich nehmen. Dadurch verhindern Sie, dass Ihr Insulinspiegel vor dem Schlafengehen einen Gipfel erreicht, was nicht nur zur Insulinresistenz beiträgt, sondern auch die Ausschüttung von Melatonin und Wachstumshormon hemmt – beide fördern den Schlaf, die Immunreaktion und Reparaturen.

Ein weiterer großer Vorteil des 12- bis 16-stündigen Fastens ist die Ankurbelung der Autophagie. Dabei recyceln die Zellen (auch die Neuronen) Komponenten und vernichten beschädigte Proteine und Mitochondrien. Das ist gut für die Regeneration. Fasten reduziert die Glykogen-Vorräte der Leber (die Speicherform der Glukose), was Ihnen hilft, eine Ketose zu erreichen. Am besten brechen Sie das Fasten mit Wasser (ohne Eis) mit etwas Zitrone als entgiftendem Getränk. (Die Zitrone unterstützt die Entgiftung auf verschiedene Weise; sie stimuliert zum Beispiel die Leber und liefert Vitamin C.)

4. *Ketoflex 12/3 hilft Ihnen, dem Leaky-Gut-Syndrom vorzubeugen und das Mikrobiom zu optimieren.* Das bedeutet für die meisten Menschen, dass sie Gluten, Milchprodukte und andere Nahrungsmittel

meiden, auf die sie empfindlich reagieren und die möglicherweise zu einem pathologisch durchlässigen Darm beitragen und dadurch Entzündungen verursachen. Sobald der Darm geheilt ist, sollten Sie das Mikrobiom mit Probiotika und Präbiotika optimieren.

Da Sie jetzt wissen, worum es bei Ketoflex 12/3 grundsätzlich geht, können wir uns nun den Details zuwenden:

1. ***Essen Sie hauptsächlich Nahrungsmittel mit einem glykämischen Index unter 35.*** Sie erhöhen den Zuckerspiegel nicht und führen daher nicht zu einer größeren Insulinausschüttung. (Es gibt viele Bücher und Internetseiten, die über den glykämischen Index – und die glykämische Last – informieren, zum Beispiel *LOGI-Guide: Tabellen mit über 500 Lebensmitteln, bewertet nach ihrem glykämischen Index und ihrer glykämischen Last* von Franca Mangiameli und Nicolai Worm sowie https://jumk.de/glyx/.[2] Der Großteil Ihrer täglichen Kost sollte aus Gemüse bestehen, am besten aus lokal erzeugten Bioprodukten der Saison, die nicht genetisch verändert wurden.
2. ***Meiden Sie Fruchtsäfte und essen Sie stattdessen ganze Früchte (die auch Ballaststoffe enthalten).*** Frucht-Smoothies sind erlaubt, aber sie sollten nicht zu süß sein, damit sie die Insulinresistenz nicht fördern. Um den Zuckergehalt zu verringern, können Sie Gemüse wie Grünkohl oder Spinat dazugeben. Da tropische Früchte wie Mangos und Papayas den höchsten glykämischen Index haben, sollten Sie Obst mit einem niedrigeren Index bevorzugen, zum Beispiel Beeren. Die besten Früchte sind wilde, bunte Beeren, Zitronen, Limetten, Tomaten und Avocados (ja, Tomaten und Avocados sind Früchte). Und weil ganze Früchte viele Nährstoffe und obendrein Ballaststoffe enthalten, *dürfen* Sie am Ende einer fetthaltigen Mahlzeit welche essen. Unsere Vorfahren ver-

speisten Früchte im Spätsommer, um für den Winter Fettpolster anzusetzen. Meiden Sie tropische Früchte wegen ihres höheren glykämischen Index.

3. ***Meiden Sie die »böse Triade« aus besonders schädlichen Produkten.*** Einfache Kohlenhydrate, gesättigtes Fett und Produkte, die wenig (lösliche und unlösliche) Ballaststoffe enthalten. Denken Sie an Käsebrot, Pommes frites und Limonade. Ballaststoffmangel führt dazu, dass Sie mehr Kohlenhydrate verwerten, was Entzündungen fördert und den Insulinspiegel erhöht. Wenn Sie Kohlenhydrate essen wollen, sollten Sie daher zuerst Grünkohl (oder ein anderes ballaststoffreiches Gemüse) verzehren! Ballaststoffe senken den Blutzuckerspiegel, weil sie die Resorption der Kohlenhydrate verringern und das Mikrobiom unterstützen. Gesättigtes Fett hilft Ihnen, wie oben erwähnt, eine Ketose herbeizuführen; doch wenn Sie es mit einfachen Kohlenhydraten kombinieren und Ballaststoffe meiden, sind Herz- und Gefäßkrankheiten, Insulinresistenz und Demenz die Folge.
4. ***Meiden Sie Gluten und Milchprodukte, wann immer es möglich ist.*** Zwar leiden nur 5 Prozent der Amerikaner an einer schweren Gluten-Unverträglichkeit – zum Beispiel an Zöliakie –, aber Gluten kann bei den meisten Menschen die Darmschleimhaut schädigen und unter anderem zum Leaky-Gut-Syndrom und zu Entzündungen führen. Viele Menschen kommen zwar mit den Entzündungen »zurecht«, die Milchprodukte auslösen (und was schmeckt besser als Pizza?), aber ein löchriger Darm und Entzündungen sind zwei der 36 Löcher im Dach, die wir reparieren wollen – zwei der Faktoren, die das Gleichgewicht zwischen der Synapsenbildung und -zerstörung zur Letzteren hin verändern. Wir wollen kein einziges Loch ungestopft lassen. Cyrex Array 3 zeigt Ihnen, ob Sie gegen Gluten überempfindlich sind. Wenn Sie glutenfreie Alternativen suchen, dürfen Sie jedoch keine Produkte

wählen, die Reismehl oder andere Zutaten mit hohem glykämischem Index enthalten – sonst tauschen Sie ein Leaky-Gut-Syndrom gegen Diabetes ein.

5. ***Essen Sie entgiftende Pflanzen.*** Wir sind jeden Tag Hunderten von Giften ausgesetzt, von Schwermetallen und Bisphenol A (das die endokrinen Drüsen stört) bis zu Biotoxinen wie den Trichothecenen. Die Moleküle in bestimmten essbaren Pflanzen binden sich an Giftstoffe, sodass der Körper sie mit dem Urin, dem Stuhl und dem Schweiß ausscheiden kann. Zu diesen Pflanzen gehören Koriandergrün, Kreuzblütler (Blumenkohl, Brokkoli, andere Kohlarten, Rettiche, Steckrüben, Brunnenkresse, Kohlrabi, Rukola, Meerrettich, Maca, Rübstiel, Daikon-Rettich, Wasabi, Senfkohl), Avocados, Artischocken, Rote Rüben, Löwenzahn, Knoblauch, Ingwer, Grapefruit, Zitronen, Olivenöl und Meeresalgen.
6. ***Essen Sie Nahrungsmittel, die gesundes Fett enthalten, zum Beispiel Avocados, Nüsse, Kerne, Olivenöl und MCT-Öl.*** Eine Methode, die von Mitgliedern der Webseite ApoE4.info befürwortet wird, besteht darin, so lange MCT-Öl zu essen, bis die Insulinsensitivität wiederhergestellt ist. Da MCT-Öl ein gesättigtes Fett ist, das ApoE4-positive Menschen nur sparsam verwenden sollten, wechseln Sie anschließend zu mehrfach ungesättigten Fetten wie Olivenöl und anderen kalt gepressten Ölen oder zu einfach ungesättigten Fetten wie jenen in Nüssen.
7. ***Meiden Sie Fabrikprodukte und essen Sie stattdessen ganze Nahrungsmittel.*** Dafür gibt es eine einfache Regel: Wenn »Zutaten« aufgezählt werden, handelt es sich um ein Fabrikprodukt. Michael Pollan rät Ihnen, nichts zu essen, was Ihre Großmutter nicht erkennen würde. Bei der Verarbeitung entstehen viele schädliche Moleküle, vom Maissirup bis zu krebserregenden Farbstoffen und Nervengiften wie Acrylamid. Frische Bioprodukte aus Ihrer Region sind frei von solchen Giften.

8. ***Fisch ist optional.*** Ketoflex 12/3 ist schließlich flexitarisch. Denken Sie aber daran, dass Fisch sowohl Vorteile als auch Nachteile hat. Einerseits sind Fische eine vorzügliche Quelle für Omega-3-Fette und andere nützliche Verbindungen sowie Eiweiß; andererseits enthalten manche Fische Quecksilber und andere giftige Substanzen. Meiden Sie langlebige Fische mit großem Maul, zum Beispiel Haie, Schwertfische und Thunfische; sie enthalten am meisten Quecksilber. Bevorzugen Sie Lachs, Makrelen, Sardellen, Sardinen und Heringe. Kaufen Sie, wenn möglich, keine Zuchtfische, sondern wild gefangene Fische, die mehr Omega-3- und weniger Omega-6-Fette und weniger Gifte enthalten.
9. ***Fleisch ist eine Zutat, kein Hauptgericht.*** Männer brauchen täglich etwa 50 bis 70 Gramm Eiweiß, Frauen ungefähr 40 bis 60 Gramm (wie oben erwähnt, ist ein Gramm Eiweiß je Kilogramm Körpergewicht reichlich; manche ziehen 0,8 Gramm je Kilogramm Körpergewicht vor). Wenn Sie viel mehr Eiweiß konsumieren, steigt Ihre Kohlenhydratlast. Der Grund dafür ist die Transaminierung. Denken Sie daran, dass Eiweiß nicht nur im Fleisch, sondern auch in anderen Nahrungsmitteln enthalten ist, zum Beispiel in Bohnen, Sojaprodukten, Eiern und Nüssen. Wenn Sie Fleisch essen wollen, sollte es von freilaufenden Hühnern oder grasgefütterten Rindern stammen, weil auch sie Omega-3-Fette (entzündungshemmend) und Omega-6-Fette (entzündungsfördernd) in einem günstigen Verhältnis enthalten. Essen Sie kleine Mengen davon, 60 bis 90 Gramm ein paar Mal in der Woche. Eier sollten von freilaufenden Hühnern stammen, weil das Verhältnis zwischen Omega-3- und Omega-6-Fetten auch bei ihnen gesund ist.
10. ***Essen Sie Probiotika und Präbiotika.*** Sobald Ihr Darm geheilt ist (siehe unten), müssen Sie die Darmflora optimieren, das heißt, den richtigen Bakterien (Probiotika) das richtige Futter (Präbiotika) geben. Sie können Probiotika und Präbiotika in Kapseln ein-

nehmen; aber bestimmte Nahrungsmittel sind noch bessere Quellen. Probiotika finden Sie in fermentierten Nahrungsmitteln wie Kimchi, Sauerkraut, eingelegtem Gemüse, Miso-Suppe und Kombucha. Joghurt enthält ebenfalls Probiotika, aber auch viel Zucker (sowohl Laktose als auch Zuckerzusätze) und er ist ein Milchprodukt, das Sie lieber meiden sollten.

Es ist oft hilfreich, eine Hefe namens *Saccharomyces boulardii* zu essen, die wie ein Probiotikum wirkt, vor allem bei Durchfall. Anstatt Mikroben zu vernichten (zum Beispiel mit Antibiotika), wollen wir das Mikrobiom optimieren – im Darm, auf der Haut und überall sonst. *Saccharomyces boulardii* ist in Kapseln oder als Pulver erhältlich und ist besonders nützlich, wenn Sie von *Candida* befallen sind, einer anderen Hefeart, die Teil der Darm-Dysbiose ist und zu Symptomen wie Blähungen und Magenverstimmung führt. Wenn Sie Antibiotika eingenommen haben, sollten ihnen Probiotika und Präbiotika folgen, um das Mikrobiom zu regenerieren.

Was die Präbiotika anbelangt, ist die Regel einfach: Wählen Sie Nahrungsmittel für die Bakterien, die Sie unterstützen wollen (zum Beispiel *Lactobacillus* und *Bifidobacterium*) und meiden Sie Produkte, die unerwünschte Bakterien mögen (beispielsweise einige Firmicutes, die mit chronischen Krankheiten wie Diabetes, entzündlichen Darmerkrankungen und metabolischem Syndrom in Verbindung gebracht werden). Zu den Präbiotika gehören Yambohnen (Jicamas), Zwiebeln, Knoblauch, roher Lauch, roher Topinambur und Löwenzahnblätter.

11. ***Verdauungsenzyme sind ebenfalls hilfreich.*** Wenn Sie sich nach dem Ketoflex-12/3-Programm richten und überwiegend pflanzliche Kost essen, ist Reflux unwahrscheinlich. Wenn er doch vorkommt, wenn ein Labortest auf eine Entzündung hindeutet, wenn Sie unter chronischem Stress stehen, wenn Ihr Magen zu wenig

Salzsäure bildet oder wenn Sie älter als 50 sind, ist es oft nützlich, zu den Mahlzeiten Verdauungsenzyme in Kapseln einzunehmen. Das ist auch dann zu empfehlen, wenn Sie von einer kohlenhydratreichen Kost zu einer Kost mit gesunden Fetten wechseln, weil diese Enzyme die Fettverdauung unterstützen.

12. ***Optimieren Sie Ihre Ernährung und Ihre kognitiven Funktionen mit Ergänzungsmitteln.*** Ich empfehle folgende Präparate (täglich einzunehmen) jedem Menschen, der an kognitivem Abbau leidet oder aus genetischen Gründen damit rechnen muss – es sei denn, die Laborwerte für bestimmte Parameter sind optimal:

- Vitamin B_1, 50 Milligramm (wie oben erwähnt, ist es wichtig für das Gedächtnis),
- Pantothensäure, 100–200 Milligramm (vor allem bei schlechter Konzentrationsfähigkeit),
- Die B_6/B_{12}-Folat-Kombination wie oben beschrieben, wenn der Homocysteinspiegel über 6 liegt,
- Vitamin C, 1 Gramm, wenn der Vitamin-C-Spiegel suboptimal ist oder das Kupfer-Zink-Verhältnis größer ist als 1:2,
- Vitamin D, zunächst 2500 IE am Tag, bis der Serumspiegel 50 bis 80 erreicht,
- Vitamin E (gemischte Tocopherole und Tocotrienole), 400–800 IE täglich, sofern der Vitamin-E-Spiegel unter 13 liegt,
- Vitamin K_2 (MK 7), 100 Mikrogramm, wenn Sie Vitamin D nehmen,
- Resveratrol, 100 Milligramm, für alle,
- Nicotinamid-Ribosid, 100 Milligramm, für alle,
- CDP-Cholin, 250 Milligramm zweimal täglich, um die Bildung und Erhaltung der Synapsen zu fördern,
- ALCAR (Acetyl-L-Carnitin), 500 Milligramm, um den Nervenwachstumsfaktor zu vermehren, vor allem bei Patienten mit Alzheimer Typ 2,

- Ubiquinol, 100 Milligramm, um die Funktion der Mitochondrien zu unterstützen, für alle,
- Polyquinolin-Quinon (PQQ), 10 bis 20 Milligramm, um die Zahl der Mitochondrien zu steigern, für alle,
- Omega-3-Fettsäuren (mehr darüber im Kapitel über Entzündungen),
- Extrakt aus ganzen Kaffeefrüchten, 3 Monate lang 100 Milligramm ein- oder zweimal am Tag, dann innerhalb eines Monats langsam abbauen. Dieser Extrakt erhöht den Wachstumsfaktor BDNF und ist für Patienten mit Alzheimer Typ 2 (atrophisch) besonders wichtig.

13. ***Bestimmte Kräuter unterstützen die Funktion der Synapsen.*** Ich empfehle folgende Kräuterextrakte in Kapseln (oder das Kraut selbst), jeden Tag, falls nicht anders angegeben:

- Ashwagandha, 500 Milligramm, zweimal täglich zu den Mahlzeiten, um Amyloid und Stress abzubauen,
- Bacopa monnieri, 250 Milligramm zweimal am Tag zu den Mahlzeiten, um die cholinerge Funktion zu verbessern, eines der wichtigsten Transmittersysteme des Gehirns. (Ashwagandha und Bacopa sind auch als Nasentropfen, Nasya Karma genannt, erhältlich. Wenn diese Ihnen lieber sind als Kapseln, nehmen Sie täglich je 3 Tropfen in jedes Nasenloch.)
- Gotu Kola, 500 Milligramm zweimal am Tag zu den Mahlzeiten, um die Konzentrationsfähigkeit zu steigern,
- Hericium erinaceus (Igelstachelbart), 500 Milligramm ein oder zweimal täglich, um den Nervenwachstumsfaktor zu steigern, vor allem bei Patienten mit Alzheimer Typ 2,
- Rhodiola, 200 Milligramm ein oder zweimal am Tag, gegen Angst und Stress,
- Shankhpushpi (Helmkraut), 2 oder 3 Teelöffel oder 2 Kapseln am Tag, um die Verzweigung von Neuronen im Hippocampus zu fördern,

- für Patienten mit Alzheimer Typ 3 (toxisch) oder mit milder oder subjektiver kognitiver Beeinträchtigung ist *Tinospora cordifolia* (Guduchi) nützlich, weil sie das Immunsystem stärkt. Nehmen Sie zwei- oder dreimal täglich 300 Milligramm zu den Mahlzeiten. Auch Patienten mit Alzheimer Typ 3 können Guduchi einnehmen, da es Gifte aus dem Darm entfernt (ähnlich wie Aktivkohle). Nehmen Sie täglich 350 bis 750 Milligramm in Kapseln.
- Für Patienten mit Alzheimer Typ 1 (entzündlich) oder mit milder oder subjektiver kognitiver Beeinträchtigung oder mit Darmstörungen ist Triphala (eine Kombination aus Amalaki, Haritaki und Bibhitaki) nützlich, um Entzündungen zu lindern. Nehmen Sie es auf leeren Magen, entweder als Kapsel oder als Tee aus dem Pulver.

14. ***Achten Sie darauf, Ihr Essen bei der Zubereitung nicht zu beschädigen.*** Das Essen soll gut schmecken und möglichst wenig Nährstoffe verlieren. Wenn Zucker und Eiweiß sich verbinden, entstehen Glykotoxine, die man AGEs nennt (Endprodukte fortgeschrittener Glykierung). In großer Menge führen sie zu oxidativer Belastung, Entzündungen und vielen Beschwerden, die mit Diabetes und anderen chronischen Krankheiten zusammenhängen.

Feuchte Hitze, kürzere Garzeit, niedrigere Temperaturen, saure Zutaten wie Zitrone, Limette oder Essig und die Auswahl der Nahrungsmittel (ungekochte Pflanzen enthalten keine AGEs, anders als ungekochte Tiere) verringern die Produktion von AGEs. Beim Grillen, scharfen Anbraten, Rösten und Braten entstehen AGEs.

Was tun Sie, wenn Sie sich nach den Regeln von Ketoflex 12/3 ernähren und ausreichend bewegen und Ihr Nüchtern-Insulin trotzdem über 4,5 oder Ihr Hämoglobin A1c 5,5 oder Ihr Nüchtern-Blutzucker über 90 bleibt? Kein Problem: Mehrere rezeptfreie Ergänzungsmittel packen diese Probleme an. Nehmen Sie sie nur der Reihe nach in ihr Programm auf und messen Sie nach einiger Zeit ihre Wirkung auf den Nüchtern-Insulinspiegel und den Nüchtern-Blutzuckerspiegel. Zum Beispiel:

- Der Zinkspiegel beeinflusst die Insulinsensitivität. Wenn er bei Ihnen unter 100 liegt, können Sie 20 bis 50 Milligramm Zinkpicolinat täglich probieren und den Blutzucker nach zwei Monaten wieder überprüfen.
- Ein hoher Hb-A1c-Spiegel spricht für eine schlechte Glukoseverarbeitung. Diese lässt sich mit Magnesium beeinflussen. Wenn Ihr RBC-Magnesium geringer als 5,2 ist, sollten Sie Magnesiumglycinat (500 Milligramm am Tag) oder Magnesiumthreonat (zwei Gramm am Tag) probieren.
- Zimt ist ein wundervolles Mittel, wenn Sie den Blutzucker besser regulieren wollen. Sie brauchen nur 1/4 Teelöffel täglich aufs Essen zu sprenkeln oder eine Kapsel mit einem Gramm Zimt zu schlucken. Bei Diabetikern vom Typ 2 verbessert Zimt auch das Fettprofil.[3]
- Alpha-Liponsäure ist ein Antioxidans. Die Standarddosis beträgt 60 bis 100 Milligramm täglich.
- Chrompicolinat senkt den Blutzuckerspiegel ebenfalls. 400 Mikrogramm bis 1 Milligramm am Tag sind eine typische Dosis.
- Berberin senkt den Blutzuckerspiegel. Die übliche Dosis beträgt dreimal täglich 300 bis 500 Milligramm.
- Ihr Arzt kann Ihnen zudem Metformin verschreiben, um den Blutzuckerspiegel zu senken.

Die vielen Vorteile regelmäßiger Bewegung

Haben Sie schon gehört, dass Sitzen das neue Rauchen ist? Wir sitzen vor dem Computer, im Klassenzimmer, im Kino, im Auto, in Besprechungen und auf dem Sofa, um fernzusehen oder mit unserem Smartphone zu spielen. Wir sitzen uns zu Tode! Studien belegen, dass körperliche Bewegung nützlich ist, während Sitzen den kognitiven Funktionen und der Gesundheit (vor allem des Herzens und der Gefäße) schadet. Die wichtigsten Vorteile der Bewegung für die kognitiven Funktionen sind:

1. Bewegung verringert die Insulinresistenz, eine der Hauptursachen für Alzheimer.
2. Sie steigert die Ketose, die unter anderem die Produktion des Wachstumsfaktors BDNF fördert und dadurch die Neuronen schützt.
3. Sie vergrößert den Hippocampus, eine wichtige Gehirnregion für das Gedächtnis, die bei Alzheimerkranken schrumpft.
4. Sie verbessert die Gefäßfunktion. Das ist sehr wichtig für die Gesundheit der Neuronen und Synapsen.
5. Sie reduziert Stress, eine wichtige Ursache für Entzündungen, die ihrerseits Alzheimer fördern.
6. Sie verbessert den Schlaf, der für die kognitiven Funktionen ebenfalls wichtig ist.
7. Sie verlängert das Leben neu gebildeter Neuronen (die Neurogenesis).
8. Sie hebt die Stimmung.

Welche Bewegungsform ist für die kognitiven Funktionen optimal? Am besten kombinieren Sie aerobe Bewegungen wie Joggen oder Gehen oder Spinning oder Tanzen mit Gewichttraining, mindestens vier- oder fünfmal in der Woche, jeweils 45 bis 60 Minuten lang. Steigern Sie sich langsam, bis Sie dieses Ziel erreicht haben, und schonen Sie Ihre Gelenke. Natürlich profitieren auch die Gelenke von ReCODE, weil es Entzündungen lindert.

Manche Leute arbeiten gern mit einem Trainer oder mit einem Gesundheitscoach, andere trainieren lieber alleine. Das alles ist in Ordnung. Wenn es Ihnen schwerfällt anzufangen, bitten Sie einen Trainer, Angehörigen oder Freund, Ihnen zu helfen.

Vom Segen des Schlafes

Es gilt als tapfer, bis in die Nacht hinein zu arbeiten. Als ich vor Jahren mein medizinisches Praktikum und meine Facharztausbildung als Neurologe ableistete, litt ich volle fünf Jahre lang an Schlafmangel. Ich blieb regelmäßig mehr als 40 Stunden am Stück wach. Meine Reaktionen wurden langsam, mein Urteilsvermögen ließ nach, ich lernte langsamer und konnte den Stoff schlecht behalten, mein Adrenalinspiegel stieg, mein Stresspegel sank nie und ich schlief einige Male augenblicklich ein, als ich Patienten untersuchte. Nach meiner Facharztausbildung trieb ich ein paar Wochen lang regelmäßig Sport und fühlte mich, als ob sich ein Nebel gelichtet hätte. Ich konnte wieder klarer denken. Das gilt auch für den kognitiven Abbau: Optimaler Schlaf ist unabdingbar.

Vor einigen Jahren unterhielt ich mich mit einer Verhaltensneurologin, einer Expertin für die Evaluation der Alzheimerkrankheit und für die klinische Alzheimer-Forschung. Sie fand es rätselhaft, dass manche Patienten mit milder kognitiver Beeinträchtigung anscheinend genesen, während andere an Alzheimer erkranken. Als ich sie fragte, ob sie Unterschiede zwischen beiden Gruppen bemerkt habe, dachte sie kurz nach. »Ja«, sagte sie. »Diejenigen, die gut schlafen, werden eher gesund.«

Ist das wirklich ein Rätsel?

Hier sind ein paar Tipps, mit denen Sie besser schlafen und Ihre Gehirnfunktionen verbessern können:

1. ***Wenn bei Ihnen Schlafapnoe festgestellt wurde, muss sie unbedingt behandelt werden.*** Manchen Betroffenen hilft schon ein zahnärzt-

liches Protrusionsgerät. Andere brauchen vielleicht eine CPAP-Maske (die für ständigen positiven Überdruck in den Atemwegen sorgt). Eine ausreichende Versorgung mit Sauerstoff und ein ausreichender Druck in den Atemwegen sind sehr wichtig, nicht nur für die kognitive Leistungsfähigkeit, sondern unter anderem auch für die Gesundheit des Herzens und der Gefäße sowie für die Vorbeugung gegen Reflux (GERD), Fettleibigkeit und Lungenkrankheiten.

2. ***Versuchen Sie, ohne Schlaftabletten (die die kognitiven Funktionen stören) jede Nacht acht Stunden zu schlafen.*** Normalerweise setzt das Gehirn nachts Melatonin frei, aber nur, wenn es dunkel ist – jedes Licht schaltet die Melatonin-Produktion ab, die ohnehin zurückgeht, wenn wir älter werden. Viele Menschen schlafen besser und wachen erfrischter auf, wenn sie vor dem Schlafengehen eine physiologische Dosis Melatonin einnehmen (also eine Dosis, die mit der Melatonin-Produktion im Gehirn vergleichbar ist). Das können 0,3 bis 0,5 Milligramm sein. Wenn Sie mehr brauchen, können Sie bis zu 20 Milligramm nehmen. Mit einer angemessenen Dosis Melatonin sollten Sie erfrischt aufwachen, und vielleicht träumen Sie häufiger. Wenn Sie zu viel Melatonin einnehmen, schlafen Sie vielleicht ein paar Stunden lang gut, wachen dann aber mitten in der Nacht auf und können nicht mehr einschlafen. In diesem Fall verringern Sie einfach die Dosis. Es ist ratsam, gelegentlich (zum Beispiel an einem Abend pro Woche) auf das Melatonin zu verzichten, damit der Körper nicht aufhört, es selbst zu bilden.

Melatonin ist keine Schlaftablette. Deshalb spüren Sie keine sedierende Wirkung wie nach der Einnahme von Benzodiazepinen, die möglicherweise zum kognitiven Abbau beitragen. Melatonin bewirkt einen physiologischen Schlaf, während Schlaftabletten lediglich das Gehirn betäuben.

Das Aufwachen mitten in der Nacht ist eine der häufigsten Klagen von Menschen mit Schlafproblemen. Es trägt zum kognitiven Abbau bei oder erhöht das Risiko dafür. Das hat viele mögliche Ursachen, darunter die Menopause und Hormonstörungen (vor allem Progesteronmangel), Depression, Stress und Reflux. Wenn Sie zu viel grübeln, verschafft Ihnen Tryptophan (500 Milligramm) vor dem Zubettgehen vielleicht Erleichterung. Stattdessen können Sie auch 5-Hydroxytruyptophan (100 bis 200 Milligramm) probieren, da es leichter ins Gehirn gelangt. Wenn Sie einen SSRI (selektiven Serotonin-Wiederaufnahme-Hemmer) wie zum Beispiel Fluctine oder Fluxet gegen Depressionen einnehmen, sollten Sie beide Formen von Tryptophan meiden, weil sonst ein Serotonin-Syndrom droht, mit Symptomen wie Fieber, Nervosität, Schwitzen und Durchfall. Das Antidepressivum verhindert nämlich die Aufnahme des Neurotransmitters Serotonin aus den Synapsen, sodass er dort bleibt und die Neuronen stimuliert. Das Gehirn bildet mehr Serotonin, weil dessen Vorläufer Tryptophan in größerer Menge vorhanden ist, und deshalb wird es mit Serotonin überflutet.

Eine weitere häufige Ursache des Aufwachens mitten in der Nacht ist Progesteronmangel, der sowohl bei Frauen als auch bei Männern vorkommt. In den Wechseljahren sinkt der Progesteronspiegel oft stärker als der Östradiolspiegel, und da Progesteron eine entspannende Wirkung hat, geht Progesteronmangel mit Angst und schlechtem Schlaf einher, oft auch mit kognitiven Störungen. Wenn ein Bluttest zeigt, dass Ihr Progesteronspiegel suboptimal ist, kann Ihr Arzt Ihnen bioidentisches Progesteron zum Einnehmen verschreiben. Die Anfangsdosis beträgt 100 Milligramm vor dem Schlafengehen. »Bioidentisch« bedeutet, dass das Hormon genau die gleiche chemische Struktur hat wie das körpereigene Hormon. Bei Männern geht Progesteronmangel häufig mit Testosteronmangel einher, weil Progesteron ein Vorläufer des Testosterons ist. Und weil Testosteronmangel auch ein Risikofaktor für den kognitiven Abbau ist, sollten Männer ihren Testosteronspiegel optimieren.

Wenn Sie das Ketoflex-12/3-Programm befolgen, ist es unwahrscheinlich, dass Sie an Refluxösophagitis (GERD) erkranken. Falls doch, müssen Sie Protonenpumpenhemmer (PPI) wie Lansoprazol meiden, weil Magensäure es den Enzymen ermöglicht, das Essen so abzubauen, dass Nährstoffe wie Zink, Magnesium, Vitamin B_{12} und viele andere verwertet werden können. Außerdem hemmt Magensäure in ausreichender Menge sogar GERD, weil die Säure den unteren Schließmuskel der Speiseröhre veranlasst, sich zu schließen und einen Reflux zu verhindern.

Wenn Stress Sie wach hält, sollten Sie an Meditation denken. Sie erzeugt Gehirnwellen, die das Gehirn entspannen und die Synapsen flexibler machen, was die Voraussetzung für die Bildung neuer Erinnerungen ist.

Wenn Sie mir vor einem Jahrzehnt gesagt hätten, dass ich als Biomediziner eines Tages Meditation empfehlen würde, hätte ich gelacht. Aber ich kann die Studien nicht ignorieren, die nachweisen, dass der Hippocampus bei Menschen, die regelmäßig meditieren, größer wird und dass die Stressbelastung abnimmt.

3. ***Achten Sie auf gute Schlafhygiene.***

- Achten Sie darauf, dass Ihr Schlafzimmer so dunkel wie möglich ist. Tragen Sie, wenn nötig, eine Schlafmaske. Licht verringert oder verhindert die Produktion von Melatonin in der Epiphyse.
- Sorgen Sie für Stille. Schalten Sie elektronische Geräte aus und meiden Sie elektromagnetische Felder, die Fernseher, Videorekorder und andere elektronische Geräte erzeugen.
- Entspannen Sie sich vor dem Schlaf. Wenn Sie unmittelbar nach einer anstrengenden Arbeit zu Bett gehen, brauchen Sie sich über Schlafstörungen nicht zu wundern
- Gehen Sie, wenn möglich, vor Mitternacht zu Bett. Der Versuch, lange zu schlafen, um das spätere Zubettgehen auszugleichen, scheitert oft am Lärm (Telefon, Verkehr und so weiter), am Licht und an anderen Störungen.

- Treiben Sie ein paar Stunden vor dem Schlafengehen keinen Sport, weil dieser den Adrenalinspiegel erhöht und dadurch den Schlaf stört.
- Treiben Sie vormittags Sport, damit der Adrenalinschub abflaut, bevor Sie zu Bett gehen.
- Meiden Sie abends blaues Licht (vor allem LED-Lampen). Verwenden Sie Filter für Ihr Leselicht oder für Ihren Computer, wenn Sie vor dem Zubettgehen am Bildschirm lesen wollen.
- Stellen Sie kein Fernsehgerät ins Schlafzimmer.
- Verzichten Sie auf ein üppiges Abendessen.
- Trinken Sie ausreichend, aber nicht so viel, dass Sie mitten in der Nacht aufwachen und ins Bad laufen müssen.

Die überraschenden Wirkungen des Stresses

Stress entsteht, wenn ein System überlastet wird. Wir Menschen sind nicht für das moderne Leben geschaffen: zuckerreiche Kost, lange Abende bei hellem Licht, ständige berufliche Sorgen, schlechter Schlaf, falsche Ernährung und Konsum Hunderter giftiger Chemikalien, um nur einige der Stressoren zu nennen, die auf unser Gehirn und auf unseren Körper eintrommeln. Dank unserer Evolution können wir gelegentlichen Stress verkraften, nicht aber Dauerstress.

Stress erhöht die Produktion von Kortison, das in großer Menge eine giftige Wirkung auf das Gehirn hat, vor allem auf den Hippocampus, der für die Erinnerungsbildung zuständig ist und zu den ersten Gehirnregionen gehört, die von der Alzheimerkrankheit angegriffen werden. Außerdem fördert Stress einige Risikofaktoren für den kognitiven Abbau und für Alzheimer, zum Beispiel einen hohen Blutzuckerspiegel, Übergewicht und Fettleibigkeit, Gier nach Kohlenhydraten, das Leaky-Gut-Syndrom und die damit verbundene Entzündung, die Durchlässigkeit der Blut-Hirn-Schranke, den Kalziumverlust und die Übererregbarkeit der Neuronen sowie Herz- und Gefäßkrankheiten. Außerdem schwächt Stress jene Faktoren, die vor Alzheimer schützen, zum Beispiel die Bildung von Neuronen sowie das Wachstum und die Erhaltung der Dornenfortsätze, die für die Erinnerungsbildung wichtig sind.

Stress ist fast immer am kognitiven Abbau beteiligt, vor allem an Alzheimer vom Typ 3 (toxisch), an der subjektiven kognitiven und an der milden kognitiven Beeinträchtigung. Bei Patienten, die davon betroffen sind, schwächt Stress die kognitiven Fähigkeiten besonders schnell. Starker Stress und der Beginn des kognitiven Abbaus fallen oft zusammen.

> Ein hart arbeitender, 56 Jahre alter Anwalt übernahm den schwierigsten Fall seiner Karriere und arbeitete zwei Jahre lang ohne Unterlass daran. Der Schlaf kam dabei zu kurz. Vorher war er mehrere Jahre lang depressiv gewesen. Er gewann den Fall, aber bald danach fiel es ihm schwer zu rechnen und beim Sprechen oder Schreiben das richtige Wort zu finden. Er wurde passiv und langsam. Sein PET-Scan deutete stark auf Alzheimer hin. Er war ApoE2/3-positiv. Alle seine Blutwerte wiesen auf Alzheimer vom Typ 3 hin: TGF-β1 und C4a waren beispielsweise erhöht und es gab Anzeichen für Mykotoxine in der Nase und im Rachen.

Deshalb ist es sehr wichtig, in ein Programm, das die kognitiven Funktionen optimieren soll, auch Stressabbau aufzunehmen. Die beste Methode ist bei jedem Menschen unterschiedlich. Viele Menschen können mit Meditation und Yoga Stress lindern, den Kortisonspiegel senken, das Schrumpfen des Hippocampus verhindern und den Kortex dicker machen.

Die einfachste, aber erstaunlich selten benutzte Methode des Stressabbaus ist tiefe, langsame Zwerchfellatmung (aus dem Bauch heraus, nicht mit dem Brustkorb).

Wenn Sie nach dem Sport überdreht sind, sollten Sie einen Gang zurückschalten. Trainieren Sie beispielsweise 30 statt 45 Minuten oder verlangsamen Sie das Laufband. Sie sollten zwar den Herzschlag beschleunigen und auch das Krafttraining nicht vergessen; wenn Sie sich aber mit Marathontraining plagen, kann eine reduzierte Belastung helfen, die Kortison-Ausschüttung zu verringern.

Wenn Sie koffeinsüchtig sind, trägt eine Reduzierung des Kaffeekonsums zum Stressabbau bei. Das gilt auch für Alkohol. Massage, Lachen, Musik und Bewegung sind wundervolle Methoden, um Stress abzubauen.

Gehirntraining

Die Idee, dass mentale Übungen – meist am Computer – die kognitiven Funktionen verbessern, ist umstritten. Manche Wissenschaftler kritisieren unbewiesene, übertriebene Behauptungen. Aber wir sollten das Kind nicht mit dem Bade ausschütten. Hunderte von wissenschaftlichen Arbeiten belegen deutliche kognitive Wirkungen des Gehirntrainings. Ein Schnellverarbeitungsprogramm namens Double Decision verringert zum Beispiel das Demenzrisiko noch zehn Jahre nach dem Training um fast 50 Prozent, viel mehr als irgendein Medikament.

Viele Firmen bieten ein Gehirntraining im Internet an, unter anderem Posit Science, Lumosity, Dakim und Cogstate. Der führende Experte auf diesem Gebiet ist Professor Mike Merzenich, der Gründer von Posit Science, das BrainHQ produziert. Im Jahr 2016 gewann Mike den angesehenen Kavli-Preis für Neurowissenschaft für seine bahnbrechende Arbeit über Neuroplastizität. Ich höre Mikes brillante Vorträge seit den achtziger Jahren und es ist unbestreitbar, dass sein Unternehmen allen anderen auf diesem Gebiet um Jahre voraus ist. Mehr als 130 Studien haben den Nutzen von BrainHQ bewiesen.

Die BrainHQ-Gruppe hat die Programme so optimiert, dass Sie nur zehn bis zwanzig Minuten am Tag fünfmal in der Woche opfern müssen, um eine Besserung zu erleben. Sie können aber auch dreimal wöchentlich je 30 Minuten üben. Beginnen Sie mit Hawkeye und Double Decision und fügen Sie später Spiele hinzu, die das Gedächtnis und das Verarbeitungstempo schulen. Aber lassen Sie sich nicht entmutigen! Die Programme sind so aufgebaut, dass sie eine Herausforderung darstellen. Sobald Ihre Leistungen sich verbessern, werden die Programme schwieriger. Entspannen Sie sich. Wenn es zu anstrengend ist, verringern Sie einfach die Trainingszeit.

Entzündungen

Entzündungen gehören zu den wichtigsten Ursachen des kognitiven Abbaus und sind unmittelbar an der Alzheimerkrankheit beteiligt. Um den kognitiven Abbau umzukehren, ist es daher unerlässlich, Entzündungen zu beseitigen.

Sobald Bluttests enthüllt haben, *warum* Sie an einer Entzündung leiden, empfehle ich Ihnen drei Maßnahmen.

1. ***Beseitigen Sie die Entzündung.*** Eine wirksame Methode ist die Einnahme bestimmter Ergänzungsmittel. Sie heißen entzündungsauflösende Faktoren *(specialized pro-resolving mediators* oder kurz SPM), wie sie beispielsweise in einem Produkt namens SPM Active enthalten sind. SPM mit Namen wie Resolvin, Protectin und Maresin werden am Ort einer Entzündung gebildet und wirken als Agonisten, das heißt, sie unterstützen das Immunsystem im Kampf gegen eine Infektion oder eine andere entzündungsfördernde Bedrohung. Wenn der Körper nicht von selbst reagiert, kann SPM Active die fehlenden heilungsfördernden Agonisten liefern. Nehmen Sie einen Monat lang zwei bis sechs Kapseln am Tag. Während dieser Zeit müssen Sie die Ursache der Entzündung beheben,

zum Beispiel falsche Ernährung und chronische Infekte. Sehen Sie dazu bitte auch noch einmal auf die Seiten 56 bis 63.

2. ***Verhindern Sie neue Entzündungen.*** Entzündungshemmende Substanzen wie Omega-3-Fettsäuren und Curcumin helfen Ihnen, neuen Entzündungen vorzubeugen. Ich empfehle täglich ein Gramm DHA (Docosahexaensäure) aus Fischöl oder Algen und die gleiche Menge Curcumin, entweder auf leeren Magen oder mit Fett. Es gibt noch viele andere Entzündungshemmer, zum Beispiel Ingwer, Zimt, Pregnenolon, Nelken, Thymian, grünes Blattgemüse, Rote Rüben und Brokkoli. Entzündungshemmer wie Ibuprofen gehören nicht zum ReCODE-Programm, weil sie dem Darm und den Nieren schaden.
3. ***Beseitigen Sie alle Ursachen für Entzündungen.*** Es nützt nicht viel, eine Entzündung zu behandeln, wenn Sie immer wieder eine neue auslösen. Deshalb müssen Sie alles meiden, was Entzündungen fördert, zum Beispiel das Leaky-Gut-Syndrom, Essen, das viele einfache Kohlenhydrate oder Transfette enthält, sowie chronische Infekte wie die Lyme-Krankheit, Viren wie *Herpes simplex* und Schimmelpilze wie *Aspergillus* und *Penicillium*. Schlechte Mundhygiene kann ebenfalls zu chronischen Entzündungen führen. Wie bereits erwähnt, wurden im Gehirn von Alzheimerpatienten Mundbakterien wie *P. gingivalis* gefunden.

Wenn Ihre Entzündungsmarker hoch bleiben, obwohl Sie diese offenkundigen möglichen Ursachen beseitigt haben, benötigen Sie einen umfangreicheren Test, der nach Autoantikörpern sucht, zum Beispiel nach jenen, die rheumatoide Arthritis auslösen und bei chronischer Lyme-Krankheit oder anderen von Zecken übertragenen Infektionen, etwa *Babesia* oder *Bartonella*, auftreten. Außerdem sollten Sie nach nicht diagnostizierten Krankheiten forschen.

Den Darm heilen

Es gibt mehrere Möglichkeiten, den Darm zu heilen. Darüber gibt es viele Bücher und Webseiten; deshalb nenne ich nachfolgend nur die wichtigsten Punkte.

Die Darmheilung ist für die meisten Menschen wichtig, weil das Leaky-Gut-Syndrom so häufig vorkommt. Wenn Ihr Cyrex Array 2 positiv ist oder wenn Sie an Nahrungsmittel-Unverträglichkeiten, Blähungen, Verstopfung oder Durchfall leiden, haben Sie wahrscheinlich einen »löchrigen Darm«; das heißt, Ihre Darmschleimhaut ist geschädigt. Wenn Sie den Darm heilen, lassen systemische Entzündungen nach, die Resorption von Nährstoffen verbessert sich und das Mikrobiom wird gesünder und produziert mehr Hormone und Neurotransmitter. Das alles ist wichtig, um den kognitiven Abbau zu verhindern und rückgängig zu machen.

Der erste Schritt zur Heilung des Darms ist die Kenntnis der Ursachen und anschließend deren Beseitigung oder Minimierung. Hier ist eine Liste möglicher Auslöser:

- Zucker,
- Überempfindlichkeit oder Allergie gegen Gluten oder andere Getreidebestandteile oder gegen Milchprodukte oder andere Nahrungsmittel,
- Überempfindlichkeit oder Allergie gegen Chemikalien, zum Beispiel gegen jene, die in Fabriknahrung (Limonaden, künstlichen Süßstoffen, Konservierungsstoffen, Farbstoffen und Bindemitteln) enthalten sind,
- Herbizide (zum Beispiel Glyphosat),
- Pestizide,
- genetisch veränderte Nahrungsmittel,
- Alkohol,

- Antibiotika: Medikamente oder Antibiotika in tierischen Nahrungsmitteln,
- Entzündungshemmer wie Aspirin, Ibuprofen und andere NSAID sowie Steroide,
- Stress.

Nachdem Sie diese potenziellen Darmschädiger beseitigt oder minimiert haben, können Sie weitere Maßnahmen zur Heilung des Darms ergreifen. Eine Methode ist Knochenbrühe,[4] ein unbedenkliches und physiologisches Mittel. Viele Naturvölker und traditionelle Kulturen – beispielsweise die alte Bevölkerung von Okinawa, die für ihre Langlebigkeit bekannt ist – verwerten Tierknochen, Knorpel, Sehnen und Knochenmark sehr gründlich. Diese enthalten viele Aminosäuren wie Glutamin und Glycin, Mineralien und Vitamine, die den Darm versiegeln.

Viele dieser Kulturen lassen den ganzen Tag lang einen Topf mit Wasser sieden und verwenden Brühe als Grundlage für Suppen, Eintöpfe und andere Gerichte. Manche trinken einen Tag oder bis zu drei Wochen lang nur Knochenbrühe und fügen ihrem Speiseplan dann wieder ein Nahrungsmittel nach dem anderen hinzu. Einige meiner Patienten, die das Ketoflex-12/3-Programm befolgen, essen zusätzlich Knochenbrühe (siehe Julies Programm in Kapitel 9).

Sie können Knochenbrühe von Biobauern kaufen oder selbst zubereiten. Mehrere hervorragende Webseiten geben dazu nützliche Tipps, zum Beispiel http://scdlifestyle.com, www.kettleandfire.com und https://chriskresser.com/?s=bone+broth.

Wenn Sie Knochenbrühe nicht mögen, gibt es noch andere Möglichkeiten. Das gilt für die meisten Elemente von ReCODE. Manche Leute nehmen Colostrum, L-Glutamin oder Zink-Carnosin in Kapseln ein, die alle die Darmheilung fördern. Oder sie befolgen die *SCD Diet*, eine Diät, die bestimmte Kohlenhydrate nutzt, um den Darm zu heilen: https://draxe.com/scd-diet.[5]

Einerlei, ob Sie Ihren Darm mit Knochenbrühe, Colostrum, L-Glutamin oder der SCD Diet heilen, nach drei bis vier Wochen sollte die Heilung spürbar sein. Lassen Sie sich dann mit dem Cyrex Array oder einem anderen Verfahren noch einmal testen, um sicher zu sein, dass Ihr Darm wirklich gesund ist. Wenn ja, können Sie nun auch Probiotika und Präbiotika essen. (Wenn Sie Probiotika essen, während Ihr Darm noch löcherig ist, können Bakterienteile ins Blut gelangen und die Entzündung verschlimmern.) Es ist so, als wollten Sie ein löchriges Fischglas reparieren (Ihren Darm), damit Sie Fische (Probiotika) hineinsetzen und ihnen Fischfutter (Präbiotika) geben können.

Wie ich oben im Abschnitt über Ernährung beschrieben habe, sind Nahrungsmittel die beste Medizin. Fermentierte Produkte wie Sauerkraut und Kimchi liefern Ihnen Probiotika (Bakterien) und ballaststoffreiche Nahrungsmittel wie Yambohnen (Jicama), Zwiebeln, Lauch und Knoblauch versorgen Sie mit Präbiotika. Wenn Sie zusätzlich Präbiotika in Kapseln einnehmen wollen, sollten diese insgesamt 30 bis 50 Milliarden Kolonien bildende Einheiten (lebende Bakterien) enthalten. Dr. David Perlmutter, ein Neurologe und der Autor von *Brain Maker* (deutscher Titel *Scheißschlau – wie eine gesunde Darmflora unser Gehirn fit hält*), empfiehlt die in Tabelle 3 genannten fünf wichtigen Bakterienstämme.

Sobald Ihr Darmmikrobiom gesund ist, sollten Symptome wie Blähungen, Verstopfung oder Durchfall verschwunden sein; dann haben Sie eine der Hauptursachen der Entzündung beseitigt, Sie scheiden Giftstoffe effektiver aus und, was am wichtigsten ist, Sie haben einen wichtigen Schritt hin zu besseren kognitiven Leistungen getan.

Nachdem Ihr Darm geheilt und Ihr Darmmikrobiom optimiert ist, müssen Sie sich mit einem anderen und – wenn es um den kognitiven Abbau geht – vielleicht noch wichtigeren Mikrobiom befassen: mit dem in der Nase und den Nebenhöhlen. Wie jeder Kokainschnupfer weiß, geht der schnellste Weg ins Gehirn durch die Nase. Das haben auch die Mikroben herausgefunden,[7] und bei vielen unserer Patienten sind Nase,

Tabelle 3. Fünf wichtige, als Probiotika empfohlene Bakterienstämme[6]

Spezies	Wirkungen	Quellen
Lactobacillus plantarum	Reguliert das Immunsystem, verringert Darmentzündung, sichert Nährstoffe	Kimchi, Sauerkraut und andere fermentierte Nahrungsmittel
Lactobacillus acidophilus	Stärkt das Immunsystem, lindert Hefeinfektionen, verbessert den Cholesterinspiegel	Fermentierte Milchprodukte
Lactobacillus brevis	Steigert BDNF, verbessert die Immunfunktion	Sauerkraut, eingelegtes Gemüse
Bifidobacterium lactis	Verringert Pathogene aus dem Essen (z. B. Salmonellen), stärkt das Immunsystem, verbessert die Verdauung	Fermentierte Milchprodukte
Bifidobacterium longum	Verringert Pathogene, verbessert den Cholesterinspiegel	Fermentiertes Gemüse, fermentierte Milchprodukte

Rachen und Nebenhöhlen von chronischer Rhinosinusitis (Entzündung der Nase und Nebenhöhlen) betroffen. Schuld daran sind oft Schimmelpilze oder Bakterien wie MRSA *(multiresistente koagulase-negative Staphylokokken)*, die Bakterien mit Biofilmen vor Antibiotika schützen und gegen viele Antibiotika resistent sind.

Aber nicht nur die Nebenhöhlen und das Mikrobiom in der Nase haben Zugang zum Gehirn, sondern auch Substanzen, die von Mikroben abgesondert werden. Diese Substanze zerstören Moleküle im Gehirn, die Neuronen und Synapsen stärken. Wenn Ihre Testergebnisse einen erhöhten C4a-Wert enthüllen (das ist eine Komponente des Immunsystems, die unter dem Einfluss von Biotoxinen zunimmt) oder wenn Sie Nebenhöhlenprobleme haben, müssen Sie das Mikrobiom in der Nase, im Rachen und in den Nebenhöhlen heilen. Die Methode ist einfach und wird schrittweise angewandt. Weitere Informationen finden Sie auf Dr. R. Shoemakers Webseite www.survivingmold.com.

1. ***Wenn Pathogene wie MRSA oder Schimmelpilze vorhanden sind, müssen sie behandelt werden.*** Gegen MRSA ist ein Nasenspray namens Bactroban wirksam. Man kann es mit Xlear kombinieren, um Brennen zu lindern und die Heilung zu fördern. Schimmelpilze können Sie mit Itraconazol behandeln, einem Antimykotikum, oder mit dem Immunstärker Guduchi (*Tinospora cordifolia*).
2. ***Optimieren Sie Ihr Mikrobiom.*** Es gibt Produkte, die dabei helfen: Probiotika für die Nase und die Nebenhöhlen. Wenn Sie keine finden, können Sie Ihr Nasenmikrobiom mit Kimchi-Saft abtupfen. Das Ziel ist das Gleiche wie beim Darmmikrobiom: Schützende Mikroben verhindern die Rückkehr von schädlichen Bakterien wie MRSA.
3. ***Beseitigen Sie die Quellen der Pathogene.*** Wenn sich in Ihrer Wohnung oder an einem anderen Ort, an dem Sie *sich* oft aufhalten, Schimmel befindet, müssen Sie ihn entfernen. Beauftragen Sie wenn nötig Fachleute damit. Es gibt immer mehr Fälle von Krankheiten, die von Schimmel verursacht wurden; auch der kognitive Abbau gehört dazu.

Das hormonelle Gleichgewicht

Die Herstellung eines optimalen Hormonspiegels ist einer der wirksamsten und wichtigsten Teile von ReCODE, aber zugleich einer der umstrittensten und schwierigsten. Das hat mehrere Gründe. Erstens wird über die Hormonersatztherapie (HET) für Frauen nach der Menopause immer noch hitzig diskutiert. Manche Experten lehnen sie für fast alle Frauen ab; andere befürworten sie nur in den ersten fünf Jahren nach der Menopause und einige empfehlen sie Frauen, die an Alzheimer oder subjektiver oder milder kognitiver Beeinträchtigung leiden, selbst wenn sie in den Siebzigern, Achtzigern oder Neunzigern sind. Deshalb ist es wichtig, einen Spezialisten für bioidentische Hormone zu konsultieren, am besten einen, der Erfahrung mit dem kognitiven Abbau hat. Noch einmal: Ich empfehle bioidentische Hormone, weil sie die gleichen molekularen Strukturen haben wie die körpereigenen und deshalb weniger unerwünschte Nebenwirkungen auslösen. Bioidentische Östrogene sind 17-beta-Östradiol, Östron und Östriol. Nicht-bioidentische Östrogene sind beispielsweise jene im Urin von trächtigen Stuten, der das Medikament Premarin liefert.

Wir haben in diesem Kapitel bereits erörtert, dass »Normwerte« mitunter wenig mit optimalen Werten zu tun haben. Das gilt nicht nur für Vitamine und andere Verbindungen, sondern auch für die Hormone. Wenn Sie Ihre kognitive Funktion verbessern und den kognitiven Abbau umkehren wollen, streben Sie also keine »Normwerte« an, sondern den optimalen Wert für jedes Hormon.

Ein drittes Problem besteht darin, dass die gemessenen Hormonspiegel nichts darüber aussagen, wie effektiv ein Hormon in Ihrem Körper ist – sie sagen Ihnen nur, in welcher Menge es vorhanden ist. Damit Sie von einem Hormon profitieren, muss es sich an den Rezeptor binden, mit ihm in den Zellkern wandern und dort viele Gene einschalten, die Proteine herstellen, welche in Ihrem Stoffwechsel koordinierte Wirkungen entfalten. Wie Sie sehen, sind zwischen den gemessenen Hormonwerten und der tatsächlichen Wirkung jedes Hormons sehr viele Schritte notwendig. Deshalb ist es wichtig, jede Evaluierung mit dem Hormonstatus abzusichern. Wenn Sie beispielsweise den Zustand Ihrer Schilddrüse richtig einschätzen wollen, kann Ihnen die Basaltemperatur am Morgen eine gute Vorstellung davon verschaffen, oder Sie messen einen Reflex mit dem Thyroflex-Test. Wenn Ihre Temperatur nicht mindestens 36,5 °C beträgt, arbeitet die Schilddrüse wahrscheinlich suboptimal.

Und wenn zudem Symptome auftreten, die eindeutig mit der Schilddrüse zusammenhängen, zum Beispiel Gewichtszunahme, Lethargie, Verstopfung oder Haarausfall, ist die Diagnose abgesichert.

Ein weiteres Problem besteht darin, dass wir die Funktion der Hormone nicht nur einzeln, sondern auch in ihrer Gesamtheit beurteilen müssen. Wir betrachten also die Schilddrüsenfunktionen nicht isoliert, sondern in ihrem Zusammenspiel mit anderen Hormonsystemen, zum Beispiel mit den Nebennieren und den Geschlechtsdrüsen. Nur wenn sie alle optimal eingestellt sind, arbeitet das ganze System einwandfrei. Das heißt unter anderem, dass es die kognitiven Funktionen unterstützt.

Um den kognitiven Abbau zu verhindern oder umzukehren, müssen Sie mit Ihrem Arzt zusammenarbeiten, um Ihren Hormonspiegel zu optimieren:

1. ***Schilddrüse:*** Wie oben erwähnt, arbeitet die Schilddrüse bei vielen Menschen mit kognitivem Abbau suboptimal. Das wichtigste aktive Schilddrüsenhormon ist T3; aber meist wird T4 (Levothyroxin) verordnet, das in T3 umgewandelt wird – oder auch nicht. Deshalb ist es besser, eine Kombination aus T3 und T4 zu nehmen, zum Beispiel Novothyral oder Prothyrid oder einen Schilddrüsenextrakt. Wenn Sie Ihre Symptome und Blutwerte beobachten, finden Sie die optimale Dosis. Da die Schilddrüse Jod braucht, um Hormone herzustellen, sollten Sie auch Ihren Jodblutspiegel messen lassen, wenn Ihre Schilddrüse nicht optimal arbeitet. Wenn Ihr T3-Spiegel niedrig ist, nehmen Sie eine Jodtablette am Tag oder essen jodhaltige Nahrungsmittel wie Kelp.
2. ***Östradiol und Progesteron (für Frauen):*** Östradiol (und, in geringerem Umfang, die verwandten Östrogene Östron und Östriol) und Progesteron haben im ganzen Körper eine sehr starke Wirkung, auch im Gehirn. Deshalb ist die Therapie mit diesen Hormonen umstritten. Einerseits schützen sie das Gehirn und die kog-

nitiven Funktionen und haben einen unmittelbaren Einfluss auf das molekulare Gleichgewicht, das bei Alzheimerpatienten gestört ist. Deshalb galt Östrogen einst als mögliches Mittel gegen Alzheimer; die Östrogentherapie alleine erwies sich jedoch – nicht überraschend – als unwirksam. Andererseits kann Östradiol auch das Risiko für Gebärmutter- und Brustkrebs vergrößern, vor allem ohne das ausbalancierende Progesteron. Wenn Ihre Hormonspiegel niedrig sind, sollten Sie daher einen Experten auf diesem Gebiet konsultieren, der Erfahrung bei der Therapie des kognitiven Abbaus hat. Mit ihm sollten Sie mehrere wichtige Punkte besprechen:

- Es besteht zunehmend Übereinstimmung darüber, dass bioidentische Hormone – die mit den körpereigenen Hormonen identisch sind – den Vorzug vor Imitationen wie Premarin erhalten sollten.
- Keine Übereinstimmung gibt es darüber, wie lange nach der Menopause eine Frau behandelt werden sollte, die an kognitivem Abbau leidet oder bei der ein Risiko dafür besteht.
- Ärzte streben unterschiedliche Zielwerte für Östrogene an und niemand weiß, welcher Wert im Rahmen eines umfassenden Programms optimal ist, um den kognitiven Abbau umzukehren. Manche Ärzte halten 80 bis 200 Picogramm je Milliliter für angemessen (80 ist der Schwellenwert, um Osteoporose zu verhindern), andere meinen, 30 Picogramm je Milliliter seien ausreichend. Unterschiedliche Meinungen gibt es auch darüber, ob man Östradiol im Speichel, im 24 Stunden lang gesammelten Urin oder auf andere Weise messen soll.
- Beginnen Sie mit 100 oder 200 Milligramm bioidentischem Progesteron (zum Beispiel Prometrium) vor dem Schlafengehen. Der Zielwert ist 1 bis 20 Nanogramm je Milliliter. Überwachen Sie aber Ihre Symptome (etwa Stimmungsschwankungen und Lethargie), weil sie ein Indiz dafür sein können, dass der Progesteronspiegel zu hoch ist, und weil das Verhältnis Östradiol zu Progesteron optimal sein sollte.

Das bioidentische Östradiol (oder eine Östradiol-Östriol-Kombination) sollte über die Haut oder die Scheidenschleimhaut verabreicht werden, weil eine orale Einnahme die Leber schädigen kann. Überwachen Sie Ihre kognitive Reaktion, Ihre Hormonspiegel und die Nebenwirkungen. Da die HET nachweislich das Brustkrebsrisiko erhöht, sollten Sie (Ihrem Alter entsprechend) regelmäßig zur Mammografie gehen und sich gynäkologisch untersuchen lassen.

Aus Gründen, die noch nicht ganz klar sind, ist es für Frauen mit Alzheimer oder subjektiver oder milder kognitiver Beeinträchtigung vom Typ 3 besonders wichtig, ihre Hormonspiegel zu optimieren. Bei vielen Typ-3-Patientinnen beginnen die kognitiven Veränderungen mit der Menopause oder kurz davor. Wenn Sie also Symptome einer Alzheimerkrankheit vom Typ 3 haben, sollten Sie mit Ihrem Arzt über eine HET sprechen.

3. ***Testosteron ist ein weiterer wichtiger Faktor im synaptischen Menuett. Ein optimaler Blutspiegel schützt die Synapsen.*** Wenn Sie an kognitivem Abbau leiden oder wenn Ihr Risiko dafür hoch ist, lohnt es sich, mit Ihrem Arzt zu besprechen, wie Sie Ihren Testosteronspiegel optimieren können.

Für Männer: Das gilt vor allem dann, wenn Ihr Gesamttestosteronspiegel unter 300 Nanogramm je Deziliter liegt oder wenn der Wert für das freie Testosteron unter 6 Picogramm je Milliliter liegt. (Bei Frauen sind die Zielwerte natürlich viel niedriger: Ihr Gesamttestosteronspiegel sollte sich zwischen 30 und 70 Nanogramm je Deziliter bewegen.) Wie die anderen Hormone ist Testosteron ein hochwirksames Molekül mit Wirkungen auf das Gehirn und den ganzen Körper. Deshalb sollten Sie mit Ihrem Arzt zusammenarbeiten, damit der Testosteronspiegel optimal bleibt, und sich das Hormon bei Bedarf als Gel oder Creme verabreichen oder Ergänzungsmittel einnehmen, die die Testosteronproduktion steigern. Achten Sie auf Nebenwirkungen, zum Beispiel indem Sie Ihren PSA (das prostataspezifische Antigen) als Indiz für Prostatakrebs verfolgen. Ihr Kalziumspiegel (oder ein verdächtiges Belastungs-EKG) kann auf Herz- und Gefäßkrankheiten hinweisen. Ihre kognitiven Reaktionen helfen Ihnen, die geringste wirksame Dosis zu finden. Wenn Sie die Testosterontherapie beenden wollen, sollten Sie das nicht abrupt tun. Verringern Sie die Dosis allmählich im Laufe von einigen Monaten; denn ein plötzliches Missverhältnis zwischen dem Hormonspiegel und der Zahl der Testosteronrezeptoren ist schädlich und führt zum Verlust von Synapsen und damit auch zum kognitiven Abbau.

Frauen können von einem optimalen Testosteronspiegel ebenfalls profitieren. Ihre Zielwerte sind, wie oben erwähnt, allerdings niedriger.

4. ***Nebennierenhormone – Kortison, Pregnenolon und DHEA:*** Wenn Sie unter Stress stehen, schütten Ihre Nebennieren Hormone aus, die ein doppelschneidiges Schwert sind. Einerseits schützen sie vor Krankheitserregern und anderen Gefahren, andererseits schadet ein hoher Kortisonspiegel den Neuronen des Hippocampus. Was Sie brauchen, sind Hormonspiegel, die nicht zu hoch und nicht zu niedrig, sondern gerade richtig sind. Da Pregnenolon das Muttersteroid ist, aus dem (unter anderem) Östrogene, Testosteron und Kortison gebildet werden, verbrauchen Sie, wenn Sie gestresst sind, mehr Pregnenolon, um Kortison zu erzeugen, sodass weniger davon für die Bildung von Östradiol und Testosteron zur Verfügung steht. Das kommt ziemlich häufig vor. Um dem Mangel abzuhelfen, können Sie Pregnenolon in Kapseln einnehmen. Beginnen Sie mit 10 Milligramm am Tag und steigern Sie die Dosis allmählich auf 25 Milligramm oder auf den Wert, der Ihren Pregnenolonspiegel auf 50 bis 100 Nanogramm je Deziliter anhebt.

Wenn Ihr Kortisonspiegel morgens niedrig ist (unter 8 Microgramm je Deziliter) sollten Sie sich genauer testen lassen; denn dies kann ein Anzeichen dafür sein, dass Sie schlecht auf Stress reagieren. Liegt der

Kortisonspiegel über 18 Microgramm je Deziliter, müssen Sie herausfinden, ob bisher unbekannte Stressoren vorhanden sind, zum Beispiel eine verschleppte Infektion.

> Lisa, 52, hatte zwei Jahre lang über Gedächtnisstörungen geklagt. Zudem fiel es ihr schwer, die richtigen Worte zu finden. Sie vergaß, den Herd abzuschalten, und verursachte dadurch einen Brand. Alzheimer kam in ihrer Familie oft vor. Eine neuropsychologische Untersuchung ließ auf eine amnestische milde kognitive Beeinträchtigung schließen und beim MoCA-Test erreichte sie 25 von 30 Punkten, was zur Diagnose passte. Zudem waren mehrere Hormonspiegel zu niedrig. Ihr Arzt überwies sie an einen Endokrinologen, der leider schwere Fehler machte:
>
> 1. Er maß Lisas basale Körpertemperatur nicht und fragte nicht einmal danach, und er benutzte kein Thyroflex-Gerät. Deshalb wusste er nicht, wie ihre Schilddrüse wirklich arbeitete.
>
> 2. Lisas freies T3 war mit 1,8 sehr niedrig, aber ihr freies T4 war mit 1,3 in Ordnung. Ihr TSH war mit 5 sehr hoch. Das bedeutete, dass sie T4 (den Vorläufer des T3) nicht ausreichend in T3 umwandelte – ein häufiges Problem. Das hohe TSH enthüllte, dass ihr Körper die Schilddrüsenunterfunktion bemerkt hatte. Der Endokrinologe erhöhte einfach das T4 und fügte kein T3 hinzu. Damit zeigte er, dass er das Problem nicht verstand: Da sie T4 nicht in T3 umwandelte und da T3 als aktives Schilddrüsenhormon notwendig ist, genügt es nicht, einfach mehr T4 zu verabreichen.
>
> 3. Lisas Pregnenolonspiegel war sehr niedrig; aber der Arzt sagte, Pregnenolon sei »nur eine Hormonvorstufe« und daher nicht wichtig. In Wahrheit hat es großen Einfluss auf die Gehirnfunktion.
>
> 4. Der Arzt optimierte ihren Östradiol- oder Progesteronspiegel nicht, weil er offenbar nicht wusste, dass beide Hormone einen entscheidenden Einfluss auf die kognitiven Funktionen haben.

Metall-Homöostase

Dem medizinischen Dogma zufolge wird Alzheimer nicht durch Schwermetalle wie Quecksilber, Infektionen, Schilddrüsenunterfunktion oder Vitamin-D-Mangel verursacht. Wie ich in Kapitel 4 erklärt habe, gibt es jedoch eindeutige Beweise dafür, dass der kognitive Abbau und Alzheimer auf ein Ungleichgewicht zwischen Synapsen schützenden und Synapsen zerstörenden Prozessen zurückzuführen ist und dass Dutzende von Faktoren die Ersteren verringern und die Letzteren fördern können, indem sie direkt oder indirekt auf das APP (Amyloidvorläufer-Protein) einwirken. APP reagiert nachweislich auf Metalle wie Eisen, Kupfer und Zink.

> Beth, 70, klagte über Gedächtnisschwäche. Betroffen waren ihr Kurzzeitgedächtnis, die Wortfindung und das Sprachverständnis. Zudem fiel es ihr schwer, mit technischen Geräten umzugehen, zum Beispiel mit ihrem iPhone, und sie verirrte sich sogar in einer ihr vertrauten Umgebung. Ihr ApoE-Genotyp war ApoE3/4. Ein FDG-PET-Scan enthüllte eine deutlich verringerte Stoffwechselaktivität in den Schläfen- und Scheitellappen, was typisch für Alzheimer ist. Ihr Amyloid-Scan war positiv (ebenfalls ein Alzheimersymptom) und einem MRT-Scan zufolge lag das Hippocampus-Volumen nur auf der 18. Perzentile in ihrem Alter. Ihre Blutwerte für anorganisches und organisches Quecksilber waren hoch und das Gesamtquecksilber lag auf der 95. Perzentile. Die Quecksilberausscheidung lag deutlich unter der Norm, was wahrscheinlich zu einer Quecksilbervergiftung beitrug.

Während des Medizinstudiums lernen wir, zwischen der Alzheimerkrankheit und »reversiblen Demenzformen« zu unterscheiden. Diese Idee ist völlig falsch, weil die reversiblen Ursachen für Demenz selbst potenzielle Mitursachen für den Prozess sind, den wir Alzheimer nennen. Beth (siehe oben), Karl (siehe Kapitel 6) und viele andere haben

Symptome und Scans, die eine echte Alzheimerkrankheit widerspiegeln, und Quecksilber trägt dazu bei. Bei den meisten Alzheimerpatienten ist das nicht der Fall, aber es gibt eine bedeutende Minderheit. Deshalb ist es sehr wichtig, kein Anzeichen für eine Quecksilbervergiftung zu übersehen, zumal diese leicht zu behandeln ist.

Wenn Ihr Quecksilberspiegel (besonders das anorganische Quecksilber) hoch ist, sollten Sie Ihre Amalgamfüllungen von einem biologisch orientierten Zahnarzt entfernen lassen – oder von einem Zahnarzt, der darauf spezialisiert ist, das zu bewerkstelligen, ohne Sie einer hohen Quecksilberbelastung auszusetzen. Am besten lassen Sie bei jedem Termin nur eine oder zwei Füllungen entfernen, bis Sie alle los sind. Ebenso wichtig ist es, das Quecksilber aus dem Körper zu entfernen. Eine effektive Methode ist sanfter als eine intensive Chelation: Dabei wird mit einer gepulsten Therapie ein Gen namens Nrf2 aktiviert, was dem Körper hilft, Quecksilber, Blei, Arsen, Eisen und andere potenziell giftige Metalle auszuscheiden.

Wenn das Kupfer-Zink-Verhältnis hoch ist (der Blutspiegel sollte bei beiden etwa 100 Microgramm je Deziliter betragen, das Verhältnis also den Wert 1 haben), sollten Sie den Zinkspiegel erhöhen und den Kupferspiegel senken, bis das Verhältnis unter 1,3 zu 1 gesunken ist. Professor George Brewer, dessen Forschungen ich in Kapitel 7 erwähnt habe, hat nachgewiesen, dass die Behandlung eines Zinkmangels und eines Kupferüberschusses die kognitive Funktion verbessert. Er empfiehlt Folgendes:

1. Zinkpicolinat, 25 bis 50 Milligramm (aber nicht mehr als 50 Milligramm) täglich,
2. Das Antioxidans Alpha-Liponsäure, 30 bis 60 Milligramm am Tag (um oxidativen Schäden vorzubeugen, die der Kupferüberschuss hervorruft),
3. Vitamin C, 1 bis 3 Gramm täglich (um Kupfer zu chelatieren und auszuscheiden),

4. Pyridoxin (Vitamin B6), 100 Milligramm am Tag (um die Entgiftung zu fördern),
5. Mangan, 15 bis 30 Milligramm täglich (um die antioxidativen enzymatischen Wirkungen zu verstärken),
6. Stressabbau,
7. Verzicht auf Ergänzungsmittel mit hohem Kupfergehalt.

Lassen Sie auch die Entzündungsmarker messen (zum Beispiel hs-CRP), da chronische Entzündungen zu einem hohen Kupfer-Zink-Verhältnis und zum kognitiven Abbau beitragen.

Toxine

Die Entgiftung ist vielleicht der schwierigste Teil von ReCODE, weil es so viele Toxine gibt, die zum kognitiven Abbau beitragen können. Zum Glück gibt es auch viele Mittel, die uns dabei helfen, angefangen beim Essen.

> Carol, eine 59-jährige Krankenschwester, war in einem landesweit bekannten Alzheimer-Zentrum seit vier Jahren jedes Jahr auf kognitiven Abbau untersucht worden. Ihre erste neuropsychologische Untersuchung deutete auf milde kognitive Beeinträchtigung hin; ein MRT-Scan enthüllte eine starke Schrumpfung ihres Hippocampus (unter der ersten Perzentile für ihr Alter); und ihr ApoE-Genotyp war 3/4. Sie wurde mit Memantin behandelt; aber ihr Zustand verschlechterte sich weiter und es entwickelte sich eine Alzheimerkrankheit. Sie wurde still, antwortete langsam und hatte kein Interesse mehr am Lesen oder an Gesprächen.
>
> Als ihr Mann sie zu mir brachte, erklärte ich ihr, dass sie an Alzheimer vom Typ 3 leide (gestützt auf ihr Alter beim Ausbruch der Krankheit, den

Symptomkomplex und die Blutwerte) und dass sie deshalb wahrscheinlich einem Gift ausgesetzt sei. Tests enthüllten eine sehr große Menge Mykotoxine in ihrem Urin und eine Lyme-Krankheit (weitere Tests wiesen auch Babesiose nach, die oft mit der Lyme-Krankheit einhergeht). Ihr IgG-Spiegel war erhöht, was auf Überempfindlichkeit gegen *Cladosporium herbarum, Penicillium notatum* und *Taubenkot* hindeutete. Ein MRSA-Test war positiv. Der ERMI-Test (auf Schimmelbefall in der Wohnung) erbrachte mit 6,7 einen hohen Wert.

Carol begann mit dem ReCODE-Programm. Um die Mykotoxine loszuwerden, erhielt sie zweimal in der Woche intravenös Glutathion und nach jeder Injektion ging es ihr eindeutig besser; doch am folgenden Morgen erlitt sie einen Rückfall. Außerdem bekam sie Colestyramin und intranasal VIP als Teil der Shoemaker-Therapie bei Mykotoxin-Belastung. Sie zog in ein neues Haus, das, wie sich zeigte, leider einen ERMI-Wert von 7 aufwies. Deshalb verbrachte sie mehr Zeit im Freien und in einem Wohnmobil. Außerdem benutzte sie zu Hause einen tragbaren Schwebstofffilter. Allmählich ging es ihr besser. Nach sechs Monaten schrieb ihr Mann: »Carol geht es jetzt viel besser. Sie kann Gesprächen wieder folgen und sehr treffende Antworten geben. Am auffallendsten ist, dass sie wieder eine Persönlichkeit hat und am gesellschaftlichen Leben teilnimmt. Sie hat an einer Fortbildung teilgenommen und viel besser abgeschnitten als in den Jahren zuvor. Sie war ganz begeistert darüber.«

Um herauszufinden, ob Sie giftigen Substanzen ausgesetzt sind, beginnen Sie am besten mit Ihrer Krankengeschichte:

- Haben Sie eine Allgemeinanästhesie bekommen? Wenn ja, wie oft?
- Essen Sie Fisch mit hohem Quecksilbergehalt, zum Beispiel Thunfisch, Schwertfisch oder Hai? Wie oft?
- Haben Sie Schimmel im Haus, im Auto oder am Arbeitsplatz?

- Essen Sie Fabriknahrungsmittel oder Nicht-Bioprodukte?
- Wurden Sie von Zecken gebissen?
- Nehmen Sie Medikamente ein?
- Nehmen Sie PPI (Protonenpumpen-Hemmer) gegen Reflux ein?
- Wie viel Alkohol trinken Sie?
- Verwenden Sie Make-up, Haarspray oder Deodorants?
- Wie oft schwitzen Sie? (Im Schweiß werden Toxine ausgeschieden.)
- Leiden Sie an Verstopfung? (Auch mit dem Stuhl werden Toxine ausgeschieden.)
- Trinken Sie täglich mindestens 0,9 Liter gereinigtes Wasser?

> Ein Mann konsultierte mich wegen seiner 52 Jahre alten Frau, die seit zwei Jahren (seit der Menopause) an kognitivem Abbau litt. Ihr Arzt hatte ihr Sertralin verordnet, weil sie möglicherweise depressiv war. Es fiel ihr schwer, Schecks auszufüllen, Rechnungen zu bezahlen und Sätze zu beenden. Ein PET-Scan deutete stark auf Alzheimer hin. Als ich ihren Mann nach Schimmel fragte, sagte er: »Nein … na ja, außer dem schwarzen Schimmel im Keller, aber ich denke, der ist kein Problem.«

Wenn Sie an Metallvergiftung leiden – vor allem wenn Ihr Quecksilberspiegel oder das Kupfer-Zink-Verhältnis hoch ist –, gibt es mehrere Möglichkeiten, sie zu behandeln, zum Beispiel durch Chelatieren. Falls die Toxine von Schimmelpilzen oder anderen Mikroben stammen (Biotoxine) und die oben genannten Tests dies bestätigen, ist die Behandlung etwas komplizierter. Deshalb sollten Sie mit einem Arzt zusammenarbeiten, am besten mit einem Arzt, der Erfahrung mit der Behandlung von Krankheiten hat,[8] die auf Biotoxine zurückgehen, oder mit einem Arzt für funktionelle Medizin mit entsprechender Erfahrung.[9]

1. Wenn die in Kapitel 7 beschriebenen Tests belegen, dass Sie mit Pathogenen wie MRSA oder Schimmelpilzen infiziert sind, sollte Ihr

Arzt sie so behandeln, wie ich es oben im Zusammenhang mit dem Nebenhöhlen-Mikrobiom beschrieben habe.

Es gibt mehrere Methoden, Biotoxine zu deaktivieren und auszuleiten und bei Patienten mit Alzheimer vom Typ 3 oder subjektiver oder milder Beeinträchtigung die kognitiven Funktionen zu verbessern:

- Intravenös verabreichtes Glutathion ist ein starkes Antioxidans und Antitoxin, das die geistigen Fähigkeiten bisweilen schnell verbessert. Meist hält die Wirkung aber nur ein paar Stunden an. Dennoch können die Spritzen, zweimal wöchentlich verabreicht, die kognitiven Fähigkeiten dauerhaft verbessern. Sie können auch liposomales Glutathion, vernebeltes Glutathion oder N-Acetylcystein in Kapseln einnehmen.
- Vasoaktives intestinales Peptid (VIP), intranasal verabreicht, bietet dem Gehirn trophische Unterstützung. Es wird meist verabreicht, sobald ein MRSA-Test negativ ausfällt. Diese Therapie verbessert oft die kognitiven Funktionen.
- Manche Nahrungsmittel fördern die Entgiftung. Dazu gehören Koriandergrün, Kreuzblütler (Blumenkohl, Brokkoli, andere Kohlarten, Rettiche, Rosenkohl, Steckrüben, Brunnenkresse, Kohlrabi, Rucola, Meerrettich, Maca, Rübstiel, Daikon-Rettich, Wasabi, Senfkohl), Avocados, Artischocken, Rote Rüben, Löwenzahn, Knoblauch, Ingwer, Grapefruit, Zitronen, Olivenöl und Algen.
- Sie können die Ausleitung von Toxinen beschleunigen, wenn Sie Toxine im Darm mit Colestyramin, Colesevelam (Cholestage) oder Guggul binden (oder, vor allem Metalle, mit Chlorella). Sauna, gefolgt von einer Dusche mit einer nicht weich machenden Seife, und Urinieren nach dem Trinken von gefiltertem Wasser fördern die Entgiftung ebenfalls.

- Patienten mit einer von Biotoxinen verursachten Krankheit profitieren oft am meisten, wenn die Hormonspiegel mit bioidentischen Hormonen optimiert werden.

2. Nach der Behandlung sollten Sie mit Probiotika für ein optimales Mikrobiom sorgen. Folgen Sie den Schritten, die ich oben für die Mikrobiome der Nase und der Nebenhöhlen beschrieben habe.
3. Entfernen Sie die Quellen der Pathogene. Wenn ein Test bestätigt, dass sich in Ihrer Wohnung, im Auto oder am Arbeitsplatz Schimmel befindet, haben Sie mehrere Möglichkeiten. Verbringen Sie mehr Zeit im Freien (das hat natürlich seine Grenzen, es sei denn, Sie wollen Vollzeit-Camper werden) oder kaufen Sie einen Schwebstoff-Filter. Ich empfehle das hervorragende Buch *Surviving Mold* über Biotoxine von Dr. Ritchie Shoemaker; darin finden Sie nützliche Tipps zu diesem Thema.[10]

KAPITEL 9

Erfolg und das soziale Netzwerk – Zwei Menschen und ihr Gesundheitsprogramm

Ihr Erfolg hängt davon ab, wie hoch Sie springen, nachdem Sie ganz unten gelandet sind.

GEORGE S. PATTON

Julie, eine der vielen, die von ReCODE enorm profitiert haben, war so freundlich, ihren Tagesablauf zusammenzufassen. Sie befolgt das Programm seit fünf Jahren; deshalb hat es sich weiterentwickelt, nachdem mehrere Risikofaktoren behandelt wurden, und ist jetzt ziemlich umfangreich. Lassen Sie sich davon nicht abschrecken! Wie bereits erwähnt, ist jeder Mensch einzigartig, also auch jedes Programm, da es auf seine Situation zugeschnitten ist. Zudem können Sie die Elemente des Programms schrittweise einführen.

Es war ein Schock für Julie, als sie herausfand, dass sie ApoE4-positiv war und schon mit 49 Jahren an deutlichen kognitiven Störungen litt. Sie verirrte sich in vertrauten Umgebungen, erkannte Gesichter nicht mehr und klagte immer öfter über Gedächtnisschwund. Wegen ihres Alters hatte sie vor ihrem Gentest nicht einmal daran gedacht, dass sie an Alzheimer erkranken könne. Leider erkrankte dann eine ihrer Cousinen schwer an Alzheimer und die Krankheit begann bei ihr sogar noch früher. Julie rief einen Neurologen an, der auf Alzheimer spezialisiert ist, und bekam nach Monaten endlich einen Termin. Sie erklärte ihm ihren genetischen Status und ihre Symptome und bat ihn um Hilfe – sie wollte einen weiteren kognitiven Abbau verhindern und, wenn möglich, ihr Gedächtnis und ihre geistigen Fähigkeiten wiederherstellen. Brüsk erwiderte er: »Viel Glück dabei!«, und machte ihr keinerlei Hoffnungen (leider sind wir Neurologen als Gruppe nicht für gute Manieren bekannt). Bald stellte Julie fest, dass sie nicht allein war. Etwa sieben Millionen Amerikaner sind Träger von zwei ApoE4-Allelen und mehr als 99 Prozent von ihnen wissen nichts davon. Weitere 75 Millionen Amerikaner haben eine einzige ApoE4-Kopie. Wie Sie sich denken können, ist es niederschmetternd, davon zu erfahren, wenn der kognitive Abbau bereits eingesetzt hat.

Kognitive Tests zeigten, dass Julie nur auf der 35. Perzentile für ihr Alter war, als sie mit der Behandlung begann. Nach mehreren Monaten bemerkte sie jedoch eine deutliche Besserung und ihre kognitiven Fähigkeiten stiegen auf die 98. Perzentile. Dort ist sie heute, fünf Jahre später, geblieben (mit steigender Tendenz). Julie verfolgt die Veränderungen ihres Denk- und Erinnerungsvermögens sehr genau und achtet darauf, was ihr hilft und was ihr eher schadet. Das höre ich immer wieder von Menschen, die sehr gut auf das Programm ansprechen.

Julies therapeutisches Tagesprogramm sieht wie folgt aus:

- Nach sieben bis acht Stunden Schlaf wache ich auf, im Idealfall ohne Wecker (das klappt nicht immer).
- Ich verzichte auf ein Frühstück und genieße eine Tasse Biokaffee ohne Sahne, aber mit einer sehr kleinen Menge 100 Prozent reinem Stevia. Das brauche ich einfach. Meine geistige Leistungsfähigkeit und meine Stimmung profitieren enorm von einer Tasse Kaffee.
- Wenn ich sehr hungrig bin (kommt selten vor), nehme ich morgens eine Kapsel mit 100 Milligramm mittelkettigen Triglyceriden ein, die mir hilft, eine Ketose zu erreichen. (Sie benutzt ein Keton-Messgerät und versucht, ihren Keton-Blutspiegel im Bereich 0,5 bis 2 Millimol je Liter zu halten. Das Gerät misst Beta-Hydroxybutyrat, einen der drei Ketonkörper. Diese leichte Ketose wird durch Fasten, Bewegung und eine sehr kohlenhydratarme und fettreiche Kost erreicht.)
- Ich praktiziere fünf Minuten lang ayurvedisches Ölziehen mit Koskosöl, dann putze ich mir die Zähne mit einer Zahncreme ohne Fluorid. (Ölziehen ist seit Jahrhunderten bekannt; es verringert Bakterien, die Karies verursachen, macht die Zähne weißer und verbessert das Mikrobiom im Mund.)
- Ich versuche, nur Kosmetika und Hygieneartikel ohne Giftstoffe zu verwenden. Meine Sonnencreme und mein Deodorant enthalten kein Aluminium. Ich benutze keinen Nagellack mehr und verwende stattdessen Kokosöl. Alle genannten Produkte überprüfe ich anhand der Datenbank der Environmental Working Group: www.ewg.org/skindeep/.
- Vor dem Sport nehme ich Fischöl (mit 1000 Milligramm DHA) und Curcumin ein, um den BDNF zu steigern (der Neuronen unterstützt und Alzheimer entgegenwirkt).
- Ich laufe jeden Tag 50 bis 60 Minuten lang, mit geeigneter Kleidung sogar bei sehr schlechtem Wetter. Heißes, kaltes, nasses, schneereiches und windiges Wetter gibt mir Energie. Herausforderungen machen mich stärker. In der Natur fühle ich mich wohl und geerdet.

- Wenn ich gehe, höre ich oft meditative Musik.
- Manchmal fordere ich mich beim Gehen mit kognitiven Aufgaben heraus. Ich versuche, das Alphabet rückwärts aufzusagen, alle Neuner-, Achter- Siebener-Zahlen und so weiter, rückwärts von 100 zu zählen und so weiter.
- Bevor ich mein Fasten breche, trinke ich zur Entgiftung ein Glas warmes Wasser (Raumtemperatur) mit Zitrone und/oder Ingwer.
- Meine erste Mahlzeit nehme ich nach Mittag ein. Sie beendet ein fünfzehn- bis sechzehnstündiges Fasten.
- Eine typische Mahlzeit besteht aus zwei Eiern von freilaufenden Hühnern (reich an Omega-3-Fetten) mit einem riesigen Teller voller bunter, stärkearmer Biogemüse aus der Region. Brokkoli, Spinat, Grünkohl und fermentiertes Gemüse gehören immer dazu. Auch ein paar Süßkartoffelschnitze oder rohe Möhren sind dabei, weil sie Vitamin A enthalten. Natives Olivenöl verwende ich großzügig, um mein Gemüse abzuschmecken, außerdem getrocknetes Meeresgemüse, weil es Jod enthält, sowie rosa Himalaja-Salz, frische Kräuter und Gewürze der Saison.
- Nach jeder Mahlzeit putze ich mir die Zähne, auch mit Zahnseide.
- Dann nehme ich meine restlichen »Morgen«-Ergänzungsmittel, darunter Vitamin D3 und Vitamin K2 (ich achte darauf, beide zusammen mit Vitamin-A-haltigen Nahrungsmitteln und Fett zu nehmen, damit sie besser resorbiert werden). Ich nehme auch Acetyl-L-Carnitin, CDP-Cholin, Ubiquinol, PQQ (Polyquinolin-Quinon), Ingwer, mehrere kleine Dosen NAC (N-Acetylcystein) und Alpha-Liponsäure ein (die beiden Letzteren auch abends). Außerdem nehme ich Vitamin B1 (Thiamin), um den Blutzuckerspiegel zu regulieren, und Methylcobalamin, Methylfolat und P5P (Pyridoxal-5-Phosphat), damit der Homocysteinspiegel niedrig bleibt. Ein Probiotikum nehme ich ebenfalls.
- Wenn ich am Schreibtisch arbeite, stehe ich jede Stunde 10 bis 15 Minuten auf und gehe umher. Wenn ich zu Hause arbeite, ist das eine günstige Gelegenheit, die Hausarbeit zu verrichten – Wäsche waschen,

Fegen, Geschirr spülen, Unkraut jäten, Rechen und so weiter. Ich habe gelernt, diese Pflichten positiv zu betrachten, weil ich mich dabei bewegen kann. Außerdem hilft es mir, immer positiv zu denken, wenn ich dankbar für die Arbeit bin.

- Zweimal in der Woche gehe ich in einen Yogakurs, der mir sehr dabei hilft, die Muskeln zu kräftigen, den Gleichgewichtssinn zu schulen und konzentriert zu bleiben.
- Ich nippe den ganzen Tag japanischen Grüntee und eine Tasse Knochenbrühe (ohne Fett), verzichte aber auf Zwischenmahlzeiten.
- Ich nehme meine Resveratrol- und NAD-Kapseln so ein, dass SirT1 optimal aktiviert wird. Es gibt einige Hinweise darauf, dass sie den Nutzen des Sports vermindern, wenn man sie etwa zur selben Zeit einnimmt. Ich weiß aus Erfahrung, dass sie den Schlaf stören, wenn ich sie vor dem Schlafengehen nehme. Deshalb nehme ich sie früh am Nachmittag oder etwas später (mehrere Stunden nach dem Sport); dann profitiere ich noch vom Energieschub.
- Gegen Mitte des Nachmittags lege ich meist eine Arbeitspause ein und gönne mir 20 Minuten Gehirntraining mit Lumosity und Brain HQ. Ich versuche, dabei Spaß zu haben und Stress zu verhindern. Und ich bemühe mich, meine Ergebnisse vom Vortag zu übertreffen.
- Nach dem Gehirntraining meditiere ich gern. Mein Gehirn 15 Minuten lang zu »leeren« hat sich als äußerst wertvoll erwiesen.
- Meine zweite Mahlzeit nehme ich zwischen 17 und 18 Uhr ein. Das Abendessen besteht meist aus wild gefangenem Fisch (Alaska-Rotlachs ist einer meiner Favoriten). Dazu esse ich einen riesigen Salat mit gemischtem Grüngemüse, Rotkohl, Avocado, Nüssen, Kernen und vielen verschiedenen stärkearmen Gemüsesorten. Ich verwende rosa Himalaja-Salz, Meeresalgen-Granulat und frische Kräuter und Gewürze der Saison zusammen mit hochwertigem Balsamessig, Zitrone und einer Menge nativem Olivenöl. Manchmal lasse ich mir eine sehr kleine Menge (60 Milliliter) Rotwein schmecken, zum Beispiel Cabernet.

- Nach dem Abendessen gehe ich gern mit meinem Mann oder einer Freundin noch einmal spazieren und unterhalte mich unterwegs mit den Nachbarn. Ich fahre auch gern Kajak auf unserem See.
- Mehrere Male in der Woche gönne ich mir einen Nachtisch: rohe Biowalnüsse und Mandelsplitter mit Kokosnussflocken und ein paar wilden Beeren, beträufelt mit ungesüßtem Kefir und bestreut mit einer kleinen Menge reinem Stevia. Eine andere Delikatesse ist ein Quadrat dunkle Schokolade (85 Prozent oder mehr Kakaoanteil).
- Um 19 Uhr höre ich auf zu essen und ich versuche, gegen 22 Uhr zu Bett zu gehen. Mehrere Stunden vor dem Schlafengehen setze ich eine Brille auf, die blaues Licht blockiert. Um die gleiche Zeit versuche ich, das Licht zu dämpfen und auf Sport und anregende Arbeit oder Unterhaltungen zu verzichten. Außerdem verwende ich ein Programm, das blaues Licht aus meinem Laptop, Handy und Tablet blockiert.
- Etwa eine Stunde vor dem Schlafengehen nehme ich meine Ergänzungsmittel ein, unter anderem Magnesiumcitrat (Magnesiumthreonat wirkt bei mir zu stark sedierend), Ashwagandha und Melatonin. Außerdem nehme ich eine kleine Dosis NAC (N-Acetylcystein) und Alpha-Liponsäure und ein anderes Probiotikum ein.
- Am Abend nehme ich zudem Testosteron und Östrogen ein (zweimal in der Woche lege ich zusätzlich ein Östrogen-Pflaster auf). Nachmittags nehme ich Progesteron ein.
- Da mein Mann Pilot ist und unregelmäßige Arbeitszeiten hat, schlafe ich manchmal in einem eigenen Schlafzimmer, wenn er sehr früh aufstehen muss oder mitten in der Nacht nach Hause kommt.
- Ich verdunkle mein Schlafzimmer vollständig. Jede Lichtquelle stört die Melatonin-Produktion. Alle elektronischen Geräte in meinem Schlafzimmer sind gegen Strahlung abgeschirmt und ich schalte sie auf den Flugzeugmodus um. Mein Schlafzimmer ist kühl und ich gebe Lavendel- oder Rosmarinöl auf die Bettwäsche, um die Entspannung und den gesunden Schlaf zu fördern.

Machen Sie sich keine Sorgen – ich frage diese Liste nicht ab! Denken Sie daran, dass Sie nicht mit jedem Element Ihres Programms sofort beginnen müssen. Es verträgt sich mit jedem Medikament, das Sie möglicherweise gegen kognitiven Abbau einnehmen – es dürfte sogar seine Wirkung verstärken. Allerdings ist es sehr wichtig, so früh wie möglich zu beginnen, am besten nach dem Auftreten der ersten Symptome oder sobald Sie erfahren, dass bei Ihnen aus genetischen Gründen oder wegen der familiären Belastung ein kognitiver Abbau droht, oder wenn ein Bluttest oder ein Scan ein erhöhtes Risiko enthüllt hat.

Zum Vergleich stelle ich Ihnen hier Kellys Programm vor. Auch ihr geht es heute deutlich besser. Vor der Behandlung verirrte sie sich, litt an Gedächtnisschwäche und hatte Probleme bei der Arbeit. Wie Sie sehen werden, befolgt Kelly einige Teile des Programms nicht optimal und hat einige sogar weggelassen (außerdem reagiert sie ein wenig störrisch, wenn man ihr Verbesserungen ihres Programms empfiehlt). Entscheidend ist nicht, dass sie alles optimal macht – so weit ist sie noch nicht –, sondern dass sie ihre geistigen Fähigkeiten beobachtet und, wenn diese nachlassen, das Programm wieder genauer befolgt. Natürlich könnte es ihr noch besser gehen, wenn sie ihr Programm jetzt optimieren würde; aber dazu konnte ich sie noch nicht überreden. Trotzdem geht es ihr gut.

So sieht Kellys Programm aus:

- Sie schläft jeden Tag sieben bis acht Stunden, nimmt vor dem Zubettgehen 3 Milligramm Melatonin und 500 Milligramm Tryptophan (es lindert das Grübeln, wenn sie mitten in der Nacht aufwacht). Mit ihrem Schlafmonitor überwacht sie die Länge ihres Schlafs.
- Sie fastet jeden Tag zwölf Stunden lang.
- Jeden Tag, sechsmal in der Woche, macht sie 30 bis 45 Minuten lang aerobe Übungen.
- Fünfmal in der Woche macht sie Yogaübungen.

- Zweimal am Tag übt sie 20 bis 30 Minuten lang Transzendentale Meditation.
- Ihre Kost ist überwiegend pflanzlich und enthält kein Gluten und wenig Kohlenhydrate. Sie trinkt Kaffee und gelegentlich Rotwein.
- Kelly bekommt eine Hormonersatztherapie, aber die Hormone sind bioidentisch: 2,5 Milligramm Medroxyprogesteron oral jeden zweiten Tag und 2 Milligramm Östradiol oral (Östradiol sollte nicht eingenommen, sondern über die Scheidenschleimhaut verabreicht werden, weil es die Leber vergiften kann und transvaginal besser wirkt).
- Sie nimmt jeden Tag 88 Mikrogramm Levothyroxin (T4) und samstags die doppelte Menge (das ist in Ordnung, sofern das T4 effektiv in T3 umgewandelt wird. Für viele Menschen ist es jedoch nicht optimal, das ziemlich inaktive T4 einzunehmen).
- Täglich 3000 IE Fischöl.
- Täglich 2000 IE Vitamin D_3 (jede Dosis über 1000 IE sollte mit 100 bis 250 Mikrogramm Vitamin K_2 einhergehen).
- Täglich eine Multivitamin-Kapsel.
- Täglich 500 Milligramm CDP-Cholin.
- Täglich 2100 Milligramm Curcumin (am besten auf nüchternen Magen oder mit guten Fetten wegen der besseren Resorption).
- Täglich 250 Milligramm Bacopa monnieri (am besten sind zwei Dosen am Tag).
- Täglich 1000 Milligramm Ashwagandha.
- Probiotika und drei Esslöffel Nährhefe.

Kelly macht keinerlei Gehirntraining oder Krafttraining. Ihre Hormontherapie ist suboptimal (weil sie sich die Hormone oral zuführt anstatt transvaginal und weil das Östradiol nicht bioidentisch ist). Sie nimmt kein Jod (manche Menschen leiden wegen Jodmangels an Schilddrüsenunterfunktion). Ob ihr angeborenes Immunsystem aktiv ist, wurde nicht getestet; darum weiß sie nicht, ob dies zu ihrem kognitiven Abbau beiträgt. Sie nimmt weder Resveratrol noch Magnesiumthreonat, überprüft nicht, ob sie sich in einer leichten Ketose befindet, und nimmt kein MCT-Öl ein. Aber das, was sie tut, wirkt bei ihr sehr gut, und solange sie ihren Zustand überwacht und das Programm optimiert, wann immer es notwendig wird, dürfte es ihr gut gehen. Wie Sie sehen, ist etwas besser als nichts!

Wie bereits erwähnt, ist Julie Trägerin von zwei ApoE4-Allelen. Das ist der größte bekannte Risikofaktor für Alzheimer. Ihr Risiko ist somit zehn Mal so groß wie das der Allgemeinbevölkerung. Kelly hat die Webseite ApoE4.info gegründet, die alle Menschen anspricht, die durch einen Gentest herausgefunden haben, dass sie ApoE4-Träger sind (ein Allel oder zwei). Ihnen allen haben die Ärzte gesagt, dass man nichts tun könne, um Alzheimer zu verzögern, zu verhindern oder zu heilen, und viele waren hoffnungslos und einsam. Vor mehreren Jahren begannen sie zu chatten und gründeten dann ApoE4.info.

Auf dieser Webseite diskutieren Menschen über wissenschaftliche Erkenntnisse, kommunizieren mit Experten und vergleichen Raschläge und Strategien. Manche machen Selbstexperimente und informieren die anderen darüber, was ihnen nützt. Sie verfolgen beispielsweise Biomarker und stellen eigene Programme zusammen. Und vor allem teilen sie sämtliche Informationen untereinander, die hilfreich sein könnten, selbst wenn ihre Ärzte anderer Meinung sind. Mitglieder, die mit einem Alias anonym posten, helfen einander, die umfangreiche medizinische Literatur über Alzheimer und ApoE4 zu lesen und zu interpretieren.

Als Archimedes im dritten Jahrhundert vor Chritus sagte: »Gebt mir einen genügend langen Hebel und einen Standplatz, und ich bewege die Erde«, war ihm wahrscheinlich nicht klar, dass der Hebel des 21. Jahrhunderts aus Silizium und Elektronen und einem synaptischen Netzwerk aus Milliarden Nervensystemen bestehen würde. Trotzdem würde er mir wohl darin zustimmen, dass soziale Netzwerke die Erde tatsächlich bewegen. Ich habe gesehen, dass sie Menschen dazu bringen, ihr kognitives Schicksal in die eigenen Hände zu nehmen, was sie ohne ein soziales Netzwerk vielleicht nicht getan hätten.

Im Mai 2015 trafen sich ApoE4.info-Mitglieder zum ersten Mal persönlich im Buck Institute for Research on Aging. Viele befolgten bereits das Programm, das ich mehrere Monate zuvor veröffentlicht hatte. Nach einigen Vorträgen setzten wir uns in einem Raum mit gläsernen Wänden an einen großen Tisch und alle Mitglieder berichteten der Reihe nach über ihre Erfahrungen: über den Pessimismus der Ärzte, die Selbstgewissheit der Fachärzte, die behaupten, es gebe keine wirksame Therapie bei Alzheimer, die Verzweiflung der Angehörigen, die Hilflosigkeit der Patienten und potenziellen Patienten (bei den meisten ApoE4-Trägern waren noch keine Symptome eines kognitiven Abbaus aufgetreten). Es war eine der erstaunlichsten Veranstaltungen, die ich je erlebt habe, schmerzlich und doch hoffnungsvoll. Die Teilnehmer identifizierten sich anhand ihres Alias: »Ich bin Go Girl«, »Ich bin Lost at C«. Andere platzten heraus: »Ach, *du* bist Go Girl!« oder »Du bist also Lost at C!«. Sie hatten viele Posts der anderen gelesen. Tränen flossen, Köpfe wurden geschüttelt. Doch zum ersten Mal keimte auch Hoffnung, als alle von ihren Fortschritten berichteten.

Im August 2016 trafen sich die ApoE.info-Mitglieder erneut, diesmal beim Ancestral Health Symposium in Boulder, Colorado. Ich nahm ebenfalls teil. Es war emotional und inspirierend. Fast alle der beinahe 600 ApoE4.info-Mitglieder befolgten irgendeine Variante des ReCODE-Programms. Wieder berichteten sie von ihren Erfahrungen und schilderten, wie hoffnungslos sie zunächst gewesen waren, als sie von ihrem ApoE4-Status erfahren hatten. Eine Teilnehmerin, eine Wissenschaftlerin, berichtete, sie habe die Webseite vor ein paar Monaten entdeckt und die vielen Erfolgsgeschichten gelesen; darum sei sie ziemlich optimistisch, was ihre Probleme anbelange. Sie war nicht hoffnungslos und hatte keine Angst vor der Zukunft. Sie kannte einige Leute, die mit dem Programm sehr erfolgreich gewesen waren, und darum war sie zuversichtlich.

Wir befanden uns im fünften Stock des Memorial Building der University of Colorado. Es war ein schöner Samstag im August. Ich holte tief Luft und schloss einen Moment die Augen. Diese Frau hatte keine Angst vor Alzheimer, nicht weil sie uninformiert oder gleichgültig oder resigniert gewesen wäre, sondern weil sie scharfsinnig und intelligent war. Sie wusste, dass zahlreiche Mitglieder von ApoE4.info erfolgreich gewesen waren und dass sie einen ähnlichen genetischen Status hatten wie sie; darum war sie mit Recht und verständlicherweise optimistisch.

Wenn wir älter werden, haben wir vor allem Angst davor, unsere geistigen Fähigkeiten zu verlieren, und für diejenigen, bei denen dieser Prozess bereits begonnen hat, war schwere Demenz bisher ein unabwendbares Schicksal. Alle Experten hatten nur noch schlechte Nachrichten für sie. Das soziale Netzwerk mit seinen neuesten Informationen hatte nun zusammen mit den personalisierten Programmen, den größeren Datenbanken und einem kollektiven, entschiedenen Optimismus begonnen, die Medizingeschichte zu ändern. Meine Synapsen haben diesen Moment festgehalten und ich werde ihn nie vergessen.

Soziale Netzwerke sind der Schlüssel zu einer Welt ohne Demenz. Sie sammeln und vergleichen Informationen, spüren unerwartete Probleme auf, arbeiten ständig an Verbesserungen, ermuntern zur Vorbeugung, teilen Erfolgsgeschichten und machen Patienten und gefährdeten Menschen Mut. Was die mehreren Hundert ApoE4.info-Mitglieder geschafft haben, können Hunderte von Millionen Menschen auf der ganzen Welt ebenfalls schaffen.

P. S.: Heute hat Julie mir berichtet, die Webseite von ApoE4.info habe inzwischen etwa 800 Mitglieder. »Rund 99 Prozent« von ihnen befolgten eine Variante des Programms und es gebe immer mehr Erfolgsgeschichten. Dieser Anruf rettete mir den Tag.

TEIL IV

So maximieren Sie Ihren Erfolg

KAPITEL 10

Fazit: Sie können es schaffen

Das Geheimnis des Vorankommens ist der erste Schritt.

MARK TWAIN

Dieses Kapitel fasst das ReCODE-Programm zusammen und reduziert es auf die wichtigsten Punkte, damit es so einfach wie möglich anzuwenden ist. Außerdem enthält es eine Tabelle zum Nachschlagen. Sie werden sehen, es ist ziemlich einfach. Alle wissenschaftlichen Details, alle Labortests und alle Nuancen der Therapie, die Sie in den vorangegangenen Kapiteln finden, laufen auf fünf entscheidende Punkte hinaus, die den kognitiven Abbau bei fast jedem Menschen ankurbeln. Alle lassen sich wirksam behandeln beziehungsweise beeinflussen:

1. Insulinresistenz,
2. Entzündungen und Infektionen,
3. Optimierung der Hormone, Nährstoffe und trophischen Faktoren,
4. Toxine (chemisch, biologisch und physikalisch),
5. Wiederherstellung und Schutz der verlorenen (oder in ihrer Funktion gestörten) Synapsen.

ReCODE: Die Grundzüge des Programms

Maßnahme	Anmerkungen
Ernährung: Ketoflex 12/3	ZIEL: 0,5 mM bis 4 mM Beta-Hydroxybutyrat
Sport: aerob und Kraft, 30–60 Minuten, fünf- bis sechsmal in der Woche	Langsam steigern, Herz schützen
Schlaf: 7–8 Stunden; 0,5–3 mg Melatonin; Tryptophan gegen Grübeln; Schlafhygiene	Schlafapnoe behandeln
Stressabbau: Meditation oder Neural Agility; Yoga; Musik; Zwerchfellatmung	
Gehirntraining: 30 Minuten dreimal in der Woche oder 10–20 Minuten, fünf- bis sechsmal in der Woche	
MCT-Öl 1–3 g, zweimal am Tag	Sobald Insulinsensitivität wiederhergestellt ist, können Sie auf MCT verzichten und mehr natives Olivenöl, einfach ungesättigte Fettsäuren und mehrfach ungesättigte Fettsäuren zu sich nehmen
Curcumin 1 g zweimal am Tag (oder Kurkuma)	Auf leeren Magen oder mit gutem Fett
Ashwagandha 500 mg zweimal am Tag	Zum Essen
Bacopa monnieri 250–500 mg zweimal am Tag	Zum Essen
Gotu Kola 500 mg ein- oder zweimal am Tag	verbessert Wachheit und Konzentration
Andere Kräuter wie angegeben	Siehe Text zu Rhodiola, Hericium erinaceus, Shankhpushpi, Guduchi, Guggul
Magnesiumthreonat 2 g am Tag	Abends einnehmen, da es sedierend wirkt
Ubiquinol 100 mg	
PQQ 10–20 mg	
Resveratrol 100 mg	
Nicotinamid-Ribosid 100 mg	
Omega-3: DHA 1 g, EPA 0,5–1 g	
Liposomales Glutathion 250 mg zweimal am Tag	

Maßnahme	Anmerkungen
Probiotika und Präbiotika	Bei Leaky Gut zuerst den Darm heilen
Vitamin D und Vitamin K_2 (MK7)	ZIEL: D-Spiegel 50–80
Gemischte Tocopherole und Tocotrienole 800 IE	ZIEL: Vitamin-E-Spiegel 12–20
Bioidentische Hormone	Hormonspiegel optimieren: Schilddrüsen-, Nebennieren- und Geschlechtshormone
SPM einmal im Monat	Wenn CRP > 1.0
Methylcobalamin 1 mg, Methylfolat 0,8–5 mg, P5P 20–50 mg	Wenn Homocystein > 6; wenn B_{12} < 500
Alpha-Liponsäure 100 mg, N-Acetylcystein 500 mg, Zimt 1/4 TL, Berberin 300–500 mg dreimal am Tag oder Metformin	Wenn Nüchtern-Insulin > 4,5 oder Nüchtern-Blutzucker > 90 oder HbA1c > 5,5
Zinkpicolinat 25–50 mg, Alpha-Liponsäure 100 mg, N-Acetylcystein 500 mg, P5P 50 mg, Mangan 15 mg, Vitamin C 1–4 g	Wenn Zink < 80 oder Kupfer : Zink > 1,3
SAMe 200–1600 mg oder Folat 5 mg	Bei Depression
Huperzin A 200 mcg erwägen	Nach 3 Monaten, wenn das Gedächtnis das Hauptproblem ist und Sie kein Donepezil einnehmen
CIRS behandeln (Cholestyramin, VIP intranasal usw.)	Bei Typ 3 (C4a hoch, TGF-β 1 hoch, MSH niedrig usw.)
Entgiftung	Wenn Metalle oder Biotoxine gefunden wurden
Spezifische Antibiotika oder Anti-Viren-Mittel	Wenn Infektionen nachgewiesen wurden
Medikamente absetzen oder minimieren, die kognitive Funktionen stören	Zum Beispiel Statine, PPI, Benzodiazepine usw.

Die Zusammenfassung ist einfach, aber es kommt darauf an, sie anzuwenden – Sie können es schaffen!

Da immer mehr Menschen ReCODE anwenden, konnte ich beobachten, wie man dabei am besten vorgeht. Manche Verhaltensweisen liegen auf der Hand, andere nicht.

1. ***Je früher Sie anfangen, desto größer ist Ihre Chance auf vollständige Heilung und Vorbeugung.*** Eine Frau sagte, sie wolle ReCODE nicht befolgen. »Meine Symptome sind noch ziemlich neu. Aber wenn sie schlimmer werden, komme ich zu Ihnen und fange an.« Das ist völlig falsch! Je früher Sie beginnen, desto besser, weil der Krankheitsverlauf Jahrzehnte lang andauert. Was Ihnen im Hinblick auf die Symptome »früh« erscheinen mag, ist meist nicht früh hinsichtlich des Krankheitsprozesses. Ideal ist ReCODE zur Vorbeugung. Fast jeder weiß, dass ab 50 Jahren eine Koloskopie ratsam ist. Darum sollten Sie, wenn Sie 45 sind, Ihre kognitiven Fähigkeiten testen lassen (siehe Kapitel 7). Es ist ziemlich einfach, die Gene, die Biochemie und die kognitiven Funktionen zu prüfen. PET-Scans und MRT sind optional, wenn Sie keine Symptome haben. Wenn Sie sich gegen die Vorbeugung entscheiden, ist es sehr wichtig, so früh wie möglich diagnostiziert und behandelt zu werden, sobald der kognitive Abbau einsetzt. Bis heute hat jeder Patient mit subjektiver kognitiver Beeinträchtigung von ReCODE profitiert.
2. ***»Leben Sie Ihr Programm« mindestens sechs Monate lang.*** Verhaltensänderungen sind nicht leicht; also ärgern Sie sich nicht, wenn Sie eine Weile brauchen, sich in das Programm einzuleben. Nach den ersten ein bis zwei Monaten wird es einfacher. Bleiben Sie also am Ball! Sie müssen das Programm, das auf Ihre Situation zugeschnitten ist, unbedingt sechs Monate lang einhalten, um positive Wirkungen zu bemerken. Ein wenig hier und ein wenig da zu tun und den Rest zu ignorieren, hilft selten.

Laura war Mitte 70, als Ihr Gedächtnis nachließ. Ihre Mutter war schwer dement gewesen, ebenfalls in ihren Siebzigern. Tests zeigten bei Laura zahlreiche Stoffwechselstörungen, zum Beispiel suboptimale Hormonspiegel, einen erhöhten Homocysteinspiegel und einen niedrigen Vitamin-B12-Spiegel. Alle waren gut behandelbar, und nach einigen Monaten ReCODE war sie deutlich aufgeweckter und besser ansprechbar. Dann aber ging es ihr wieder schlechter. Wie sich herausstellte, hatte sie Teile des Programms abgesetzt. Als ich mit ihr und ihrer Familie darüber sprach, suchte Laura nach Ausreden: Sie aß gern Süßigkeiten und konnte nicht darauf verzichten; sie hatte keine Lust auf Sport; und sie wollte an ihrer Ernährung nichts ändern. Ein Gesundheitscoach verbrachte Stunden mit ihr; aber sie wollte das Programm trotz der anfänglichen Erfolge einfach nicht befolgen. Ihre Familie konnte sie nicht umstimmen, und darum ging es weiter bergab mit ihr.

Ja, es ist schwierig, die Ernährung zu ändern, zumal viele Menschen nicht glauben, dass die Ernährung die geistigen Fähigkeiten und das Demenzrisiko beeinflusst – obwohl es immer mehr Belege dafür gibt (zum Beispiel für die positive Wirkung der Mittelmeerkost). Als wir begannen, Gesundheitscoaches zu den Patienten zu schicken, die das Programm befolgten, stellte sich heraus, dass alle schwindelten, was die Ernährung anbelangte! Viele Verhaltensänderungen sind wichtig, wenn Sie Ihre kognitiven Fähigkeiten verbessern wollen, und jede leistet ihren eigenen Beitrag dazu. Seien Sie also geduldig mit sich selbst. Wir haben festgestellt, dass Gesundheitscoaches sehr hilfreich sind, wenn es gilt, Menschen von den notwendigen Änderungen zu überzeugen. Auch Ehepartner, Angehörige und aufgeschlossene Hausärzte können helfen.

3. ***Finden Sie heraus, was falsch ist. Behandeln Sie nichts blindlings.*** Ich werde oft gefragt, welcher Aspekt des Programms der wichtigste ist. Die Ernährung? Hormone? Die Behandlung von Entzündungen? Die Antwort lautet: Eine gründliche Evaluation, wie in Kapitel 7 erklärt. Nur dann können Sie und Ihr Arzt herausfinden, was zu Ihrem kognitiven Abbau beiträgt. Sollte es Ihnen nach einigen Monaten mit ReCODE nicht besser gehen, müssen Sie die Gründe dafür ermitteln. Meist sind 10 bis 25 Laborwerte suboptimal. Wenn Sie wissen, welche Werte schlecht sind, können

Sie sich auf diejenigen ReCODE-Elemente konzentrieren, die diese Werte gezielt angehen. Das inspiriert Sie hoffentlich auch, diese Elemente nicht auszulassen und nicht zu schwindeln!

4. ***Verbessern Sie Ihr Programm ständig.*** Das ist einer der Hauptunterschiede zwischen ReCODE und den üblichen Monotherapien (Tabletten). Wir erleben es immer wieder, dass die Anpassung des Programms an die Laborwerte und an die Reaktionen des Patienten die kognitiven Fähigkeiten weiter verbessert. Das gilt vor allem für Menschen, die genau auf ihren kognitiven Status achten. Natürlich können Sie diesen Status mithilfe von quantitativen neuropsychologischen Tests im Internet verfolgen. Selbst wenn es Ihnen besser geht, sollten Sie Ihre Laborwerte überprüfen, um herauszufinden, ob ein Wert den optimalen Bereich verlassen hat. Prüfen Sie Ihren kognitiven Status alle vier bis sechs Monate, damit Sie wissen, wie es Ihnen geht. Das ist ein Marathon, kein Sprint; hören Sie also nie mit dem Optimieren auf. Dann werden Sie vielleicht überrascht feststellen, dass es Ihnen zunehmend besser geht.
5. ***Seien Sie gewissenhaft, was die Labortests anbelangt.*** Es gibt eine Schwelle, die Sie überschreiten müssen, damit die synaptoblastischen Prozesse (die Synapsen und das Gedächtnis unterstützen) die synaptoklastischen (die Synapsen vernichten und dem Gedächtnis und den kognitiven Fähigkeiten schaden) überwiegen. Wenn Sie die potenziellen Mitursachen des kognitiven Abbaus aufgespürt haben, wissen Sie aber noch nicht, wie viele Sie optimieren müssen, um die Schwelle zu überschreiten. Wir können derzeit noch nicht direkt messen, wo sich diese Schwelle befindet – sie könnte bei jedem Menschen unterschiedlich sein. Deshalb ist es wichtig, so viele suboptimale Werte wie möglich zu behandeln.

Bei Diane begannen die Gedächtnisstörungen etwa zur Zeit der Menopause. Nach der Menopause wurden sie ziemlich ernst. Sie sprach sehr gut auf ReCODE an; aber nach einem Jahr bemerkte sie, dass ihr Gedächtnis wieder schlechter wurde. Darum führte sie ein Tagebuch und notierte, wann Ihr Gedächtnis sie verließ. Trotz dieses Rückschlags ließ Diane sich nicht sofort untersuchen. Als sie es doch tat, stellte sich heraus, dass ihr Östradiolspiegel von über 100 Picogramm je Milliliter auf 0 gefallen war. Ihr Arzt hatte ihr anfangs Östradiol transvaginal verabreicht (sehr gute Resorption), doch nun legte sie Östradiolpflaster auf (oft schlechte Resorption). Ihre Gedächtnisstörungen waren einen Monat nach dieser Umstellung aufgetreten.

Manchmal wird die Schwelle überschritten, wenn man bestimmte Hormone optimiert, wenn der Schlaf optimiert wird, wenn Glutathion intravenös zugeführt wird, wenn Stress abgebaut wird oder wenn es zu einer leichten Ketose kommt. Achten Sie auf jede Einzelheit. Wenn Sie es richtig machen, werden die Stoffwechselparameter es zeigen und Ihre Chancen auf kognitive Erfolge erhöhen.

6. ***Tun Sie, was Sie können. Sie brauchen nicht unbedingt jeden Teil des Programms zu befolgen.*** Sobald Sie über die Schwelle treten, die Synapsen zerstörende von Synapsen erhaltenden Prozessen trennt, sind Sie in guter Form. Patientin null machte hervorragende Fortschritte, als sie 12 der 36 Empfehlungen befolgte. Das bedeutet aber nicht, dass eine begrenzte Palette jedem Menschen hilft. Solange es Faktoren gibt, die den kognitiven Abbau fördern, besteht ein Risiko. Versuchen Sie also, kein Element des Programms auszulassen. Bei vielen Menschen genügt es jedoch, die wichtigsten Mitursachen zu behandeln.
7. ***Achten Sie nach jeder Veränderung Ihres Protokolls darauf, ob Ihre kognitive Funktion in den folgenden Tagen und Wochen besser oder schlechter wird oder gleich bleibt.*** Die Ergebnisse, die nach der Umstellung auftreten, sind nicht unbedingt auf sie zu-

rückzuführen. Aber wir stellen immer wieder fest, dass Menschen, deren Stoffwechselwerte, Laborwerte und andere Messungen auf bestimmte Teile ihres persönlichen Programms ansprechen, mit der Zeit auch eine deutliche Verbesserung ihrer kognitiven Fähigkeiten erleben. Denken Sie daran, dass der kognitive Abbau – und die Neurodegeneration im Allgemeinen – normalerweise immer schlimmer wird. Wenn er nicht schlimmer wird, ist das oft das erste Anzeichen dafür, dass Sie auf dem richtigen Weg sind. Selbst kleine Fortschritte sind ein sehr gutes Zeichen, denn sie bedeuten, dass der Abbau zum Stillstand gekommen ist, dass Sie über dem Berg sind und in die richtige Richtung gehen.

8. ***Perfektion darf nicht zur Feindin des Guten werden.*** Solange Ihr Nüchtern-Insulin hoch ist und Sie an Insulinresistenz, chronischer Entzündung oder Hormonmangel leiden, wird Ihr kognitiver Status sich kaum bessern. Ihr Gehirn produziert dann immer noch Amyloid, um sich vor diesen Bedrohungen zu schützen, und das Amyloid schickt das zerstörerische Quartett los. Sobald sich jedoch alle diese Parameter zu verbessern beginnen und Ihr Gehirn keinen Grund mehr hat, Amyloid zu bilden, sollten Ihre geistigen Leistungen nach und nach besser werden – selbst wenn die Laborwerte noch nicht optimal sind. Schauen wir uns einmal an, wie es einem Patienten, bei dem 24 Normabweichungen (Stoffwechsel und Toxine) vorgelegen hatten, nach zehn Monaten ReCODE ging.

66M ApoE4/3	2014	2015 (10 Monate ReCODE)
Nüchtern-Insulin	32	8
Hs-CRP	9,9	3
Homocystein	15	8
Vitamin D_3	21	40
Symptome	Hat damit zu kämpfen	Arbeitet ganztägig

Nicht nur die kognitiven Fähigkeiten dieses Patienten verbesserten sich; auch sein MRT-Scan zeigte klare Verbesserungen. Wie Sie sehen, wurden gleichzeitig auch die Stoffwechselwerte besser, obwohl er noch nicht die optimalen Werte erreicht hatte. Sein Nüchtern-Insulin fiel beispielsweise von 32 auf 8, während das Optimum bei 4,5 oder tiefer liegt. Sein hs-CRP, ein wichtiger Indikator für Entzündungen, fiel von 9,9 auf 3, wobei der Zielwert unter 7 liegt. Beobachten Sie also Ihre Werte, um Ihre kognitive Gesundheit weiter zu verbessern; aber lassen Sie sich nicht entmutigen, wenn Sie die Zielwerte nicht sofort erreichen. Schon wenn die Stoffwechselwerte sich in die richtige Richtung bewegen, verbessern sich die Werte für die kognitiven Funktionen.

9. ***Dokumentieren Sie Ihren kognitiven Status, damit Sie wissen, wo Sie stehen, ob es Ihnen besser geht und ob Sie Ihr Programm modifizieren müssen.*** Ihre Laborwerte sind unentbehrlich, weil sie Ihnen die richtige Richtung zeigen, was das therapeutische Programm anbelangt, und der funktionelle Status ist notwendig, um festzustellen, ob Sie Fortschritte machen oder nicht. Sie können die üblichen quantitativen neuropsychologischen Tests machen oder Tests im Internet verwenden. Wenn Sie nach einigen Monaten keine Verbesserung bemerken, müssen Sie Ihr Programm ändern oder nach zusätzlichen Ursachen des kognitiven Abbaus suchen – oder beides.

Sie können Ihren strukturellen Status mithilfe von MRT-Scans mit Volumenmessung dokumentieren. Die Volumenmessung macht den MRT-Scan zu einem vorzüglichen Messinstrument, das Ihnen zeigt, ob bestimmte Gehirnregionen schrumpfen.

10. ***Nutzen Sie soziale Netzwerke.*** Es ist oft hilfreich, mit Menschen, denen es ähnlich geht, über Ihre Symptome, Probleme, Fragen

und Sorgen zu reden. Das können Sie in persönlichen Gesprächen oder im Internet tun, zum Beispiel in Gruppen wie ApoE4.info.

11. ***Setzen Sie Medikamente nicht von heute auf morgen ab.*** Biologische Systeme funktionieren nicht wie Zapfhähne, die man schnell aufdrehen und zudrehen kann. Wenn Sie Ihre Hormonersatztherapie oder die Einnahme von Aricept oder irgendwelchen anderen Therapien beenden wollen, sollten Sie das sehr langsam tun. Was Aricept anbelangt, kann das plötzliche Absetzen zu schnellerem kognitiven Abbau führen.
12. ***Bleiben Sie dem Programm treu.*** ReCODE hat viele Vorteile, nicht nur für die Kognition, sondern auch für den Stoffwechsel, die Regulierung des Blutzuckers, das Gewicht und die Entgiftung. Als es den ersten Patienten besser ging, hoffte ich, dass sie nach einem Abbruch des Programms erst nach Jahren eine Verschlechterung feststellen würden. Mit anderen Worten: Die grundlegenden Prozesse hatten sich im Laufe von Jahren entwickelt, und wenn es den Patienten besser ging, sollte es eigentlich wieder Jahre dauern, bis erneut Symptome auftraten. Leider habe ich mich geirrt. Patienten, die das Programm abbrechen oder oft von ihm abweichen, bemerken schon nach zwei Wochen einen kognitiven Abbau. Sobald sie das Programm wieder einhalten, machen sie erneut Fortschritte, aber von einem tieferen Niveau aus.

Wir wissen nicht, warum die kognitiven Fähigkeiten sich so schnell verschlechtern, wenn Sie das Programm abbrechen. Hier ist eine mögliche Erklärung. Wenn ein Land Truppen in eine Problemzone schickt und der Kampf endet, bleiben oft Polizisten zurück, um künftige Unruhen rasch niederzuschlagen. So verhält es sich auch mit dem Immunsystem: Selbst wenn Sie mit ReCODE begonnen haben, bleiben offenbar Amyloid-Truppen zurück, um Mikroben oder Metalle oder Toxine zu bekämpfen, obwohl ReCODE die Ziele beseitigt, gegen die sie gekämpft haben. Das Immunsystem lagert das Amyloid anscheinend in einem biologischen Fort (in den Plaques), damit es die Hirnzellen nicht schädigen kann, aber bei Bedarf sofort verfügbar ist. Der »Bedarf« entsteht, wenn Sie ReCODE nicht mehr einhalten und dadurch den Faktoren, die Synapsen schädigen, gestatten, sich wieder anzusammeln. Die Folge ist, dass die Plaques Amyloidmoleküle freisetzen, um erneut gegen die Bedrohung zu kämpfen. Und Amyloid zerstört, wie wir wissen, die Synapsen.

Was auch immer die tiefer liegenden Mechanismen sein mögen, es ist wichtig, dem Programm treu zu bleiben und es im Laufe der Monate und Jahre zu optimieren.

13. ***Sie müssen nicht mit dem ganzen Programm sofort beginnen. Sie können es in Phasen zerlegen.*** Es kann entmutigend sein, wenn Sie versuchen, mit einem umfangreichen Programm sofort anzufangen. Machen Sie sich also keine Sorgen! Ihr Gesundheitscoach, Ihr Arzt und Angehörige können Ihnen helfen, ein Element nach dem anderen hinzuzufügen. Wenn Sie zunächst besser schlafen und sich mehr bewegen wollen, dürfen Sie die Ernährungsumstellung ein paar Wochen aufschieben. Wenn Sie zunächst zwölf Stunden täglich (über Nacht) fasten und mit der Optimierung der Hormonspiegel noch warten wollen, ist das ebenfalls in Ordnung. Achten Sie aber darauf, dass Sie demnächst – am besten innerhalb von drei bis sechs Monaten – möglichst viele Elemente in Ihr Programm aufnehmen. Ich verspreche Ihnen, dass es mit der Zeit einfacher wird.

Diese Schlüssel zum Erfolg erklären zum Teil, warum bestimmte Menschen am besten auf das Programm ansprechen:

- ***Menschen, bei denen wegen ihres ApoE-Status zwar ein Risiko vorliegt, aber noch keine Symptome aufgetreten sind.*** Es wird noch Jahre dauern, bis wir genau wissen, wie wirksam ReCODE als Vorbeugung ist; aber bisher ist es noch nie vorgekommen, dass bei einem bisher symptomlosen Patienten Symptome auftraten, während er am Programm teilnahm.

- ***Menschen mit subjektiver kognitiver Beeinträchtigung.*** Auch hier gilt: Allen Betroffenen ging es besser, wenn sie an ReCODE teilnahmen.
- ***Menschen mit milder kognitiver Beeinträchtigung (MKI) im Anfangsstadium.*** Im Frühstadium sind die Chancen auf Besserung größer, wenn der Patient im MoCA einen Wert von 24 oder höher erreicht. Selbst Patienten mit niedrigeren Werten (bis 1), die mit fortgeschrittener Alzheimerkrankheit zusammenhängen, verzeichnen jedoch eine Besserung. Menschen mit MKI sprechen auf die Behandlung am besten an, wenn es sich um eine amnestische MKI handelt und wenn identifizierbare suboptimale Laborwerte vorliegen.
- ***Patienten mit Alzheimer im Frühstadium.*** Obwohl wir hier von »Alzheimer im Frühstadium« sprechen, haben die tiefer liegenden pathologischen Prozesse seit etwa zwei Jahrzehnten begonnen – die Patienten befinden sich also im Spätstadium des pathologischen Prozesses. Trotzdem hatten wir viele Patienten mit Alzheimer im Frühstadium und MoCA-Werten zwischen 10 und 19 oder MMSE-Werten zwischen 16 und 20, deren kognitive Funktionen sich eindeutig verbessert haben.

Eine frühe Behandlung zeitigt bessere Ergebnisse; aber gelegentlich hören wir auch von Menschen, die an Alzheimer im Spätstadium litten, dann in das Programm einstiegen und wenigstens einige positive Ergebnisse erzielten. Die folgende E-Mail erhielt ich 2015:

Lieber Dr. Bredesen,

ich bin vor Kurzem von Kalifornien nach Oregon gezogen, wo meine Frau und ich jetzt leben und für meinen 82-jährigen Schwiegervater sorgen. Er ist depressiv und befindet sich in einem ziemlich fortgeschrittenen Stadium einer Demenz, mit guten und schlechten Tagen. Er nimmt bereitwillig viele Ergänzungsmittel, die zu ReCODE gehören, und seine Depression und Teilnahmslosigkeit haben sofort deutlich nachgelassen. Jetzt redet er wieder und erzählt immer wieder Geschichten aus seiner glorreichen Zeit. Das ist ein großer Fortschritt im Vergleich zu dem Schluchzen und Klagen darüber, dass er verwirrt sei und nicht wisse, wo er sich befinde. Selbst wenn ReCODE einen Menschen nicht mehr vollständig wiederherstellen kann, erleichtert es pflegenden Angehörigen die Arbeit schon nach sehr kurzer Zeit erheblich. Und es ist viel zu früh, um zu sagen, welche Fortschritte er in Zukunft noch machen wird.

- ***Patienten mit kognitivem Abbau, der kein Typ 3 (toxisch) ist.*** Der Alzheimer-Subtyp 3 lässt sich erfahrungsgemäß am schwersten behandeln; doch selbst bei diesen Patienten sind die ersten Veränderungen (subjektive kognitive Beeinträchtigung) oft leicht rückgängig zu machen. Sobald jedoch Alzheimer vom Typ 3 diagnostiziert ist, wird die Behandlung schwieriger, weil man die Giftquellen identifizieren und beseitigen, beteiligte Krankheitserreger bekämpfen und die Immunreaktion dämpfen muss. Dennoch hatten wir bei einigen Typ-3-Patienten Erfolg, vor allem wenn ihr Quecksilberspiegel zu hoch war. Wird dieser behandelt, lässt sich der kognitive Abbau schnell rückgängig machen. Normalerweise sind die Ergebnisse beim Typ 3 nicht so gut.
- ***Menschen mit kognitiven Veränderungen, die ansonsten gesund sind.*** Menschen, die nicht mehrere Medikamente gegen chronische Krankheiten einnehmen, sprechen auf das Programm meist besser an.

- ***Menschen, bei denen ein MRT-Scan keine Gehirnschrumpfung zeigt oder bei denen sich die Schrumpfung auf den Hippocampus beschränkt.*** Wenn die Schrumpfung sich ausgebreitet hat, haben die Betroffenen meist Schwierigkeiten, Ideen zu verstehen, sich zu organisieren, Worte zu finden und so weiter. Manche werden zudem passiver und kindlicher. Dieses Muster kommt bei Alzheimer vom Typ 3 häufiger vor, aber auch bei anderen Typen ist es im Spätstadium zu beobachten. Wenn keine Schrumpfung vorliegt, sprechen die Patienten auf ReCODE in der Regel besser an.
- ***Menschen, die jünger als 75 sind.*** Das soll nicht heißen, dass Menschen ab 75 Jahren nicht auf ReCODE reagieren; aber im Allgemeinen sprechen jüngere Patienten besser und schneller darauf an.
- ***Menschen, die von ihrem Ehepartner und von ihrem Arzt unterstützt werden.*** Die Unterstützung durch Ehepartner hat sich als erstaunlich hilfreich erwiesen, und viele haben sich ebenfalls auf das Programm umgestellt. Sie helfen auf vielerlei Weise; zum Beispiel indem sie den Patienten bei der Stange halten, ihn beim Stressabbau unterstützen oder ihm Freude bereiten. Ärzte, die in funktioneller oder integrativer Medizin ausgebildet sind und die Netzwerke und programmatischen Vorgehensweisen bei chronischen Krankheiten verstehen, sind ebenfalls enorm hilfreich. Aber es gibt auch Ärzte, die nicht aufgeschlossen sind. Hier ist eine von Tausenden E-Mails, die ich nach unserer ersten Studie – sie wies nach, dass der kognitive Abbau reversibel ist – erhielt:

Lieber Dr. Bredesen,

wir haben Ihren Artikel über die Umkehr des kognitiven Abbaus gelesen und wollten mit unserem Hausarzt über die Möglichkeiten dieses therapeutischen Programms diskutieren. Er lehnte es von vornherein ab und sagte, er habe keine Zeit, den Artikel zu lesen. Er wollte nicht einmal eine Kopie Ihres Artikels haben. Als wir ihn um eine Überweisung an einen Arzt baten, der uns vielleicht helfen würde, diese Methode anzuwenden, sagte er nur: »Ärzte machen keine Ernährungstherapie.« Der Neurologe, zu dem er uns schon vorher geschickt hatte, hielt Aricept für die einzige Lösung. Aber das akzeptieren wir nicht. Als wir ihn nach Homocystein fragten, rollte er mit den Augen.

An Ihrem Programm gefällt uns, dass wir die ersten sechs Komponenten bereits anwenden. Ich habe Fibromyalgie, die ich durch Ernährung, Bewegung und Stressabbau recht gut im Griff habe (anstelle von Medikamenten).

Andererseits ist ReCODE bei Menschen, deren Laborwerte sich nicht verbessern (was in der Regel bedeutet, dass sie das Programm nicht einhalten), meist weniger wirksam. Das Gleiche gilt, wenn Patienten nicht auf die Details des Programms achten, sich nicht genau an das Programm halten, auf Nachfolgebeobachtungen verzichten, ihr Programm nicht ständig optimieren, an schwerer Alzheimerkrankheit vom Typ 3 leiden oder deren Ärzte gegeneinander arbeiten, anstatt am gleichen Strang zu ziehen.

Ich kann dieses Kapitel nicht ohne ein Geständnis abschließen. Wenn mir jemand vor ein paar Jahrzehnten gesagt hätte, dass ich als Neurologe eines Tages Programme empfehlen würde, bei denen es unter anderem um Meditation, Yoga, Lachen, Musik, Freude, Fasten, körperliche Bewegung, Kräuter, Ernährung und Schlaf geht, hätte ich gelacht. Aber ich kann weder die Ergebnisse noch die Schlussfolgerungen aus jahrelanger Forschung bestreiten. Meine Frau, eine hervorragende Allgemeinärztin und Ärztin für integrative Medizin, sagte mir vor 25 Jahren, als mein Labor über Neurodegeneration forschte, alles, was dabei herauskommen werde, müsse etwas mit fundamentalen Prozessen wie Ernährung, Stress und Vergiftung zu tun haben. Da ich damals einen reduktionistischen

Standpunkt vertrat, behauptete ich natürlich, wir würden ein spezifisches Molekül finden, das uns den Schlüssel zur Alzheimerkrankheit liefern werde. Ich hätte auf meine Frau hören sollen.

KAPITEL 11

Es ist nicht leicht – Umgehungen und Krücken

Das Auspeitschen wird weitergehen, bis die Moral besser wird.

OFT KAPITÄN BLIGH VON DER BOUNTY ZUGESCHRIEBEN

Kapitän Blighs möglicherweise apokryphe Aussage weist auf ein Paradox hin, das demjenigen gleicht, mit dem wir die optimale Therapie bei Alzheimer, subjektiver kognitiver Beeinträchtigung und milder kognitiver Beeinträchtigung verbinden. Wenn Sie hören, dass Sie Stress vermeiden müssen, weil er eine wichtige Mitursache der Demenz ist, fühlen Sie sich ganz schön gestresst, nicht wahr? Und wenn Sie dann noch erfahren, dass Sie auf einige Ihrer Lieblingsspeisen verzichten sollen, schrecken Sie vor dem ReCODE-Programm noch mehr zurück.

> Steve, 73, war in zwei großen medizinischen Zentren auf kognitiven Abbau untersucht worden. Er litt unter anderem an Gedächtnis- und Aufmerk-

> samkeitsstörungen, die sich in den vergangenen sieben Jahren verschlimmert hatten. Die Ärzte informierten ihn darüber, dass er wahrscheinlich an Alzheimer leide. Allerdings wurde seine Hirn-Rückenmarksflüssigkeit nicht untersucht und die Ärzte verzichteten auch auf einen PET-Scan. Er war Träger von zwei ApoE3-Allelen (E3/3) und es gab klare Anzeichen für ein Leaky-Gut-Syndrom, Glutensensitivität, eine durchlässige Blut-Gehirn-Schranke und zahlreiche Antikörper (unter anderem gegen sein eigenes Gehirngewebe). Als ich ihm das erklärte, sagte er: »Soll das heißen, ich muss auf Pizza verzichten?«

Nun … ja. Vielleicht nicht für immer, aber Pizza sollte auf jeden Fall kein Grundnahrungsmittel für Sie sein. Glauben Sie mir, ich weiß, dass dieses und andere Elemente von ReCODE manchen Menschen schwerfallen. Aber wenn Sie feststellen, dass das Programm nicht anschlägt, obwohl Sie sich anscheinend die größte Mühe geben, ist die wahrscheinlichste Erklärung dafür die offensichtlichste: Manche Patienten versuchen, wichtige Teile des Programms wegzulassen. Zum Glück arbeite ich seit Jahren mit Patienten zusammen und helfe ihnen, dem Programm treu zu bleiben, und dabei habe ich Krücken und Umgehungen für viele Elemente gefunden, mit denen sie kämpfen:

- »Ich will nicht auf Eiscreme verzichten.«

Da es am besten ist, entzündungsfördernde Milchprodukte und den Zucker in der Eiscreme zu meiden, sollten Sie Kokosmilch-Eiscreme probieren, die keine Milch enthält und einen niedrigen glykämischen Index hat.

- »Ich fühle mich miserabel, wenn ich auf Schokolade verzichte.«

Kein Problem! Probieren Sie dunkle Bioschokolade mit hohem Kakaoanteil (über 70 Prozent) und niedrigem glykämischen Index. Aber übertreiben Sie nicht. Meine Patienten sagen, ein Quadrat oder zwei nach dem Essen genüge ihnen. Einige Schokoladen enthalten Zusätze wie Kokosnuss, Minze und Nüsse, die den glykämischen Index senken. Falls Sie an einem kalten Winterabend Lust auf heißen Kakao haben, sollten Sie diesem Verlangen nur gelegentlich nachgeben.

- »Ich bin zuckersüchtig.«

Das kommt vor allem bei Stress häufig vor, ebenso im Anfangsstadium Ihrer Umstellung von einer kohlenhydratreichen Kost auf eine, die reich an gesundem Fett ist. Um Zuckersucht zu überwinden, können Sie MCT-Öl einnehmen, 1000 Milligramm oder sogar einen Teelöffel. Meiden Sie die üblichen künstlichen Süßstoffe (Aspartam, Saccharin und Sucralose). Stevia ist viel sicherer.

- »MCT-Öl und Kokosöl sind gesättigte Fette. Kann ich nicht etwas anderes probieren, um eine leichte Ketose zu erreichen?«

Ja, MCT-Öl und Kokosöl sind gesättigte Fette. Diese führen zu Problemen, wenn man sie mit Zucker oder anderen einfachen Kohlenhydraten kombiniert und wenig Ballaststoffe zu sich nimmt. Wenn Sie genügend Ballaststoffe konsumieren und einfache Kohlenhydrate minimieren, ist gesättigtes Fett meist kein Problem. Wenn Sie jedoch möglichst wenig gesättigtes Fett essen möchten, können Sie das MCT-Öl in den ersten paar Wochen des Programms verwenden, da MCT-Öl hilft, die leichte Ketose zu erreichen, die Sie anstreben. Danach können Sie zu anderen Fetten greifen, zum Beispiel zu nativem Olivenöl, Nüssen und Avocados. Dann bleiben Ihr LDL, Ihre kleinen, dichten LDLs und Ihr oxidiertes LDL im gesunden Bereich. Das ist die beste beider Welten: leichte Ketose, Umstellung auf einen Stoffwechsel, dessen Grundlage Fett ist, und gesundes Lipidprofil.

- »Spielt es eine Rolle, wie viel Wasser ich trinke? Und was für eines?«

Es ist eine gute Idee, gefiltertes Wasser zu trinken. Das gilt besonders für Menschen vom Typ 1,5 (glykotoxisch) oder Typ 3 (toxisch), weil reines Wasser das Diabetesrisiko senkt und die Ausscheidung von Giftstoffen fördert. Streben Sie etwa zwei Liter am Tag an. Auch Kräutertees sind vorzügliche Getränke und Sie können aus den oben erwähnten Kräutern Tees zubereiten.

- »Ich habe keine Zeit, Sport zu treiben.«

Vielleicht sollten Sie mit einem Trainer arbeiten, an einem Kurs teilnehmen oder wandern oder Rad fahren oder bei einem sozialen Netzwerk mitmachen. Experimentieren Sie, um herauszufinden, was für Sie am besten ist. Wenn Sie wenig Zeit haben, sollten Sie versuchen, die körperliche Bewegung in Ihren Alltag zu integrieren: Laufen Sie Treppen hinauf, radeln Sie zur Arbeit oder bewegen Sie sich beim Fernsehen.

- »Ich kann den Stress in meinem Leben nicht reduzieren.«

Nehmen Sie sich frei, besuchen Sie eine Schönheitsfarm, probieren Sie Meditation oder Neural Agility (*Meditation on Steroids*), hören Sie Musik, die Sie mögen, machen Sie entspannende Spaziergänge, genießen Sie Kunst – schalten Sie einen Gang herunter und entspannen Sie sich!

- »Das ist einfach zu kompliziert. Ich kann mir gar nicht merken, was ich alles tun soll!«

Ich freue mich auf den Tag, an dem wir alle potenziellen Ursachen des kognitiven Abbaus auf einfache Weise behandeln können. Ja, ReCODE hat viele Komponenten, aber bisher ist es die wirksamste Methode, den Verlust des Gedächtnisses und der kognitiven Funktionen zu verhindern und rückgängig zu machen, weil es alle Faktoren behandelt, die den kognitiven Abbau *verursachen.* Dennoch arbeiten wir fleißig daran, die Komplexität des Programms zu reduzieren – die leider eine Folge der komplexen Biochemie des kognitiven Abbaus ist. Weitere Forschungen sollten es uns ermöglichen, genauer zu bestimmen, welche Synapsen schädigenden Faktoren wir bei jedem Patienten mindestens behandeln müssen und welches Verfahren für ihn optimal ist. Bis dahin sollten Sie Ihr personalisiertes Programm so genau wie möglich einhalten. Wenn Sie dann Ihre Laborwerte verbessern, können Sie nach Rücksprache mit Ihrem Arzt oder Gesundheitscoach damit beginnen, Teile des Programms zu streichen. Viele Patienten stellen beispielsweise fest, dass ihre Hormonspiegel sich ganz natürlich normalisieren, wenn ihr Stoffwechsel besser wird; dann brauchen sie keine Hormone mehr einzunehmen. Und wenn Entzündungen abklingen, ist eine entzündungshemmende Therapie nicht mehr notwendig. Vielleicht überrascht es Sie, dass Sie bestimmte Medikamente nicht mehr benötigen, wenn Ihr Stoffwechsel optimal arbeitet – dann normalisieren sich vielleicht Ihr Blutdruck und Ihr Lipidprofil »von selbst« und ein Prädiabetes verschwindet.

- »Können Sie mir nicht eine Tablette geben?«

Doch, aber Sie sollten sich trotzdem an das Programm halten! Die Tablette allein hat keine Wirkung. Wie ich in Kapitel 8 erklärt habe, sind Medikamente der Nachtisch. Es ist kaum zu bestreiten, dass Medikamente bei Alzheimer äußerst wichtig sein werden, und ich bin davon überzeugt, dass künftige Medikamente sich am besten testen lassen, wenn man sie mit unserem Programm kombiniert. Wenn Sie an das löchrige Dach zurückdenken, sollten Medikamente eine sehr wirksame

Abdichtung für ein Loch oder ein paar Löcher sein und darum mehr bewirken, wenn auch die anderen Löcher gestopft werden. Medikamente beseitigen jedoch nicht die eigentlichen Ursachen der Krankheit. Wenn in Ihrem Gehirn Synapsen abgebaut werden, wenn es Amyloid bildet, dann gibt es dafür einen Grund (wahrscheinlich mehrere Gründe). Deshalb ist es wichtig, das Problem an der Wurzel zu packen. Eine einzige Tablette kann die vielen möglichen Ursachen nicht beseitigen – deshalb brauchen Sie ein zielorientiertes, personalisiertes Programm.

- »Aber mir schmeckt Junk Food am besten!«

Ja, Junk Food spielt unsere Evolution gegen uns aus; es nutzt unser angeborenes Verlangen nach süßem, kalorienreichem Essen und verführt uns dazu, Nahrungsmittel zu konsumieren, die wenig Nährwert haben. Das ist der schnellste Weg zum metabolischen Syndrom und zu mehreren chronischen Krankheiten, einschließlich des kognitiven Abbaus. Der schwierigste Teil des ReCODE-Programms ist vielleicht der Verzicht auf Lieblingsspeisen: Pizza, Limonade, Pfannkuchen zum Frühstück. Aber das alles lässt sich ersetzen. ReCODE bietet Ihnen neue, wohlschmeckende Alternativen (übrigens haben Neuerungen einen kognitiven Nutzen). Wenn Sie zum Beispiel Limonaden mögen (wie ich), sollten Sie das Probiotikum Kombucha probieren (das überraschend gut schmeckt). Wenn Sie nach Hähnchen-Nuggets lechzen, sollten Sie stattdessen Eier von freilaufenden Hühnern oder Gemüse mit Olivenöl essen. Mein Favorit ist ein Salat aus dem Spülbecken: Kopfsalat, Avocados, Möhren, Kidneybohnen, gekochtes Ei mit Vinaigrette-Dressing. Sie werden sehen, dass Ihr Geschmack sich ändert, wenn Sie frische, ganze, gesunde Lebensmittel essen. Ich wette, Sie entdecken eine ganz neue Geschmackspalette und finden etwas, das Ihnen (fast) so mundet wie Pizza.

- »Aber ich kann erst spät am Abend essen.«

Um zwischen dem Abendessen und dem Frühstück oder Brunch leichter 12 bis 16 Stunden fasten zu können, sollten Sie es mit einem späten Mittagessen und einem frühen Abendimbiss versuchen.

- »Ich schlucke nicht gern Tabletten.«

Wir arbeiten mit Experten zusammen, um Wirkstoffe miteinander zu kombinieren, sodass Sie weniger Tabletten oder Kapseln einnehmen müssen und trotzdem ein personalisiertes, flexibles Programm einhalten können. Wir experimentieren außerdem damit, die Vitamine und anderen Ergänzungsmittel in einem Portionstütchen unterzubringen, sodass man daraus eine Art Tee bereiten oder die Mischung in Naturjoghurt rühren kann. Derzeit sind einige Komponenten, zum Beispiel Omega-3-Fettsäuren und Vitamin E, in einem Getränk namens Souvenaid erhältlich. Nach und nach sollten immer mehr Kombinationen möglich sein und die Zahl der Tabletten und Kapseln geringer werden. Bis dahin können Sie Tabletten brechen oder Kapseln in Wasser oder Naturjoghurt schütten oder mit dem Essen einnehmen.

- »Ich esse so gern Fleisch.«

Kein Problem: Ketoflex 12/3 ist zwar eine pflanzliche Ernährungsweise, aber Fleisch und Fisch in kleinen Mengen sind in Ordnung, vor allem wenn Sie Fleisch von Rindern essen, die mit frischem Gras gefüttert werden, und wenn Sie Bioeier und wild gefangenen Fisch bevorzugen (Lachs, Makrelen, Sardellen, Sardinen und Hering).

- »Darf ich nach der Arbeit zur Entspannung ein Glas Wein trinken?«

Ein Glas Wein an einigen Abenden in der Woche schadet den meisten Menschen nicht. Aber Sie dürfen nicht so viel trinken, dass der Alkohol dem Gedächtnis schadet. Eines der Probleme mit Wein besteht darin, dass er den Insulinspiegel wie Zucker beeinflusst; deshalb sollten Sie ihn und andere alkoholische Getränke auf ein Minimum beschränken.

- »Sie haben nichts über das Rauchen gesagt. Ich nehme an, das ist verboten. Aber was ist mit Dampfen elektronischer Zigaretten?«

Zigaretten sind ein Risikofaktor für Alzheimer und führen zu Gefäßschäden, Vergiftung und Lungenschäden. Was das Dampfen elektronischer Zigaretten anbelangt, sind die Daten noch unklar. Denken Sie aber daran, wie schlecht die Prognose ist, wenn es Ihnen nicht gelingt, den kognitiven Abbau umzukehren. Deshalb rate ich Ihnen, darauf zu verzichten, zumindest so lange, bis wir mehr über ihre Wirkungen auf das Gehirn und das Alzheimerrisiko wissen.

- »Sie sagen nicht viel über Sojaprodukte, aber wenn ich versuche, weniger Fleisch zu essen, muss ich doch mehr Tofu und andere Sojaprodukte essen.«

Sie sollten etwa ein Gramm Eiweiß je Kilogramm Körpergewicht zu sich nehmen, und das lässt Ihnen eine Menge Freiraum. Essen Sie Fisch und/oder Bioeier und/oder Fleisch von grasgefütterten Rindern und Biotofu.

- »Sie haben gesagt, manche Patienten, die mit ReCODE Erfolg haben, trinken morgens Kaffee. Ist das erlaubt und gibt es Grenzen für den Koffeinkonsum?«

Wie bereits erwähnt, ist Kaffee in Ordnung – er kann das Alzheimerrisiko sogar verringern. Zu viel Kaffee führt zu Schlafstörungen und belastet die Nebennieren. Achten Sie also darauf, wie viel Kaffee Sie vertragen.

- »Was ist mit Tee?«

Es gibt viele Arten von Tee und sie bieten Ihnen eine wundervolle Möglichkeit, Kräuter zu sich zu nehmen, von Kurkuma bis Ashwagandha und Bacopa. Auch gegen Grüntee und Schwarztee ist nichts einzuwenden.

- »Erhöht die Ketoflex-12/3-Ernährung die Gefahr eines B_{12}- oder Eisenmangels?«

Nein, Ihre Laborwerte werden Ihnen zeigen, ob Sie B_{12} oder Eisen brauchen. Wenn ja, nehmen Sie Ergänzungsmittel ein. Außerdem erlaubt Ketoflex 12/3 auch tierische Produkte in kleinen Mengen, und diese enthalten B_{12} und Eisen.

- »Ich koche gern bei großer Hitze. Ist das ein Problem?«

Empfehlungen zum Kochen finden Sie in Kapitel 8. Verwenden Sie Öle mit hohem Rauchpunkt oder Öle, die bei höheren Temperaturen keinen Rauch erzeugen. Gute Fette sind Avocadoöl, Kokosöl, Butter, Ghee oder tierisches Fett.

- »Soll ich Aluminiumpfannen meiden?«

Die Theorie, dass Aluminium Alzheimer verursacht, wurde nie bewiesen. Ihre Laborwerte werden Ihnen zeigen, ob Ihr Aluminiumspiegel hoch ist. Bisher gibt es keine Belege dafür, dass Aluminiumpfannen schädlich sind.

- »Ist es besser, nur Bioprodukte zu essen?«

Ja, wenn Sie die Wahl haben, sollten Sie Bioprodukte bevorzugen, weil sie weniger Pestizide enthalten. Wie bereits erwähnt, hilft Ihnen die Website »Dirty Dozen & Clean 15« bei der Auswahl: www.fullyraw.com/dirty-dozen-clean-15. Bioprodukte sind für Alzheimerpatienten vom Typ 3 (toxisch) besonders wichtig.

- »Wenn ich Appetit auf etwas habe, das ich nicht essen darf, soll ich dann doch auf meinen Körper hören?«

Unsere physiologischen Signale sind unentbehrlich und normalerweise präzise. Sie sagen uns, wann wir essen, trinken, atmen, schlafen und uns fortpflanzen sollen. Doch die gleichen Signale fordern uns auch auf, stark gezuckerte Limonaden statt Wasser zu trinken, Junk Food statt gesunde Produkte zu essen und spät am Abend einfache Kohlenhydrate zu verschlingen. Woher wissen Sie, welchem Verlangen Sie nachgeben sollen und welchem nicht? Das ist zum Glück recht einfach: Gehorchen Sie den Trieben, die mit unserer Evolution als Menschen vereinbar sind, zum Beispiel acht Stunden Schlaf, ausgelöst vom natürlichen Zyklus aus Licht und Dunkelheit, und regelmäßige Bewegung. Widerstehen Sie allen Wünschen, die mit unserer Evolution nicht im Einklang stehen, beispielsweise der Gier nach Fabrikprodukten oder Zucker, dem Gebrauch von Glühlampen am späten Abend oder stundenlangem Sitzen.

Es gibt mehrere Methoden, Begierden zu überwinden, zum Beispiel 500 Milligramm L-Glutamin (wirkt besonders gut bei Zucker- oder Alkoholsucht), MCT-Öl (1 Gramm oder 1 Teelöffel), Wasser trinken (der »Hunger« am späten Abend lässt sich zu einem großen Teil mit Wasser stillen) und Bewegung.

- »Ich bin zu beschäftigt.«

Das Problem mit chronischen Krankheiten wie Krebs und Alzheimer besteht darin, dass die Symptome erst spät auftreten und anfangs leicht sind. Wenn Sie an Lungenentzündung erkranken, geht es Ihnen ziemlich bald schrecklich und Sie gehen zum Arzt. Aber wenn Sie ein- oder zweimal »zerstreut« sind, haben Sie es mit einer Untersuchung und Behandlung nicht eilig. Die Frau eines Patienten, der an Alzheimer litt, sagte zu ihm: »Du bist einfach nur vergesslich, so wie wir alle.« Bitte nehmen Sie sich trotz Ihres vollen Terminkalenders Zeit, damit Sie noch viele Jahre beschäftigt bleiben. Sie sparen Zeit – sogar Jahre –, wenn Sie sich einige Monate lang auf den kognitiven Abbau konzentrieren.

Es gibt noch ein Hilfsmittel, das meinen Patienten gefällt. Es ist kein Ersatzprodukt wie Kokosmilcheis anstelle von Eis aus Kuhmilch, sondern eine Tatsache, an die sie denken sollten, wann immer es ihnen schwerfällt, das Programm einzuhalten. Die wichtigste »Nebenwirkung« von ReCODE ist zwar Gesundheit – bessere Insulinsensitivität, niedrigeres HbA1c, normales Lipidprofil, mehr Energie und bessere Stimmung –, aber diese geht oft mit Gewichtsabnahme und einem gesünderen Body-Mass-Index einher. Weitere wichtige Nebenwirkungen sind Entspannung, Frieden und Freude.

Was macht Ihnen Freude? Musik? Radfahren in einer schönen Umgebung? Zeit mit der Familie? Laufen mit dem Hund? Surfen? Schifahren? Tanzen? Klavierspielen? Komödien anschauen? Leckeres und gesundes Essen? Großartiger Sex? Was immer es ist, fangen Sie an, mehr Freude in Ihr Leben zu bringen. Probieren Sie etwas Neues – etwas, das Sie wirklich lieben. Vielleicht hatten Sie keine Zeit zum Kajakfahren oder Tanzen oder Radfahren. Nun aber hilft Ihnen das, Ihr Gehirn und Ihr Leben zu retten. Sobald Sie über dem Berg sind, Ihre kognitiven Fähigkeiten sich bessern und Sie alles wiedererlangen, was Ihnen und den Menschen, denen Sie nahestehen, wichtig ist, werden Sie viel mehr Freude am Leben haben. Und das ist die stärkste Krücke, die es gibt. Meine Patienten wissen es.

KAPITEL 12

Widerstand gegen den Wandel – Machiavelli trifft Feynman

Wir müssen daran denken, dass nichts schwieriger zu planen, nichts mehr am Erfolg zweifeln lässt, nichts gefährlicher zu handhaben ist als das Erschaffen eines neuen Systems. Denn der Schöpfer hat alle zum Feind, die von der Bewahrung der alten Einrichtung profitieren, und er hat nur lauwarme Verteidiger in denjenigen, die von der neuen einen Gewinn hätten.

NICCOLÒ MACHIAVELLI

Damit eine Technologie Erfolg hat, muss die Realität Vorrang vor den Public Relations haben; denn die Natur lässt sich nicht täuschen.

RICHARD FEYNMAN

Wenn du beliebt sein willst, dann rede davon, dass du etwas auf den Kopf stellen willst. Wenn du gehasst werden willst, dann tu es.

R. F. LOEB

Eine neue wissenschaftliche Wahrheit pflegt sich nicht in der Weise durchzusetzen, dass ihre Gegner überzeugt werden und sich als belehrt erklären, sondern vielmehr dadurch, dass ihre Gegner allmählich aussterben.

MAX PLANCK

Wenn ich bedenke, wie oft wir hören, die Alzheimerkrankheit sei weder vermeidbar noch heilbar, wäre ich nicht überrascht, wenn Sie trotz der Erfolge, von denen ich berichtet habe, und trotz der wissenschaftlichen Studien, die die Grundlage von ReCODE bilden, immer noch skeptisch wären. Ich bin mit Skeptikern vertraut. Ein paar Jahre vor meinem ersten Artikel über die Umkehrung des kognitiven Abbaus, der 2014 veröffentlicht wurde, rief mich ein brillanter Arzt an, der an einer gut dokumentierten Alzheimerkrankheit litt. Er sagte, er wisse, dass gegen Alzheimer nichts zu machen sei, aber er bat mich, ihn zu informieren, sobald es neue, vielversprechende Studien gebe. Ich antwortete, sein Anruf komme zur rechten Zeit, da einige unserer Patienten gut auf ReCODE ansprächen.

Er glaubte mir kein Wort. Jedes Mal, wenn ich ihm einen Teil des Programms erklärte, erwiderte er ein wenig gereizt: »Es gibt keine veröffentlichten Belege dafür, dass das eine wirksame Therapie gegen Alzheimer ist.« Ich versuchte, ihm zu erklären, dass ein umfassendes Programm die grundlegende Pathophysiologie viel stärker beeinflusse als eine Monotherapie und dass die mäßigen Wirkungen einzelner Interventionen, über die in Studien berichtet werde, die Möglichkeit nicht ausschlösse, dass Kombinationen viel effektiver seien. Er blieb skeptisch.

Nachdem ich seinen Spott ungefähr zwanzig Minuten lang ertragen hatte, zuckte ich mit den Schultern, schüttelte den Kopf und sagte: »Geben Sie mir sechs Monate, und wenn es Ihnen dann nicht besser geht, können Sie ja woanders hingehen.«

»Es gibt kein woanders«, erwiderte er höhnisch.

»Nun, was haben Sie dann zu verlieren?«, fragte ich.

Er erklärte sich bereit, ReCODE eine Chance zu geben. Nach drei Monaten rief mich seine Frau an und berichtete, es gehe ihm viel besser. Heute, nach drei Jahren geht es ihm immer noch gut. Neulich sagte er mir, er glaube jetzt an das Programm und habe begonnen, es seinen Patienten zu empfehlen.

Das erinnert mich an den Film *Blood Simple – Eine mörderische Nacht*, eine bissige schwarze Komödie der Brüder Coen. Jeder, der Blut vergoss, wurde einfältig, irrational, gedankenlos. Das Gleiche geschieht, wenn Ärzte, Beamte, Wissenschaftler, Politiker oder andere Personen mit einer Methode konfrontiert werden, die nicht den üblichen monotherapeutischen Verfahren folgt und dennoch Ergebnisse zeitigt, die sie nicht erwartet haben. Ich habe ein paar der Reaktionen gesammelt, die ich bekommen habe.

Ein Neurologe sagte, er werde ReCODE seinen Patienten nicht empfehlen, weil er »nicht an die Schrotflinten-Methoden glaube«. Ein anderer meinte: »Es hat zu viele Komponenten. Die FDA wird es nicht zulassen.« Ein Dritter sagte, einer seiner Patienten, der ReCODE befolge, habe zwar sein Testergebnis bei der Mini-Mental State Examination von 22 auf 29 verbessert (27 bis 30 ist normal), aber es sei »unklar«, warum. Wieder ein anderer behauptete: »Da ich von diesem Programm nichts gehört habe, kann es nicht wichtig sein.« Im Jahr 2011 traf ich einen der führenden Alzheimer-Experten auf einer Tagung in Paris und er fragte mich, woran ich arbeite. Ich sagte ihm, ich untersuche die Möglichkeit, dass eine Behandlung mit nur einem Medikament bei Alzheimer nicht optimal sei. Er lachte, legte mir die Hand auf die Schulter und sagte:

»Nun ja, aber opfern Sie nicht zu viel Zeit dafür!« Ein anderer Alzheimer-Experte versicherte: »Ich würde diese Tests nie verordnen, weil ich sie nicht interpretieren könnte.« Ein Dritter war der Meinung, man müsse die Medikamente, die versagt hatten, nur früher verabreichen, um Alzheimer zu heilen. Nach einer einzigen Studie mit Mäusen behaupteten die Schlagzeilen der Zeitungen, eine Universität habe »soeben Alzheimer geheilt«. Nachdem ich 2014 in einem Artikel beschrieben hatte, wie wirksam ReCODE war, suchten mich zwei Vertreter einer Stiftung auf und behaupteten, die Patienten wären gar nicht an Alzheimer erkrankt gewesen. Ich zeigte ihnen die Diagnosen, und sie waren verdutzt. Ein Regierungsbeamter kam während einer Konferenz zu mir und sagte: »Ich habe Ihren Artikel gelesen, Dale. Er ist irgendwie sonderbar.«

Donald Gittet, den keine Geringeren als die G 8 beauftragt hatten, die Welt von Alzheimer zu befreien, hörte sich unsere unerwarteten Ergebnisse an. Ich erklärte ihm, wir bräuchten ein Programm, das alle »sechsunddreißig Löcher im Dach« repariere. Er sagte: »Wenn Sie das Programm auf drei Löcher beschränken können, bin ich vielleicht interessiert.« Wie bitte? Wollte er mit der Alzheimerkrankheit selbst feilschen? Ich versuchte, ihm zu erklären, auf welchen fundamentalen Prozessen die Krankheit beruht, und er erwiderte: »Das hört sich nach Wissenschaft an. Daran habe ich wenig Interesse.« Wie? Das ist der Bursche, der uns vor der Alzheimerkrankheit retten soll? Mir wurde klar, dass er gar nichts von Alzheimer wusste. Er war Kapitän eines Schiffes, das angeblich in die neue Welt der Alzheimer-Therapie segeln sollte; aber er hatte keine Ahnung vom Segeln.

Niemand fragte nach der Wirksamkeit! Niemand sprach über Familien ohne Hoffnung. Keiner der Zweifler bat darum, mit einem Patienten sprechen zu dürfen! Keiner erwähnte, dass die Medikamente, die er verschrieb, nicht halfen und dass alles, was half, ein Schritt nach vorne wäre. Niemand redete von den Hunderten gescheiterten Studien mit Medikamenten, die Milliarden Dollar gekostet hatten. In dem Film *The Big Short* heißt es mit Recht: »Die Wahrheit ist wie Poesie. Und die meisten Menschen hassen Poesie wie die Pest.« Die gleichen Reaktionen vom Typ »Brain Simple« stammten von Leuten, die unmittelbar beteiligt waren und die Wirkungen des Protokolls sogar selbst nachgewiesen hatten:

> Ken, 67, litt an Gedächtnisstörungen. Seine familiäre Belastung war groß und er war ApoE4-positiv (ApoE3/4). Alzheimer wurde mithilfe eines Amyloid-PET-Scans und eines Fluorodeoxyglukose-PET-Scans diagnostiziert. Eine MRT enthüllte, dass sein Hippocampus so stark geschrumpft war, dass er auf der 20. Perzentile für sein Alter lag.
>
> Nach zehn Monaten ReCODE ging es Ken sehr gut und eine zweite MRT zeigte ein großes Hippocampus-Volumen – auf der 70. Perzentile. Doch kurz nachdem er den MRT-Bericht erhalten hatte, bekam er einen Brief vom MRT-Zentrum, in dem stand, es müsse ein Fehler vorliegen. Der Neuroradiologe erklärte, er könne nicht glauben, dass die Besserung, die der Computer gemessen habe, korrekt sei – oder echt. Der Arzt empfahl, den Bericht um eine Anmerkung zu ergänzen: Danach lag das neue Hippocampus-Volumen auf der 35. Perzentile, war also unverändert. Der Neuroradiologe konnte nicht glauben, dass eine derartige Volumenzunahme möglich ist. Kens MRT-Aufnahmen wurden einem anderen Neuroradiologen gezeigt. Dieser kam zu dem Schluss, dass das erste Volumen sogar unter der 10. Perzentile und das zweite gut über der 80. gelegen hatte.

Wie gesagt, ich bin mit Zweifeln und Skepsis nur allzu vertraut. Lassen Sie mich einige der häufigsten Gründe der Skepsis kommentieren:

- »Mein Arzt sagt, Alzheimer sei nicht therapierbar.«

Genau darum geht es in diesem Buch und in unseren Veröffentlichungen der letzten Zeit. Zum ersten Mal ist der kognitive Abbau reversibel, vor allem im Anfangsstadium. Deshalb ist es äußerst wichtig, mit dem Programm so früh wie möglich zu beginnen.

- »Ich würde mit dem Programm lieber noch ein wenig warten, bis ich deutlichere Symptome habe. Jetzt geht es mir noch nicht so schlecht.«

Bitte warten Sie nicht! Je später Sie anfangen, desto schwieriger ist es, den kognitiven Abbau rückgängig zu machen.

- »Keine einzige Komponente des Programms hört sich wie ein Heilmittel an.«

Der kognitive Abbau, einschließlich Demenz, ist ein enorm komplizierter Prozess, den Dutzende von Faktoren beeinflussen. Die wirksamste Methode, den Krankheitsverlauf zu ändern, ist nach heutigem Stand eine gezielte Behandlung aller Faktoren, die für Ihre Krankheit relevant sind. Dass kein Teil des Programms ein Heilmittel ist, bedeutet nicht, dass alle zusammen Ihnen nicht helfen können. Eines Tages wird es vielleicht eine Monotherapie geben, die heilen kann. Die komplizierte Biologie macht das allerdings unwahrscheinlich; denn eine Therapie müsste auf viele beitragende Faktoren abzielen.

- »Gluten ist ein Modefimmel. Ist es nicht unwahrscheinlich, dass Gluten mir schadet?«

Schön wär's. Leider haben Forschungen vieler Wissenschaftler die veraltete Auffassung widerlegt, nur Patienten mit Zöliakie müssten sich Sorgen über Gluten machen. Gluten kann die Darmbarriere (möglicherweise auch die Blut-Hirn-Schranke) schädigen. Das führt zum Leaky-Gut-Syndrom und zu systemischer Entzündung und erhöht das Risiko für kognitiven Abbau.

- »Einige der Labortests, die Sie empfehlen, werden von meiner Versicherung nicht bezahlt.«

Die üblichen Untersuchungen auf kognitiven Abbau schließen genau die Tests nicht ein, mit denen man herausfinden kann, *warum* er vorhanden ist, und sie sagen Ihnen erst recht nicht, wie Sie die Behandlung optimieren können. Viele Patienten haben die Erfahrung gemacht, dass ihre Versicherung einige oder die meisten dieser Tests bezahlt. Aber nur wenige Investitionen sind lohnender als jene, die Ihnen und Ihrer Familie das Pflegeheim ersparen (das extrem teuer ist).

- »Warum habe ich nie davon gehört? Und warum weiß mein Arzt nichts davon?«

Meine Laborkollegen und ich schreiben seit 1993 wissenschaftliche Artikel über ReCODE. Mein erster Artikel über Patienten, die das Programm befolgen, erschien erst 2014, und bis heute hat es erst drei zusätzliche, von Experten begutachtete Veröffentlichungen darüber gegeben (eine über Therapeutik und eine über Diagnostik). Jede neue Methode wird wahrscheinlich skeptisch aufgenommen und von einem Großteil der Schulmediziner ignoriert, es sei denn, es gibt eine umfangreiche, kontrollierte klinische Studie dazu. Ich habe in Kapitel 5 erklärt, warum das noch nicht der Fall ist. Aber in diesem Jahr beginnen wir mit einer Studie, die die Wirksamkeit von ReCODE nachweisen und den Weg für eine bahnbrechende größere klinische Studie über das gesamte Programm bereiten soll.

- »Wirkt dieses Programm auch bei anderen Ursachen des kognitiven Abbaus, zum Beispiel bei Lewy-Körper-Demenz, vaskulärer Demenz, Multipler Sklerose, Parkinson und Frontotemporaldemenz?

Das ist eine wichtige Frage; aber wir kennen die Antwort noch nicht. ReCODE wurde geschaffen, um die Ursachen des kognitiven Abbaus bei Alzheimer zu behandeln. Viele Faktoren (Insulinresistenz, Leaky-Gut-Syndrom, Biotoxine und andere), die zu Alzheimer beitragen, liegen jedoch auch bei Diabetes Typ 2, beim metabolischen Syndrom und bei Herz- und Gefäßkrankheiten vor. Es ist möglich, dass neurodegenerative Krankheiten wie die Lewy-Körper-Demenz einiges mit Alzheimer gemeinsam haben. Bei den ersten paar Patienten mit Lewy-Körper-Demenz, die mit den in Kapitel 7 beschriebenen Tests untersucht wurden, glichen die Ergebnisse denen bei Alzheimer vom Typ 3 (der mit Toxinen zusammenhängt). Wenn man die Quellen dieser Toxine stopft, hilft das vielleicht auch bei der Lewy-Körper-Demenz. Aber das muss noch erforscht werden.

- »Aber meine Laborwerte sind normal.«

»Normale Werte« sind nicht unbedingt gut genug, wenn Sie versuchen, den kognitiven Abbau umzukehren. Laborwerte sollten optimal sein, nicht nur im »normalen Bereich« liegen (Details finden Sie in Kapitel 8).

- »Aber ich ernähre mich doch schon gesund.«

Das ist ein guter Anfang. Befolgen Sie nun auch den Rest des Programms, und zwar so, dass es auf Ihre Laborwerte zugeschnitten ist, und achten Sie darauf, dass Ihre Ernährung für die kognitiven Funktionen tatsächlich optimal ist.

- »Meine Familie und ich sind so frustriert, wütend und deprimiert. Warum muss mir das passieren?«

Sie haben das Recht, frustriert, wütend und deprimiert zu sein. Aber der kognitive Abbau hat immer einen Grund und man kann die tieferen

Ursachen (es sind oft ein Dutzend oder mehr) identifizieren, quantifizieren und behandeln. Es ist in Ordnung, frustriert zu sein; aber es ist besser, sich untersuchen zu lassen und mit der Behandlung zu beginnen.

- »Ich habe gehört, dass Ergänzungsmittel und Kräuter behördlich nicht überwacht werden und Müll sind.«

Manche halten nicht das, was sie versprechen. Einige Flaschen enthalten nicht einmal das, was auf dem Etikett steht. Deshalb ist es wichtig, die richtigen Mittel zu kaufen. Ein erstklassiger Kräuterkenner, vor dem ich großen Respekt habe, empfiehlt Ergänzungsmittel und Kräuter von Banyan, Gaia Herbs, Metagenics und Natura Health Products, die in der Regel zuverlässig sind.

- »Es geht mir noch nicht besser. Ihr Programm hilft anscheinend nicht!«

1. Wie lange befolgen Sie das Programm schon? Es dauert drei bis sechs Monate, bis die ersten Fortschritte erkennbar sind. Schäden, die sich innerhalb von Jahren entwickelt haben, kann man nicht über Nacht beseitigen.
2. Wie gut ist das Problem dokumentiert? Haben Sie vielleicht etwas anderes als eine subjektive oder milde kognitive Beeinträchtigung? Es ist wichtig, beispielsweise mehrfache Schlaganfälle und alkoholbedingten kognitiven Abbau auszuschließen, da ReCODE dafür nicht geschaffen wurde.
3. Wenn Sie das optimale Programm mindestens sechs Monate lang befolgt haben und sich zwar Ihre Laborwerte, nicht aber Ihre kognitiven Fähigkeiten verbessert haben, dann fehlt etwas. Der kognitive Abbau hat einen Grund; darum ist es wichtig, weiter zu evaluieren und das Programm zu optimieren. Haben Sie beispielsweise

eine leichte Ketose erreicht? Essen Sie weniger Kohlenhydrate und mehr gesundes Fett? Ein sehr häufiges Zeichen dafür, dass der Stoffwechsel sich verändert hat, ist Gewichtsverlust. Meist verlieren Sie 9 bis 36 Pfund, je nach Ausgangsgewicht. Wie oben erwähnt, sprechen Patienten im Frühstadium des kognitiven Abbaus am besten auf das Programm an. Wenn Sie schon an moderatem Alzheimer leiden, ist eine Besserung leider schwerer zu erreichen.

4. Wenn Patienten auf ReCODE nicht ansprechen, liegt es meist daran, dass sie das Programm nicht genau befolgen. Der zweithäufigste Grund ist Alzheimer vom Typ 3 (toxisch), der zusätzliche Maßnahmen erfordert, um die Toxine und ihre Wirkungen zu beseitigen. Wenn bei Ihnen Anzeichen für Typ 3 vorliegen, sollten Sie einen Experten für das chronische inflammatorische Response-Syndrom (CIRS) konsultieren.
5. Ein weiteres häufiges Problem ist die nicht diagnostizierte Schlafapnoe. Wurde diese ausgeschlossen? Und schlafen Sie jede Nacht mindestens sieben Stunden?
6. Trainieren Sie Ihr Gehirn an drei Tagen in der Woche je 30 Minuten lang oder fünfmal in der Woche je 10 bis 20 Minuten lang? Wenn ja, fallen Ihre kognitiven Tests trotz dieses Tests ständig schlechter aus? Oder geht es Ihnen zwar besser, aber langsamer als erwartet? Der Stillstand des Abbaus ist die erste Wirkung, die sich zeigen sollte, gefolgt von einer sehr moderaten Besserung – zum Beispiel, dass Sie bei einer Aktivität besser werden, die Sie zuvor nicht bewältigt haben. Können Sie sich vielleicht an Textpassagen erinnern, die Sie gelesen haben, oder können Sie Anweisungen befolgen?
7. Haben Ihre Laborwerte das Optimum erreicht, wie in der Tabelle in Kapitel 7 beschrieben?

Hunderte von Menschen haben bisher mit ReCODE Erfolg gehabt. Selbst wenn bei Ihnen ein genetisches Alzheimerrisiko vorliegt, wenn Sie bereits an subjektiver oder milder kognitiver Beeinträchtigung leiden oder wenn bei Ihnen Alzheimer im Frühstadium diagnostiziert wurde, dürfen Sie also tief Luft holen und Hoffnung schöpfen. Es ist oft nützlich, sich mit jemandem zu unterhalten, dem das Programm geholfen hat, damit es sich nicht wie Fantasie oder wie ein leeres Versprechen anhört. Danach entscheiden Sie, ob Sie wirklich mit diesem Programm gegen den kognitiven Abbau kämpfen wollen. Nichts und niemand kann Ihnen helfen, wenn Sie nicht gesünder werden wollen.

In Kapitel 5 habe ich beschrieben, wie schwer es ist, sich gegen mächtige Unternehmen und engstirnige Experten zu behaupten, die keine Abweichung vom herrschenden Dogma dulden – selbst wenn dieses Dogma kläglich gescheitert ist, wie bei der Alzheimerkrankheit. Zum Glück triumphieren in der Wissenschaft letztlich die Beweise.

Es gibt nur eine Möglichkeit, eine medizinische Behandlung zu bewerten: Man muss nachweisen, dass sie den Patienten hilft. Es kommt nicht darauf an, ob man damit Profite macht, ob eine sexy Zeitschrift darüber berichtet, ob Kollegen sie anerkennen oder ob man dafür Auszeichnungen bekommt. Entscheidend ist, ob sie dazu beiträgt, dass es Menschen besser geht. Das hört sich einfach und selbstverständlich an; aber in der Realität hat dieses Kriterium erstaunlich selten Vorrang. Dieser »kognitive Kompass« ist bei Alzheimer besonders wichtig, weil es derzeit keine Alternative gibt. Wir haben nicht etwa mehrere wirksame Therapien, die wir lediglich verbessern müssen. Im Gegenteil: Die Medizin kennt bisher keine Behandlung, die den kognitiven Abbau bei subjektiver oder milder kognitiver Beeinträchtigung oder bei Alzheimer zum Stillstand bringen oder gar heilen könnte.

Ein Teil des Problems besteht darin, dass viel Geld auf dem Spiel steht: Allein in den USA ist die Alzheimerkrankheit ein Billionen-Dollar-Geschäft. Deshalb gibt es so viele Lügner, Widerlinge und Scharlatane. Obwohl Experten mir sagen, dass sie unseren veröffentlichten, von Fachleuten überprüften Ergebnissen nicht glauben, gründen Nachahmer bereits Firmen, die angeblich das gleiche Programm anbieten, obwohl sie keine Erfahrung auf diesem Gebiet haben und die neuesten Programme nicht kennen. Ein Geschäftsmann und ein paar Pathologen gründeten eine Firma, und als sie erfuhren, dass ihr Programm veraltet war, erwiderten sie: »Es ist gut genug, um Geld zu verdienen.« Einige unethische IT-Typen, die keine Erfahrung in der Medizin, geschweige denn in der Neurologie haben, starteten ein ähnliches Unternehmen. Wenn Ihr Drucker streikt, mögen diese Leute nützlich sein; aber wenn Sie sich Sorgen wegen Ihrer geistigen Leistungen machen, sollten Sie einen Arzt aufsuchen, am besten einen, der die eigentlichen Ursachen des Problems versteht. Leider beuten solche Firmen die Verzweiflung der Menschen aus.

Die Billionen-Dollar-Versuchung ist einfach zu groß. Wenn es um derart viel Geld geht, spielt Objektivität keine Rolle mehr. Wer die Alzheimer-Welt verändert, löst einen Flächenbrand aus, ein kollektives Schaudern. Und wer die globale Last der Demenz lindern will, wird immer Gefahr laufen, im Kampf um Profite, Subventionen, Ämter, Preise, politische Erfolge und Spenden unterzugehen.

Christian Bale, der in dem Film *The Big Short* Dr. Michael Burry spielt, sagte: »Anstatt Zahlen oder Fakten zu folgen, ziehen die Leute es vor, dem zu folgen, was scheinbar autoritativ und vertraut ist.« Das kann katastrophale Folgen haben, so wie in der Finanzkrise, die 2008 begann. Vor fast 200 Jahren rettete Dr. Ignaz Semmelweis das Leben zahlreicher Mütter, weil er erkannt hatte, dass die hohe Sterblichkeit bei Wöchnerinnen auf Krankheitserreger zurückzuführen war, die Medizinstudenten von Leichen auf die gebärenden Frauen übertrugen. Semmelweis stellte fest, dass diese Infektion fast vollständig verhindert werden konnte, wenn die Studenten die Hände in einer Lösung mit Kalziumhypochlorit wuschen. Da man damals noch nichts über Infektionen wusste, glaubten die Experten Semmelweis nicht. Eine Autorität behauptete: »Es ist unwahrscheinlich, dass genügend infektiöse Substanzen oder Dämpfe an den Fingernägeln haften können, um eine Patientin zu töten.« Schließlich setzten die führenden Mediziner durch, dass man Semmelweis in eine Irrenanstalt einwies, wo er geschlagen wurde und ironischerweise an einer Infektion starb.

Wir werden weiter daran arbeiten, den kognitiven Abbau zu verhindern und zu heilen. Dafür brauchen wir aufgeschlossene Menschen – für unkonventionelle Studien, neuartige Tests und Datensammlungen sowie globale Präventionsprogramme. Die Entwicklung einer echten Heilbehandlung für Alzheimer setzt voraus, dass unsere Experten und führenden Köpfe aufgeschlossener sind als ihre Kollegen in der Ära des Pioniers Semmelweis.

Jahrhundertelang starben die meisten Menschen an akuten Infektionen, zum Beispiel an bakterieller Lungenentzündung, und die großen biomedizinischen Erfolge des 20. Jahrhunderts waren die Entwicklung von Antibiotika, mit denen man Infektionen behandeln konnte, und die Einführung von Präventivmaßnahmen. Deshalb sterben heute die meisten Menschen an chronischen, komplexen Krankheiten wie Krebs, Herz- und Gefäßerkrankungen und neurodegenerativen Störungen. Leider haben wir versucht, das Problem der chronischen Krankheiten so zu lösen wie das Problem der akuten Krankheiten: mit einer einzigen Tablette, also mit einer Monotherapie. Das ist so, als würden wir eine Strategie für das Damespiel beim Schach anwenden.

Lassen Sie mich wiederholen, was ich in Kapitel 1 sagte: *Niemand sollte an Alzheimer sterben.* Selbst wenn Sie skeptisch waren, als Sie das zum ersten Mal lasen, hoffe ich, Sie davon überzeugt zu haben, dass dies nicht nur theoretisch möglich, sondern heute erreichbar ist. Um jeden Menschen von Alzheimer heilen zu können, müssen wir jedoch unsere Praktiken aus dem 20. Jahrhundert an die des 21. Jahrhunderts anpassen und uns aktiv für unsere kognitive und allgemeine Gesundheit einsetzen. Wir müssen ein personalisiertes, optimales Gesundheitsprogramm befolgen. Das ist etwas ganz anderes als die Medizin des 20. Jahrhunderts. Die Menschen werden nicht mehr auf die ersten Symptome warten, bevor sie einen Arzt aufsuchen; sie werden begreifen, dass Symptome zwar relativ frühe Anzeichen für akute Krankheiten sind (denken Sie daran, wie schnell Ihre Nase tropft oder Ihr Rachen schmerzt, wenn Sie erkältet sind), aber auch späte Anzeichen für chronische Krankheiten. Dank der Medizin des 21. Jahrhunderts werden die Menschen ihre Lebensweise rechtzeitig und gezielt ändern, um chronische Krankheit zu verhindern und zu heilen. Dafür werden sie ihr Leben lang individualisierte Programme wie ReCODE anwenden.

Um eine Medizin des 21. Jahrhunderts einzuführen, müssen wir die Komplexitätslücke schließen, den Abgrund zwischen der enormen Komplexität des menschlichen Organismus und den rudimentären Daten überbrücken, auf denen unsere Diagnosen und Therapien heute noch basieren. Wenn Sie wissen wollen, ob Sie an Alzheimer erkrankt sind, genügt es nicht, den Natrium- und Kaliumspiegel zu messen.

Angenommen, Sie wollen lernen, ein Flugzeug zu fliegen, aber Ihr Lehrer sagt Ihnen, dass Sie ohne Geschwindigkeits- und Höhenmesser und mit undurchsichtigen Scheiben fliegen müssen. Die einzigen Daten, die Sie bekommen, stammen von einem Thermometer, das die Temperatur der linken Tragflächenspitze misst. Sie würden jedes Mal eine Bruchlandung hinlegen, nicht wahr? Nun, genau das passiert, wenn Sie an einer chronischen Krankheit wie Alzheimer leiden. Wir messen Werte wie den Natrium- und Kaliumblutspiegel und kümmern uns nicht um die eigentlichen Ursachen der Krankheit.

Deshalb müssen wir diese Komplexitätslücke schließen, indem wir wichtige Daten sammeln, die der Komplexität unseres Geistes und unseres Körpers entsprechen. Nur dann können wir hoffen, die Alzheimerkrankheit zu verhindern und zu heilen.

Die Medizin des 21. Jahrhunderts wird Diagnosen nicht erraten und sie wird umfassender sein. Statt »subjektive kognitive Beeinträchtigung« wie im vorigen Jahrhundert wird die Diagnose dann beispielsweise lauten: »subjektive kognitive Beeinträchtigung vom Typ 1,5 (70 Prozent) und 3 (30 Prozent), verursacht von zentraler Insulinresistenz vom Typ 3, Antikörpern als Reaktion auf AGE und einer Aktvierung des Immunsystems durch *Aspergillus* und Interaktionen mit HLA-DR/DQ 12-3-52B sowie damit verbundener Gliotoxin-Produktion«. Die Behandlung wäre ein personalisiertes Programm, das alle diese Faktoren berücksichtigt.

Das Schließen der Komplexitätslücke wird alles verändern. Wir werden chronische Krankheiten Jahrzehnte vor ihrem Ausbruch voraussehen und verhindern. Ärzte werden schnell herausfinden, ob die Vorbeugung oder die Behandlung effektiv ist, und ihre Patienten zurück auf den richtigen Weg führen. Diagnosen werden kein Ratespiel mehr sein. Die globale Belastung durch Demenz wird drastisch abnehmen und wir werden Hunderte Milliarden Dollar einsparen, die Entscheidungsfindung verbessern und das Leben der Menschen verlängern.

Die Medizin des 21. Jahrhunderts wird eine Welt ohne Demenz schaffen, eine Welt ohne Familien, die durch kognitiven Abbau zerstört werden. »Ein Ziel ist ein Traum mit Fristsetzung«, sagt man. Wenn wir zusammenarbeiten, können wir diesen Traum wahr machen.

»Jeder kennt einen Menschen, der Krebs überlebt hat; aber niemand kennt einen, der Alzheimer überlebt hat.« Ich hoffe, ich habe Ihnen mit diesem Buch gezeigt, dass dieser Satz veraltet ist. Die Welt hat sich verändert.

Anhang

Anhang A

Zusammenfassung der Nahrungsmittel, die Sie essen oder meiden sollten

Es gibt Nahrungsmittel, die ein rotes Licht, ein gelbes Licht oder ein grünes Licht aufleuchten lassen: solche, die Sie unbedingt meiden müssen, solche, die Sie in Maßen essen dürfen (vor allem deshalb, weil ein völliger Verzicht es vielen Menschen zu schwer macht, ReCODE einzuhalten), und solche, die Sie nach Herzenslust genießen dürfen.

Nahrungsmittel, die Sie oft, weniger oft oder gar nicht essen sollten

Grünes Licht: oft essen	Gelbes Licht: seltener essen	Rotes Licht: nie essen
Pilze	Stärkereiches Gemüse, z. B. Kartoffeln, Mais, Erbsen und Kürbis	Zucker und andere einfache Kohlenhydrate, einschließlich Brot (Weiß- und Weizenvollkornbrot), Nudeln, Reis, Kekse, Kuchen, Süßigkeiten, Limonaden
Kreuzblütler-Gemüse, z. B. Brokkoli, Blumenkohl, Rosenkohl	Hülsenfrüchte, z. B. Erbsen und Bohnen	Getreide
Grünes Blattgemüse, z. B. Grünkohl, Spinat, Kopfsalat	Nachtschattengewächse, z. B. Aubergine, Paprikaschoten, Tomaten	Gluten
Wild gefangener Fisch, besonders Lachs, Makrelen, Sardellen, Sardinen, Hering	Nichttropische Früchte – Früchte mit niedrigem glykämischem Index, z. B. Beeren	Milchprodukte; Ausnahme: gelegentlich Biovollmilch (oder rohe Milch) oder Naturjoghurt
Eier von freilaufenden Hühnern	Fleisch von freilaufenden Hühnern	Fabriknahrungsmittel (in einer Packung mit Zutatenliste)
Resistente Stärke, z. B. Süßkartoffeln Steckrüben, grüne Bananen	Wein (ein Glas wenige Male in der Woche)	Stark mit Quecksilber belasteter Fisch, z. B. Thunfisch, Hai, Schwertfisch
Präbiotika, z. B. Jicama, Lauch	Kaffee	
Kräutertee, Schwarztee, Grüntee		
Schwefelhaltiges Gemüse, z. B. Zwiebeln und Knoblauch		

Ärzte für funktionelle Medizin:
https://www.ifm.org/find-a-practitioner/

Gesundheits- und Wellness-Coaches:
http://www.findahealthcoach.com/

Informationen über CIRS (chronisches inflammatorisches Response-Syndrom):
www.survivingmold.com/

Labortests für Patienten:
https://www.anylabtestnow.com/
https://www.aacc.org/~/ media/ files/position-statements/
directtoconsumerlaboratorytesting2.pdf? la= en

ApoE4-Beratung:
www.apoe4.info

Zusätzliche Informationen:
www.drbredesen.com
www.mpicognition.com

Anhang B

Informationen über Keton-Messgeräte

- Ein Keton-Urintest ist bei den meisten Menschen zu ungenau.
- Ein Beispiel ist das Gerät Precision Xtra, das sowohl Glukose als auch Ketone misst. Die Glukosestreifen sind ziemlich preiswert, die Ketonstreifen sind teurer. Julie Gregory von der Webseite ApoE4.info empfiehlt, sie in Kanada zu kaufen, weil sie dort billiger sind.
- Für ein Keton-Messgerät brauchen Sie kein Rezept.
- Das Gerät kostet etwa 25 Dollar. Es ist zum Beispiel bei Amazon erhältlich.
- Ihr Ziel ist ein Beta-Hydroxybutyrat-Spiegel zwischen 0,5 und 4 mmol/l, was einer leichten Ketose entspricht.
- Sie brauchen das Messgerät nicht jeden Tag zu verwenden, nicht einmal jede Woche oder jeden Monat, denn es zeigt Ihnen, was Sie zu tun haben, um eine leichte Ketose zu erzeugen.

Anhang C

DNS-Analysen von 23andMe

23andMe analysiert nicht das vollständige Genom und daher nicht alle SNP *(single nucleotide polymorphisms)*, also DNS-Unterschiede, die mit Alzheimer zusammenhängen. Der ApoE-Status sollte jedoch bestimmt werden (in rund 85 Prozent aller Fälle wird er berichtet).

Die Bestellung des Sets:

- Rufen Sie 23andme.com auf und klicken Sie auf »how it works«.
- Klicken Sie auf »order now«.
- Wählen Sie »Health + Ancestry« und klicken Sie auf »add to cart«, um Ihr Profil und Ihre Kreditkartennummer einzugeben. Merken Sie sich Ihre Nutzer-ID und Ihr Passwort.
- Wenn Sie das Set erhalten haben, folgen Sie den Anweisungen.
- Rufen Sie 23andme.com auf und klicken Sie auf »register kit«.
- Schicken Sie die Probe im mitgelieferten Versandkarton an 23andMe.
- 23andMe schickt Ihnen eine Bestätigung per E-Mail, sobald sein Labor Ihre Probe erhalten hat.

Zugriff auf Ihre Genom-Datei:

Sie bekommen von 23andMe eine E-Mail, wenn Ihre Genom-Sequenzierung abgeschlossen ist.

1. Loggen Sie sich auf der 23andMe-Website in Ihr Konto ein, um Ihre Genom-Daten herunterzuladen.
2. Klicken Sie nach dem Einloggen auf Ihren Profilnamen oben rechts.
3. Wählen Sie BROWSE RAW DATA
4. Klicken Sie auf der nächsten Webseite auf »download«.
5. Spezifizieren Sie das Profil (Ihres), das Sie herunterladen wollen.
6. Wählen Sie »all DNA«.
7. Prüfen Sie, ob Sie eine Datei heruntergeladen haben, deren gepackte Größe etwa 5 MB bis 30 MB beträgt. Der Name der heruntergeladenen Datei hat die Form Genome_*Your_Name*_Full_*date*.zip.

Sobald Sie diese Datei bekommen haben, können Sie sie von Webseiten wie www.promethease.com/ analysieren lassen.

Anhang D

Für Leserinnen und Leser, die sich fragen, welche Grundlage das ReCODE-Programm hat, fasse ich diese nachfolgend kurz zusammen. Weitere Informationen finden Sie in unseren über 200 von Experten geprüften Veröffentlichungen, von denen viele kostenlos im Internet zugänglich sind.

Beweise für die Theorie, die ReCODE zugrunde liegt

Grundsatz	Belege
Es gibt ein Plastizitäts-Gleichgewicht, das die Erinnerungsspeicherung oder die Reorganisation/das Vergessen beeinflusst	Eidetisches Gedächtnis; D664A-Mutanten; Veränderungen
APP ist ein Mediator des Plastizitäts-Gleichgewichts	D664A-Mutanten[1]
Das 4:2-Verhältnis spiegelt das von APP vermittelte Plastizitäts-Gleichgewicht wider	D664A-Mutanten[2]; ApoE4-Effekt; Entzündungswirkung
Risikofaktoren für die Alzheimerkrankheit (AK) wie ApoE4 verändern das Plastizitäts-Gleichgewicht und das 4:2-Verhältnis	[3]
APP ist ein Abhängigkeitsrezeptor	[4,5,6]
Die Wahrscheinlichkeit, an der AK zu erkranken (synaptoklastische Signalübertragung) / synaptoblastische Signalübertragung	Transgenetik; menschliche APP-Mutanten; Epidemiologie
APP ist ein molekularer Schalter	Hemmende Wirkungen von sAPPα, αCTF und Amyloid-beta
App-Aβ bildet eine prionische Schleife	[7]
Der Ursprung der Prionen ist die biologische Signalverstärkung	Anti-homöostatische Signale in Systemen, die verstärkt werden müssen und mehrere Ergebnisse zeitigen
Die Ansammlung moduliert die Signalgebung.	Homomerische Interaktion durch Caspasen.[8]
Die AK ist ein neurodegeneratives Plastizitäts-Ungleichgewicht, dessen Ursache eine Schutzreaktion auf Stoffwechselstörungen, Entzündungen oder Gifte ist	Epidemiologie; NF-κB-Reaktion;[9] Typ-3-Patienten; Wirkungen von Quecksilber
Die Behandlung von subjektiver oder milder kognitiver Beeinträchtigung und der AK erfordert das Verschieben des Plastizitäts-Gleichgewichts in Richtung synaptoblastische Signalübertragung, weg von der synaptoklastischen Signalübertragung	[10,11]

Erläuterungen zu den Belegen:

- Es besteht ein Plastizitätsgleichgewicht, das die Erinnerungsspeicherung sowie die Reorganisation und das Vergessen beeinflusst. Das eidetische (»fotografische«) Gedächtnis stützt diese Annahme, ebenso die Manipulation dieses Gleichgewichts. Die Mutation der Caspase-Stelle im APP dämpft die gedächtnisschwächende Wirkung bei transgenetischen Mäusen. Andererseits verursachen APP-Mutationen, die für Alzheimer typisch sind, bei den Mäusen eben diese Gedächtnisschwäche. Erzeugt man die Mutation, die bei kranken Mäusen zu einer Besserung führt, bei normalen Mäusen, verbessert sich deren Gedächtnis ebenfalls. Alle diese Befunde unterstützen die These, dass es ein Plastizitäts-Gleichgewicht gibt, das die Speicherung von Erinnerungen sowie die Reorganisation und das Vergessen beeinflusst.
- APP ist ein Mediator des Plastizitäts-Gleichgewichts. Wie oben erwähnt, verändern APP-Mutationen (zum Beispiel an der Beta-, Gamma- und Caspase-Stelle) dieses Gleichgewicht auf vorhersehbare Weise in beide Richtungen, sowohl in Richtung besseres als auch in Richtung schlechteres Gedächtnis. Diese Befunde stützen die These, dass APP ein Mediator des Plastizitäts-Gleichgewichts ist.
- Das 4:2-Verhältnis spiegelt das vom APP vermittelte Plastizitäts-Gleichgewicht wider. Mutationen und andere Manipulationen, zum Beispiel zusätzliche trophische Faktoren, die die Menge der 4 APP-abgeleiteten Peptide aAPPβ, Aβ, Jcasp und C31 steigern oder die beiden APP-abgeleiteten Peptide sAPPα und αCTF reduzieren, verringern die Gedächtnisleistung und fördern die pathophysiologischen Veränderungen bei Alzheimer.
- AK-Risikofaktoren wie ApoE4 verändern das Plastizitäts-Gleichgewicht und das 4:2-Verhältnis. Risikofaktoren wie ApoE4, Östrogenmangel, Vitamin-D-Mangel und viele andere erhöhen dieses

Verhältnis; Risikosenker wie körperliche Bewegung und BDNF verringern es.

- APP ist ein Abhängigkeitsrezeptor. Wie die Tabelle oben zeigt, weist APP die Merkmale eines Abhängigkeitsrezeptors auf, zum Beispiel eine einzelne intrazelluläre Caspase-Stelle und die Bindung an einen trophischen Faktor, hier an Netrin-1.
- Die Wahrscheinlichkeit, an der AKα zu erkranken (synaptoklastische Signale / synaptoblastische Signale). Wie bei der synaptoklastischen und synaptoblastischen Signalgebung bei Osteoporose ist die Wahrscheinlichkeit, an der AK zu erkranken, proportional zum Verhältnis synaptoklastischer zu synaptoblastischer Signalgebung, und das Modulieren dieses Verhältnis in eine der beiden Richtungen hat die vorhergesagte Wirkung auf das Krankheitsrisiko und die Progression oder Regression. Diese These wird von vielen AK-Mutationen innerhalb von Familien gestützt, die alle das Verhältnis erhöhen, aber auch von den vielen epidemiologischen Risikofaktoren und Risikosenkern, von Bewegung über Hormone bis zur trophischen Unterstützung.
- APP ist eine Art molekularer Schalter. Die Derivate der APP-Spaltung führen zu einer Rückkopplung: Sie hemmen die alternative Spaltung – CTFα hemmt beispielsweise die Spaltung an der Gamma-Stelle –, und deshalb tendiert die Spaltung in die eine oder andere Richtung, wie bei einem Schalter.
- APP-Aβ bilden eine prionische Schleife. Als logische Folge der oben erwähnten These steigert das Hinzufügen von Amyloid-beta zu APP die Bildung von Amyloid-beta, wie oben in der Tabelle gezeigt. APP und Aβ bilden also eine prionische Schleife, wobei das Amyloid-beta bewirkt, dass noch mehr Amyloid-beta aus APP erzeugt wird, das dann diesen Prozess fördert.
- Der Ursprung der Prionen liegt in der biologischen Signalverstärkung. Systeme wie die Blutverklumpung, bei der eine schnelle Sig-

nalverstärkung notwendig und die Folge kein einzelnes Ziel ist – sei es Thrombus versus nichtthrombischer Zustand oder Neuritverlängerung versus -kürzung –, weisen eine antihomöostatische Signalgebung auf; deshalb erzeugen die Mediatoren mehr von sich selbst oder steigern ihre Signalgebung. Das sind die Merkmale von Prionen.

- Die Ansammlung (zum Beispiel Verklumpung) moduliert die Signalgebung. Wie man bei vielen Systemen sieht, ist die Selbst-Interaktion (homomerische Interaktion) von Proteinen oft an bestimmten Wirkungen, zum Beispiel an einer Aktivierung, beteiligt. Die Ansammlung mancher Caspasen führt beispielsweise zu rascher Aktivierung.
- Die AK ist ein neurodegeneratives Plastizitäts-Ungleichgewicht. Dessen Ursache ist eine Schutzreaktion auf Stoffwechselstörungen, Infektionen (Entzündungen) oder Toxine. Wie im Text erwähnt, ist das Verschieben der APP-Verarbeitung hin zu den vier pro-Alzheimer-Peptiden (so entsteht das Amyloid) eine schützende Reaktion auf die drei wichtigsten metabolischen oder toxischen Störungen: Entzündung, Mangel an trophischen Faktoren oder Vergiftung. Diese Schutzreaktion geht mit einem Abbau des synaptischen Netzwerks einher.
- Die Behandlung von subjektiver oder milder kognitiver Beeinträchtigung oder AK erfordert die Verschiebung des Plastizitäts-Gleichgewichts in Richtung der synaptoblastischen Signalgebung, weg von der synaptoklastischen Signalgebung. Den endgültigen Beweis für die Theorie liefert der Befund, dass es Menschen (nicht nur Mäusen oder anderen Tieren) mit subjektiver oder milder kognitiver Beeinträchtigung oder früher AK besser geht, wenn das Gleichgewicht in Richtung synaptoblastischer Signalgebung verschoben wird, wie in der Tabelle beschrieben.

Danksagungen

Wie geht man vor, wenn man eine wirksame Behandlung für eine unheilbare Krankheit entwickeln will, die sich als resistent gegen Hunderte von potenziellen Medikamenten erwiesen hat? Ohne die Unterstützung von wahrhaft außergewöhnlichen und warmherzigen Menschen kann man wenig erreichen. Ich kann an dieser Stelle nicht wirklich ausdrücken, wie dankbar ich ihnen bin: Jim und Phyllis Easton für ihre Großzügigkeit und Freundschaft und dafür, dass Marys Krankheit nicht vergeblich war; Dr. Patrick Soon-Shiong für seine erstaunliche Vision; Douglas und Ellen Rosenberg für ihre Risikobereitschaft; Beryl Buck, Dagmar und David Dolby; Stephen D. Bechtel Jr., Diana Merriam und der Four Winds Foundation; Gayle Brown; Diana Chambers; Katherine Gehl; Larry und Gunnel Dingus; Michaela Hoag; Lucinda Watson; Tom Marshall und der Joseph Drown Foundation; Jeffrey Lipton; Wright Robinson und Shar McBee.

Ich hatte das Privileg, bei einigen der führenden Wissenschaftler und Ärzte der Welt zu lernen, und ich bin dankbar für ihre beispiellose Unterweisung und Anleitung. Mein aufrichtiger Dank gilt den Professoren Stanley Prusiner, Mark Wrighton (Rektor), Roger Sperry, Robert Collins, Robert Fishman, Roger Simon, Vishwanath Lingappa, William Schwartz, Kenneth McCarty Jr., J. Richard Baringer, Neil Raskin,

Robert Layzer, Seymour Benzer, Erkki Ruoslahti, Lee Hood und Mike Merzenich.

Ich danke auch den Pionieren der funktionellen Medizin und den Experten, die dabei sind, die Medizin zu revolutionieren, und die meine angesehenen Kollegen sind: Drs. Jeffrey Bland, David Perlmutter, Mark Hyman, Dean Ornish, Ritchie Shoemaker, Sara Gottfried, David Jones, Patrick Hanaway, Terry Wahls, Stephen Gundry, Ari Vojdani, Tom O'Bryan, Nathan Price, Jared Roach, Chris Kresser und anderen; aber auch den Aktivisten Julie Gregory und ihren Kollegen der Webseite ApoE4.info sowie den mutigen Einzelkämpfern wie Patientin null, Deborah Sonnenberg und David B., die mit ihrer Disziplin und ihrer harten Arbeit vielen anderen helfen, die an kognitivem Abbau leiden. Mein Dank gilt auch den Ärzten, die einige der in diesem Buch erwähnten Patienten betreuten oder berieten, unter anderem Drs. Mary Kay Ross, Edwin Amos, Ann Hathaway, Kathleen Toups, Rangan Chatterjee, Ayan Panja, Susan Sklar, Carol Diamond, Ritchie Shoemaker, Mary Ackerley, Sunjya Schweig, Raj Patel, Sharon Hausman-Cohen, Nate Bergman, Kim Clawson Rosenstein, Wes Youngberg, Karen Koffler, Craig Tanio, Dave Jenkins, Gesundheitscoach Amylee Amos, Aarti Batavia und den Hunderten von Ärzten in sieben Ländern und überall in den Vereinigten Staaten, die an der Lehrveranstaltung über das in diesem Buch beschriebene Programm teilgenommen oder zu ihr beigetragen haben. Ebenfalls dankbar bin ich Lance Kelly und seiner Gruppe bei Apollo Health und Juan Porras und seiner Gruppe bei Factivate für ihre herausragende Arbeit am ReCODE-Algorithmus, an der Codierung und an den Berichten.

Nichts, was ich in diesem Buch beschrieben habe, wäre möglich gewesen ohne vorzügliche Labormitarbeiter und Kollegen, mit denen ich in den vergangenen drei Jahrzehnten zusammengearbeitet habe. Für faszinierende Diskussionen, die vielen Sitzungen vor der Schreibwand, die zahllosen Stunden des Experimentierens, die Geduld während der so oft wiederholten Experimente und die Entschlossenheit, die Gesundheit und das Wissen der Menschen zu fördern, danke ich Shahrooz Rabizadeh, Patrick Mehlen, Varghese John, Rammohan Rao, Patricia Spilman, Rowena Abulencia, Kayvan Niazi, Litao Zhong, Alexei Kurakin, Veronica Galvan, Darci Kane, Karen Poksay, Clare Peters-Libeu, Veena Theendakara, Alex Matalis und allen anderen früheren und derzeitigen Mitgliedern des Bredesen Laboratory sowie meinen Kollegen im Buck-Institut für Alternsforschung, an der UCSF, im Sanford Burnham Prebys Medical Discovery Institute und an der UCLA.

Für ihre Freundschaft und viele Diskussionen im Laufe der Jahre danke ich Thom Mount, Leigha Hodnet, Shahrooz Rabizadeh, Patrick Mehlen, Dan Lowenstein, Bruce Miller, Stephen Hauser, Mike Ellerby, David Greenberg, John Reed, Guy Salvesen, Tuck Finch, Nuria Assa-Munt, Kim und Rob Rosenstein, Eric und Carol Adolfson, Judy und Paul Bernstein, Beverly und Roldan Boorman, Sandy und Harlan Kleiman, Philip Bredesen und Andrea Conte, Deborah Freeman, Peter Logan, Sandi und Bill Nicholson, Stephen und Mary Kay Ross, Raj Ratan, Mary McEachron und Douglas Green.

Zum Schluss danke ich dem hervorragenden Team, mit dem ich an diesem Buch gearbeitet habe: Sharon Begley, Dedi Felman und Thom Mount fürs Schreiben und Redigieren; den literarischen Agenten John Maas und Celeste Fine von Sterling Lord Literistic sowie der Lektorin Caroline Sutton, der Verlegerin Megan Newman und Avery Books bei Penguin Random House.

Anmerkungen

Kapitel 4: Wie Sie an Alzheimer erkranken – ein Leitfaden

1. D. K. Kumar et al.: Amyloid-beta peptide protects against microbial infection in mouse and worm models of Alzheimer's disease. *Science Translational Medicine* 8:340ra72, DOI: 10.1126/scitranslmed.aaf1059 (2016);
2. D. K. Kumar, W. A. Eimer, R. E. Tanzi und R. D. Moir. Alzheimer's disease: the potential therapeutic role of the natural antibiotic amyloid-beta peptide. *Neurodegenerative Disease Management* 6: 345–348, DOI: 10.2217/nmt-2016-0035 (2016).

Kapitel 5: Am Ende der Weisheit – Vom Krankenbett auf die Sitzbank und zurück

1. https://en.wikipedia.org/wiki/Dependence_receptor
2. F. C. Lourenço et al.: Netrin-1 interacts with amyloid precursor protein and regulates amyloid-beta production. *Cell Death and Differentiation* 16: 655–663, DOI: cdd2008191 [pii]10.1038/cdd.2008.191 (2009).
3. V. Galvan et al.: Reversal of Alzheimer's-like pathology and behavior in human APP transgenic mice by mutation of Asp664. *Proceedings of the National Academy of Science USA* 103: 7130-7135, DOI: 10.1073/pnas.0509695103 (2006).

4. P. Spilman et al.: The multi-functional drug tropisetron binds APP and normalizes cognition in a murine Alzheimer's model. *Brain Research* 1551: 25–44, DOI: 10.1016/j.brainres.2013.12.029 (2014).
5. Ebd.
6. T. W. Clarkson, L. Magos und G. J. Myers: The toxicology of mercury – Current exposures and clinical manifestations. *New England Journal of Medicine* 349: 1731-1737, DOI: 10.1056/NEJMra022471 (2003).

Kapitel 6: Das Gottesgen und die drei Arten der Alzheimerkrankheit

1. J. Mutter, A. Curth, J. Naumann, R. Deth und H. Walach: Does inorganic mercury play a role in Alzheimer's disease? A systematic review and an integrated molecular mechanism. *Journal of Alzheimer's Disease* 22: 357–374, DOI:10.3233/JAD-2010-100705 (2010).

Kapitel 7: Die »Kognoskopie« – Wo stehen Sie?

1. T. den Heijer et al.: Homocysteine and brain atrophy on MRI of non-demented elderly. *Brain* 126 (Pt 1): 170–175 (2003).
2. W. A. Rocca, B. R. Grossardt, L. T. Shuster und E. A. Stewart: Hysterectomy, oophorectomy, estrogen, and the risk of dementia. *Neurodegenerative Diseases* 10: 175–178, DOI: 10.1159/000334764 (2012).
3. G. J. Brewer: Copper excess, zinc deficiency, and cognition loss in Alzheimer's disease. *Biofactors* 38: 107–113, DOI: 10.1002/biof.1005 (2012).
4. A. B. Chausmer: Zinc, insulin and diabetes. *Journal of the American College of Nutrition* 17: 109–115 (1998).
5. G. Liu, J. G. Weinger, Z. L. Lu, F. Xue und S. Sadeghpour: Efficacy and safety of MMFS-01, a synapse density enhancer, for treating cognitive impairment in older adults: a randomized, double-blind, placebo-controlled trial. *Journal of Alzheimer's Disease* 49: 971–990, DOI: 10.3233/JAD-150538 (2016).

6. C. Smorgon et al.: Trace elements and cognitive impairment: an elderly cohort study. *Archives of Gerontology and Geriatrics Supplement* 9: 393–402, DOI: 10.1016/j.archger.2004.04.050 (2004).
7. C. R. Tyler und A. M. Allan: The effects of arsenic exposure on neurological and cognitive dysfunction in human and rodent studies: a review. *Current Environmental Health Reports* 132-147, Bericht Nr. 2196-5412 (elektronisch) (2014).
8. M. R. Basha et al.: The fetal basis of amyloidogenesis: exposure to lead and latent overexpression of amyloid precursor protein and beta-amyloid in the aging brain. *Journal of Neuroscience* 25: 823–829, DOI: 10.1523/JNEUROSCI.4335–04.2005 (2005).
9. K. M. Bakulski, L. S. Rozek, D. C. Dolinoy, H. L. Paulson und H. Hu: Alzheimer's disease and environmental exposure to lead: the epidemiologic evidence and potential role of epigenetics. *Current Alzheimer Research* 9: 563–573 (2012).
10. A. Ashok, N. K. Rai, S. Tripathi und S. Bandyopadhyay: Exposure to As-, Cd-, and Pb-mixture induces Aβ, amyloidogenic APP processing and cognitive impairments via oxidative stress-dependent neuroinflammation in young rats. *Toxicological Sciences* 143: 64–80, DOI: 10.1093/toxsci/kfu208 (2015).
11. M. W. Dysken, et al.: Effect of vitamin E and memantine on functional decline in Alzheimer disease: the TEAM-AD VA cooperative randomized trial. *Journal of the American Medical Association* 311: 33–44, DOI: 10.1001/jama.2013.282834 (2014).
12. S. Poole, S. K. Singhrao, L. Kesavalu, M. A. Curtis und S. Crean: Determining the presence of periodontopathic virulence factors in short-term postmortem Alzheimer's disease brain tissue. *Journal of Alzheimer's Disease* 36: 665–677, DOI: 10.3233/JAD-121918 (2013).
13. O. Descamps, Q. Zhang, V. John und D. E. Bredesen: Induction of the C-terminal proteolytic cleavage of AβPP by statins. *Journal of Alzheimer's Disease* 25: 51–57, DOI: 10.3233/JAD-2011-101857 (2011).
14. D. E. Bredesen: Inhalational Alzheimer's disease: an unrecognized – and treatable – epidemic. *Aging (Albany NY)* 8: 304–313 (2016).

Kapitel 8: ReCODE – den kognitiven Abbau umkehren

1. T. den Heijer et al.: Association between blood pressure levels over time and brain atrophy in the elderly. *Neurobiology of Aging* 24: 307–313 (2003).
2. http://www.health.harvard.edu/diseases-and-conditions/glycemic-index-and-glycemic-load-for-100-foods
3. A. Khan, M. Safdar, M. M. Ali Khan, K. N. Khattak und R. A. Anderson: Cinnamon improves glucose and lipids of people with type 2 diabetes. *Diabetes Care* 26: 3215–3218 (2003).
4. http://articles.mercola.com/sites/articles/archive/2014/09/21/hilary-boynton-mary-brackett-gaps-cookbook-interview.aspx
5. https://draxe.com/scd-diet/
6. http://www.drperlmutter.com/learn/resources/probiotics-five-core-species
7. J. D. Thrasher, M. R. Gray, K. H. Kilburn, D. P. Dennis und A. Yu: A water-damaged home and health of occupants: a case study. *Journal of Environmental and Public Health* 2012, DOI: 10.1155/2012/312836 (2012).
8. http://www.survivingmold.com/shoemaker-protocol/Certified-Physicians-Shoemaker-Protocol
9. https://www.functionalmedicine.org/practitioner_search.aspx?id=117
10. R. C. Shoemaker, MD: *Surviving Mold: Life in the Era of Dangerous Buildings.* Otter Bay Books, 2010.

Anhang D

1. V. Galvan et al.: Reversal of Alzheimer's-like pathology and behavior in human APP transgenic mice by mutation of Asp664. *Proceedings of the National Academy of Science USA* 103: 7130–7135, DOI: 10.1073/pnas.0509695103 (2006).
2. Ebd.
3. V. Theendakara et al.: Neuroprotective sirtuin ratio reversed by ApoE4. *Proceedings of the National Academy of Science USA* 110: 18303–18308, DOI: 10.1073/pnas.1314145110 (2013).

4. F. C. Lourenço et al.: Netrin-1 interacts with amyloid precursor protein and regulates amyloid-beta production. *Cell Death and Differentiation* 16: 655–663, DOI: cdd2008191 [pii]10.1038/cdd.2008.191 (2009).

5. D. C. Lu et al.: A second cytotoxic proteolytic peptide derived from amyloid-beta-protein precursor. *Nature Medicine* 6: 397–404, DOI: 10.1038/ 74656 (2000).

6. P. Spilman, B. Jagodzinska, D. E. Bredesen und J. Varghese: Enhancement of sAPPα as a therapeutic strategy for Alzheimer's and other neurodegenerative diseases. *HSOA Journal of Alzheimer's & Neurodegenerative Diseases* 1: 1–10 (2015).

7. P. Spilman et al.: Netrin-1 interrupts amyloid-beta amplification, increases sAβPPα in vitro and in vivo, and improves cognition in a mouse model of Alzheimer's disease. *Journal of Alzheimer's Disease* 52: 223–242, DOI: 10.3233/JAD-151046 (2016).

8. O. Julien et al.: Unraveling the mechanism of cell death induced by chemical fibrils. *Nature Chemical Biology* 10: 969–976, DOI: 10.1038/ nchembio.1639 (2014).

9. C. Matrone et al.: Activation of the amyloidogenic route by NGF deprivation induces apoptotic death in PC12 cells. *Journal of Alzheimer's Disease* 13: 81–96 (2008).

10. D. E. Bredesen: Reversal of cognitive decline: A novel therapeutic program. *Aging* 6: 707–717, DOI: 10.18632/ aging.100690 (2014).

11. D. E. Bredesen et al.: Reversal of cognitive decline in Alzheimer's disease. *Aging* 8: 1250–1258, DOI: 10.18632/aging.100981 (2016)

Register

B

C

D

E

F

G

H

I

J

K

L

M

N

O

P

Q

R

S

V

W

Z

Stimmen zum Buch

»*Die Alzheimer-Revolution* ist ein monumentales Werk. Dr. Bredesen hat völlig neue Zusammenhänge entdeckt, die diese verheerende, bisher rätselhafte und unheilbare Krankheit zu einer vermeidbaren und sogar heilbaren machen.«

Dr. med. David Perlmutter,
Autor von *Grain Brain* und *Brain Marker*,
beide Nr.-1-Bestseller der *New York Times*.

»*Die Alzheimer-Revolution* ist ein meisterhafter, maßgeblicher und letztlich hoffnungsvoller Leitfaden, der Ihnen helfen wird, die Alzheimerkrankheit zu verhindern und zu heilen, einerlei, ob Sie das Gen ApoE4 haben oder nicht. Meine Patienten fürchten Alzheimer mehr als jede andere Diagnose. Dieses Buch kann Furcht in aktives Tun umwandeln.«

Dr. med. Sara Gottfried,
Autorin des *New-York-Times*-Bestsellers *Younger*

»Dr. Dale Bredesen ist ein weltberühmter Neurowissenschaftler und Neurologe, der dank seiner innovativen und aufregenden Forschungen eine unbedenkliche und wirksame Methode entdeckt hat, mit der man die Alzheimerkrankheit verhindern und behandeln kann. Dieses Buch wird unsere Einstellung zur Krankheit revolutionieren.«

Dr. phil. Jeffrey Bland,
Gründer des Instituts für funktionelle Medizin der Cleveland-Klinik

»Das klinische Problem Alzheimer war bisher unergründlich. Jetzt gibt uns Dr. Bredesen enorme Hoffnung. Seine frühen Studien lassen darauf schließen, dass dieser Ansatz Alzheimer im Frühstadium verhindern und oft heilen kann.«

Dr. med. Dr. phil. Leroy Hood,
erhielt 2011 aus der Hand von Präsident Obama die Nationale Wissenschaftsmedaille. Er ist Gründer des Instituts für Systembiologie.

»Alle Bürgerinnen und Bürger und alle Heilberufler, die sich für das Gehirn und seine Gesundheit interessieren, sollten dieses bahnbrechende Buch lesen. Es liefert eine breite Grundlage für eine echte Revolution in der medizinischen Hirnforschung.«

Dr. phil. Michael Merzenich,
Träger des Kavli-Preises 2016 für Neurowissenschaften

»Ein Muss für alle, die wissen wollen, was gegen diese bedrohliche Krankheit getan werden kann, bei sich selbst, bei einem Angehörigen oder bei einem Patienten.«

Dr. phil. Nathan Price,
Professor und stellvertretender Direktor des Insituts für Systembiologie

»Nachdem ich mehrere Jahre lang viele Erkenntnisse Dr. Bredesens bei meinen Patienten angewandt habe, kann ich Ihnen versichern, dass Sie Ihre Angehörigen, Ihre Freunde und sich selbst davon bewahren können, Opfer dieses vermeidbaren und heilbaren Fluches zu werden, wenn Sie seinen Rat befolgen.«

Dr. med. Steven Gundry,
medizinischer Leiter des Internationalen Herz- und Lungeninstituts
und Autor des *New-York-Times*-Bestsellers *The Plant Paradox*

»Dieses Buch ist ein entscheidender Wendepunkt in der Alzheimer-Therapie. Zum ersten Mal haben Patienten und Angehörige, die von Alzheimer betroffen sind – aber auch jene, die hochgradig gefährdet sind –, einen echten Grund, Hoffnung zu hegen.«

Chris Kresser, Master of Surgery,
amtlich zugelassener Akupunkteur,
Autor des *New-York-Times*-Bestsellers *The Paleo Cure*

»*Die Alzheimer-Revolution* ermöglicht einen Neuanfang in der Medizin. Dr. Bredesens wissenschaftlichen Erkenntnisse helfen uns, Menschen zu heilen ... und bieten eine Vision vom Ende der Alzheimerkrankheit.«

Dr. med. Patrick Hanaway,
medizinischer Gründungsdirektor und Forschungsleiter
des Zentrums für funktionelle Medizin der Cleveland-Klinik

»Ein experimentelles Programm, das nach Aussagen einiger Patienten ihre Symptome beseitigt und ihnen ein normales Leben ermöglicht hat.«

Maria Shriver in der Show *Today*

»*Die Alzheimer-Revolution* formt zum ersten Mal aus neusten wissenschaftlichen Erkenntnissen einen praktischen Plan, der Alzheimer heilen und die Gesundheit und Funktion des Gehirns drastisch verbessern kann. Wenn Sie ein Gehirn haben, dann lesen Sie dieses Buch.«

Dr. med. Mark Hyman,
Leiter des Zentrums für funktionelle Medizin der Cleveland-Klinik
und Autor des Nr.-1-*New-York-Times*-Bestsellers *Eat Fat, Get Thin*

»*Die Alzheimer-Revolution* ist ein phänomenales Buch. Dr. Dale Bredesens Forschungen gehören zu den aufregendsten, die ich seit Jahren gesehen habe, und sie nehmen die wichtigsten Gesundheitsprobleme unserer Zeit in Angriff. Sie helfen uns, diese komplexe und verheerende Krankheit zu verstehen, und zeigen uns zugleich den Weg zur Vorbeugung. Dieses Buch muss man gelesen haben. Dr. Dale Bredesen packt die vielleicht wichtigste Krankheit unserer Zeit an und ändert dabei sogar unsere Einstellung zu allen chronischen Krankheiten. Dies ist ein Meisterwerk.«

Rangan Chatterjee,
Bachelor der Medizin und der Chirurgie, Bachelor of Science
(Hornors Degree), Mitglied des Royal College of Physicians
und des Royal College of General Practitioners